U0273854

临床感染疾病控制与预防

刘仁志 等 主编

江西科学技术出版社

江西·南昌

图书在版编目（CIP）数据

临床感染疾病控制与预防 / 刘仁志等主编 .— 南昌：
江西科学技术出版社，2020.9（2024.1 重印）

ISBN 978-7-5390-7510-5

Ⅰ.①临… Ⅱ.①刘… Ⅲ.①感染－疾病－防治
Ⅳ.①R4

中国版本图书馆 CIP 数据核字（2020）第 164360 号

选题序号：ZK2020123

责任编辑：宋　涛

临床感染疾病控制与预防

LINCHUANG GANRANJIBING KONGZHI YU YUFANG

刘仁志　等　主编

出版发行	江西科学技术出版社	
社　　址	南昌市蓼洲街 2 号附 1 号	
	邮编：330009　　电话：（0791）86623491　　86639342（传真）	
经　　销	全国新华书店	
印　　刷	三河市华东印刷有限公司	
开　　本	880mm×1230mm　　1/16	
字　　数	283 千字	
印　　张	9.25	
版　　次	2020 年 9 月第 1 版　　2024年1月第1版第2次印刷	
书　　号	ISBN 978-7-5390-7510-5	
定　　价	88.00 元	

赣版权登字：-03-2020-306

版权所有，侵权必究

（赣科版图书凡属印装错误，可向承印厂调换）

编 委 会

主 编 刘仁志　江　晓　蔡瑗瑾　刘果霞
　　　　秦　萍　任文慧　郭志勇　王　敏

副主编 张　燕　敖康健　秦文娟　李晓晴　杨　萌
　　　　刘宝兰　王永华　樊世纪　谷林珊

编 委（按姓氏笔画排序）

王　敏　长治医学院附属和平医院

王永华　中国人民解放军海军第九七一医院

任文慧　长治医学院附属和平医院

刘仁志　深圳市龙华区中心医院

刘果霞　内蒙古科技大学包头医学院第一附属医院

刘宝兰　华中科技大学协和深圳医院

江　晓　深圳市第三人民医院

李晓晴　河南省中医药研究院附属医院

杨　萌　河南省中医药研究院附属医院

谷林珊　中国人民解放军联勤保障部队第九八〇医院

张　燕　南通市第一人民医院（南通大学第二附属医院）

秦　萍　湖北医药学院附属襄阳市第一人民医院

秦文娟　长治医学院附属和平医院

敖康健　十堰市太和医院（湖北医药学院附属医院）

郭志勇　运城市中心医院

蔡瑗瑾　湛江中心人民医院

樊世纪　南阳医专第三附属医院

获取临床医生的在线小助手

开拓医生视野
提升医学素养

微信扫码

临床科研 ▷ 介绍医学科研经验，提供专业理论。

医学前沿 ▷ 生物医学前沿知识，指明发展方向。

临床资讯 ▷ 整合临床医学资讯，展示医学动态。

临床笔记 ▷ 记录读者学习感悟，助力职业成长。

医学交流圈 ▷ 在线交流读书心得，精进提升自我。

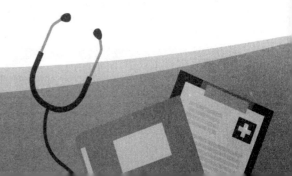

前　言

　　感染性疾病是病人在治病期间，由于体质和抵抗病菌能力较差，而被感染的一类疾病。虽然一些重要的感染性疾病已被控制，但随着经济的发展和社会的不断进步，人们的相互交流不断地增加，社会物质和精神生活结构与形式都发生了相应的变化，一些已被控制的传染病在新的特定条件下又死灰复燃，再次成为严重的社会问题；同时，一系列新出现的感染性疾病已经或正在被不断发现和认识。感染在医院里已经不只是感染科医生所必须面临的重要临床疾病，其他所有临床和医技科室人员都应能处理有关感染方面的问题。因此，我们组织了从事感染性疾病并在临床工作并有丰富临床经验的专家，根据自己的亲身经验，结合近年来国内外最新进展，共同编著了此书。

　　本书内容丰富，论述全面，主要从感染性疾病的常见症状及检查、感染性疾病的诊断、神经系统感染、肺部及胸膜感染、胃肠道及肛门感染、心脏及纵隔感染、肝胆胰及腹腔感染、泌尿系统感染、皮肤感染及发疹性感染、血管内及播散性感染等方面来写。其中详细论述了每类疾病的病原学、流行病学、发病机制、临床表现、辅助检查及治疗等内容。

　　本书在编写过程中参阅了大量相关文献，在此表示感谢。由于编者较多，文笔不同，加之编者编校水平有限，书中难免存在不足和疏漏之处，欢迎广大读者对本书内容提出宝贵意见，使之更加完善。

编　者

2020 年 9 月

目　录

第一章

感染性疾病的常见症状及检查

第一节　发热

一、急性发热

（一）感染性发热

1. 呼吸道病毒性感染

本组疾病占急性呼吸道疾病的 70% ~ 80%。由鼻病毒、呼吸道病毒流感病毒后流感病毒腺病毒、呼吸道合胞病毒。ECHO 病毒柯萨奇病毒等引起，其临床特点为多种表现。上呼吸道感染症状大多较轻而细支气管炎和肺炎的症状较重。诊断主要依据临床表现、白细胞计数和 X 线检查及对抗生素的治疗反应等近年由于诊断技术的进展，可用免疫荧光法和酶联免疫吸附试验（FLISA）快速诊断方法可确定病原。

常见有流行性感冒，普通感冒、腺咽结膜热、疱疹性咽峡炎、细支气管炎、肺炎等。须与呼吸道细菌性感染鉴别。

2. 严重急性呼吸综合征（severe acute respiratory syndrome，SARS）

该病于 2002 年 11 月首发在中国广东省，是一种由冠状病毒引起的以发热呼吸道症状为主要表现的具有明显传染性的肺炎，重症患者易迅速进展为急性呼吸窘迫综合征（ARDS）而死亡。对于有 SARS 流行病学依据有发热、呼吸道症状和肺部体征，并有肺部 X 线 CT 等异常影像改变，能排除其他疾病诊断者，可以做出 SARS 临床诊断在临床诊断的基础上，若分泌物 SARS 冠状病毒 RNA（SARS COV RNA）检测阳性，或血清 SARS COV 抗体阳转或抗体滴度 4 倍及以上增高，则可确定诊断。SARS COV 分离是确立病原学诊断的"金标准"但其分离只允许在防护严密的 p3 实验室进行，且体外细胞培养分离方法复杂且烦琐，不适合临床实验室作为诊断的手段具备以下三项中的任何一项，均可诊断为重症 SARS：①呼吸困难，成人休息状态下呼吸频率 ≥ 30 次 /min 且伴有下列情况之一：胸片显示多叶病变或病灶总面积在正位胸片上占双肺总面积的 1/3 以上；48h 内病灶面积增大 >50% 且在正位胸片上占双肺总面积的 1/4 以上。②出现明显的低氧血症，氧合指数 <40 kPa（300mm·Hg）。③出现休克或多器官功能障碍综合征（MODS）。

3. 肾综合征出血热（HFRS）主要依据：

①流行病学资料除新疆、西藏、青海、台湾地区，其他省市均有报告。高度散发有明显季节性。多数地区（野鼠型）在 10 ~ 12 月为大流行高峰，部分地区在 5 ~ 7 月小流行褐家鼠型发病≥高峰在 3 ~ 5 月。有直接或间接与鼠类及其排泄物接触史；②临床特点，具有发热出血、肾损害三大主症及五期经过（发热期、低血压休克期少尿期、多尿期、恢复期）；③白细胞计数增高可有类白血病反应，病后 1 ~ 2d 出现异形淋巴细胞（≥ 7%），血小板减少蛋白尿且短期急剧增加，若有膜状物可明确诊断；④ HFRS 抗体 IgM1 ：20 阳性，用于早期诊断病后 1 ~ 2d 出现，4 ~ 5d 阳性率达 89% ~ 98%。双份血清 HFRS 抗体 IgG 恢复期比早期有 4 倍以上增长也可确诊。

4. 传染性单核细胞增多症

由 EB 病毒引起，全年均可散发，见于青少年特点是发热、咽峡炎、颈后淋巴结肿大肝脾肿大。白细胞计数正常或稍低，单核细胞增高并伴有异形淋巴细胞（>10%）嗜异性凝集试验 1 ∶ 64 阳性，抗 EBV IgM 阳性，可明确诊断。

5. 流行性乙型脑炎

有严格季节性，绝大多数病例集中在 7 ~ 9 月。以 10 岁以下儿童为主，近年成人和老年人发病率较前增高可能与儿童普遍接受预防接种有关。特点为起病急、高热意识障碍、惊厥、脑膜刺激征脑脊液异常等。结合流行季节，一般诊断较易不典型者依靠脑脊液检查、流行性乙型脑炎特异性抗体办、流行性乙型脑炎病毒抗原检测进行诊断。

6. 急性病毒性肝炎甲型、戊型肝炎

在黄值前期，可出现畏寒发热，伴有上呼吸道感染症状，类似流行性感冒易于误诊。但特点是具有明显消化道症状和乏力，如食欲缺乏、恶心、呕吐、厌油腹胀。肝区痛、尿黄肝功能明显异常，以助鉴别。

7. 斑疹伤寒

轻型流行性斑疹伤寒与地方性斑疹伤寒须与其他发热疾病鉴别。主要表现是起病急、稽留型高热剧烈头痛，病后 3 ~ 5 d 出现皮疹等。

8. 急性局灶性细菌性感染

此类疾病共同特点是高热、畏寒或寒战，伴有定位性症状。急性肾盂肾炎：常见于生育期女性患者，有腰痛、尿频及尿痛如尿检查有脓尿，可以成立诊断，病原学诊断有待细菌培养证实症状严重者，应注意与肾周围蜂窝织炎、肾周围十相鉴别及时进行 B 型超声或 CT 检查。

必要时肾区诊断性穿刺可明确诊断。急性胆道感染伴有胆绞痛：若不明显者而体检胆囊区有明显压痛有助诊断。脚下脓肿：通常并发于腹腔手术后或有腹腔化脓性感染、急性阑尾炎、十二指肠溃疡穿孔胆囊或脾切除术后。当出现寒战、高热白细胞增高，又未找到其他感染灶时，应想到此病以右侧多见，患侧上腹部有显著的搏动性疼痛，在深呼吸或转位时加重下胸部有压痛、击痛与局部皮肤水肿。听诊呼吸音减弱或消失，X 线检查发现患侧膈肌上升且活动受限，反应性胸膜炎等及时进行 B 超、CT 或核磁共振等检查可早期明确诊断。腹腔内脓肿可位于膈下结肠旁、阑尾周围、腹膜后等部位形成包裹性脓肿。

9. 败血症

在患有原发性感染灶，出现全身性脓毒血症症状，并有多发性迁徙性脓肿时有助于诊断应警惕的是原发感染灶可很轻微或已愈合。

故当遇到原因不明的急性高热，伴有恶寒或寒战出汗，全身中毒症状重，白细胞增高与核左移血中无寄生虫发现，无特殊症状体征，应考虑到本病及时做血培养，找感染灶与迁徙性病灶（肺、皮肤等）其致病菌以金黄色葡萄球菌为多见，次为大肠杆菌及其他肠道革兰阴性杆菌。近年真菌所致者有所增加也遇到罕见的致病菌。

（1）金黄色葡萄球菌败血症：有原发皮肤感染（如挤压疮疖切开未成熟脓肿），后出现毒血症症状，皮疹迁徙性病灶，考虑本病的可能性很大。若未发现感染灶或以某一脏器受损症状为主，诊断较难。及时做血培养及骨髓培养可明确诊断既往认为以凝固酶阳性为判断葡萄球菌致病性的依据，血培养表皮葡萄球菌阳性（凝固酶阴性）多为污染。近年报告该菌可引起免疫缺陷者院内感染（如伤口感染，插管感染及败血症）。考虑本病的条件是：必须血培养 2 次以上阳性；分离的表皮葡萄球菌的生物型和抗生素型相似；临床症状在用适当抗生素治疗后病情好转

（2）大肠杆菌败血症：常见于肝胆道、泌尿生殖道、胃肠道感染肝硬化、腹部术后、尿道手术后（包括导尿）特点为双峰热、高热伴相对缓脉，早期出现休克（约 1/4 ~ 1/2 患者）且持续时间较长大多数白细胞增高，少数可正常或减少（但中性粒细胞高）。

（3）厌氧菌败血症：致病菌主为脆弱样杆菌次为厌氧链球菌产气荚膜杆菌等。厌氧菌常与需氧菌混合感染。特点是黄疸发生率较高（10% ~ 40%）可能与其内毒素直接损害肝脏，和（或）产气荚膜杆菌毒素的溶血作用有关；局部或迁徙性病灶中有气体形成（以产气荚膜杆菌显著）；分泌物有特殊腐败臭味；引起脓毒性血栓性静脉炎而有腹腔、肺胸腔、脑、心内膜骨关节等脓肿；可有溶血性贫血及肾衰竭。

（4）真菌性败血症：常见有白色念珠菌（占大多数）曲菌、毛霉菌等。一般发生于原有严重疾病后

期长期用皮质激素或广谱抗生素的过程中。床表现较细菌性败血症轻。无发热或低热常为原发病症状掩盖进展较慢。血培养可检出致病真菌，咽拭子痰、粪、尿等培养可获相同真菌生长。

（5）少见的败血症：如摩拉菌败血症常见于免疫缺陷者6岁以下儿童。诊断的关键是对摩拉菌的鉴定。不动杆菌败血症多于老年人和婴儿特别是糖尿病、癌症者最易发生院内感染。其感染源主要是呼吸器静脉插管和医护人员的手。紫色杆菌败血症，致病菌为革兰阴性杆菌为唯一产生紫色素的杆菌。可通过皮肤破损、胃肠道呼吸道进入人体内。局部可出现淋巴结炎、蜂窝组织炎迅速发展为败血症，可伴有迁徙性脓肿，主靠细菌学检查确诊。

二、长期高热

（一）感染性疾病

1. 结核病

以发热起病者有急性血行播散型肺结核、结核性脑膜炎、浸润型肺结核等原因不明的长期发热，如白细胞计数正常或轻度增高，甚至减少者应考虑到结核病。原发病变大多在肺部，及时做X线检查以助诊断。

急性血行播散型肺结核（急性粟粒型结核）多见青少年儿童，尤其未接种过卡介苗者发生机会更多。近年也见到老年患者及患过原发感染后的成人特点是起病急，高热呈稽留热或弛张热，持续数周数月伴有畏寒、盗汗、咳嗽少量痰或痰中带血、气短、呼吸困难发绀等。婴幼儿及老年人症状常不典型。患者多表现衰弱有些病例有皮疹（结核疹），胸部检查常无阳性体征，可有肝脾轻度肿大此病早期（2周内）难诊断的原因是肺部X线检查常无异常，结核菌素试验也可阴性（约50%），尤其老年及体质差者多为阴性痰结核杆菌（聚合酶链反应，PCR）及血结核抗体测定有助诊断。眼底检查可发现脉络膜上粟粒结节或结节性脉络膜炎有利于早期诊断。

2. 伤寒

以夏秋季多见，遇持续性发热1周以上者，应注意伤寒的可能近年伤寒不断发生变化，由轻症化、非典型化转变为病情重热程长、并发症多、耐氯霉素等在鉴别诊断中须注意。多次血培养或骨髓培养阳性是确诊的依据。肥达反应可供参考。

3. 细菌性心内膜炎凡败血症（尤其金黄色葡萄球菌所致）

患者在抗生素治疗过程中突然出现心脏器质性杂音或原有杂音改变，或不断出现瘀斑或栓塞现象，应考虑到本病可能大多数原有先天性心脏病（室间隔缺损、动脉导管未闭等）或风湿性心脏瓣膜病史，少数偏前有拔牙扁桃体摘除、严重齿龈感染、泌尿道手术史出现持续发热1周以上，伴有皮肤及黏膜瘀点、心脏杂音改变脾肿大、贫血、显微镜血尿等血培养有致病菌生长，超声心动图可发现赘生物所在的部位。

4. 肝腺肿

①细菌性肝脓肿主要由胆道感染引起，多见于左右两叶，以左叶较多见感染来自门静脉系统者，右叶多见。特点是寒战高热，肝区疼痛，肝大压痛叩击痛，典型者诊断较易。遇有长期发热而局部体征不明显时诊断较难近年肝脏B超检查，诊断符合率达96%。②阿米巴肝脓肿是阿米巴痢疾最常见的重要并发症。表现为间歇性或持续性发热，肝区疼痛肝大压痛、消瘦和贫血等。以单发肝右叶多见。肝穿刺抽出巧克力色脓液；脓液中找到阿米巴滋养体；免疫血清学检查阳性，抗阿米巴治疗有效可确诊。

（二）非感染性疾病

1. 原发性肝癌

因内原发性肝癌80%以上合并肝硬化。临床特点是起病隐袭，早期缺乏特异症状一旦出现典型症状则多属晚期。近年由于诊断方法的进展，可早期诊断小肝癌（>5cm）主要表现为肝区痛、乏力、腹胀纳差、消瘦、进行性肝大（质硬表面不平）黄疸、消化道出血等。一般诊断较易当以发热为主诉者诊断较难，表现为持续性发热或弛张热，或不规则低热少数可有高热（如炎症型或弥漫性肝癌）易误为肝脏肿或感染性疾病。及时检测甲胎蛋白（AFP），其灵敏性特异性均有利于早期诊断。凡ALT正常，排除妊娠和生殖腺胚胎癌如 AFP 阳性持续 3 周，或 AFP>200 ng/ml 持续 2 月即可确诊。若 AFP> 升高而且 ALT 下降动态曲线分离者肝癌可能性大。此外，γ-谷氨酸转肽酶（r-GT）碱性磷酸酶（AKP）增高也有辅助诊断价值 B 超、CT、放射性核素显像均有助于定位诊断选择性肝动脉造影（或数宁减影肝动脉造影）可发现 1cm 的癌灶，是目前较好的小肝癌定位的方法。

2. 恶性淋巴瘤

包括霍奇金病和非霍奇金淋巴瘤。多见于 20 ~ 40 岁，以男性多见临床无症状或有进行性淋巴结肿大、盗汗、消瘦皮疹或皮肤瘙痒等。凡遇到未明原因的淋巴结肿大按炎症或结核治疗 1 个月无效者；不明原因的发热，均应考虑本病的可能，确诊主要依靠病理。可以做淋巴结活检、骨髓穿刺肝穿、B 超、CT 等检查并与传染性单核细胞增多症、淋巴结结核、慢性淋巴结炎转移癌、风湿病及结缔组织病等鉴别。

3. 恶性组织细胞病

本病临床表现复杂，发热是常见的症状。有的病例似败血症伤寒。结核病、胆道感染等但经过临床系统检查治疗均无效，至晚期才确诊。与其他急性感染性疾病鉴别要点是：①临床似感染性疾病但找不到感染灶，病原学与血清学检查均为阴性；②进行性贫血、全血细胞减少显著；③肝脾肿大与淋巴结肿大的程度显著；④随病程进展进行性恶病质；⑤抗生素治疗无效。对有长期发热原因不明，伴有肝脾肿大淋巴结肿大，而流行病学资料、症状体征不支持急性感染且有造血功能障碍者，须想到本病的可能。如骨髓涂片或其他组织活检材料中找到典型的恶性组织细胞和大量血细胞被吞噬现象并排除其他疾病，则诊断基本可以成上。因此骨髓涂片检查是诊断本病的重要依据由于骨髓损害可能为非弥漫性，或因取材较少，故阴性时不能除外必要时多次多部位检查。浅表淋巴结因病变不明显，故阴性也不能除外。

本病须与反应性组织细胞增多症鉴别如伤寒、粟粒型结核、病毒性肝炎风湿病、SLE。传染性单核细胞增多症等其骨髓中可出现较多组织细胞，甚至血细胞被吞噬现象。应注意：①有原发病；②所见组织细胞形态较正常无多核巨型组织细胞；③随原发病治愈，组织细胞反应也随之消失。

4. 急性白血病

可有发热，经血涂片、骨髓检查可以确诊不典型白血病仅表现为原因不明的贫血与白细胞减少，易误为急性再生障碍性贫血，骨髓涂片有异常改变可以诊断。故临床遇有发热、贫血乏力、齿龈肿痛、出血粒细胞减少者，及时进行骨髓涂片检查。

5. 血管-结缔组织病

（1）SLE：长期发热伴有两个以上器官损害血象白细胞减少者应考虑到本病。多见于青年女性。临床特点是首先以不规则发热伴关节痛，多形性皮疹（典型者为对称性面颊鼻梁部蝶形红斑，60% ~ 80%）多见伴日光过敏、雷诺现象、浆膜炎等血沉增快，丙种球蛋白升高，尿蛋白阳性血狼疮细胞阳性，抗核抗体（ANA）阳性，抗双链去氧核糖核酸（抗 ds-DNA）抗体阳性抗 Sm（Smith 抗原）抗体阳性。应注意 SLE 在病程中可始终无典型皮疹，仅以高热表现的特点

（2）结节性多动脉炎：表现为长期发热伴肌痛、关节痛、皮下结节（下肢多沿血管走向分布，或成条索状）、肾损害血压高，胃肠症状等。诊断主要依据皮下结节与肌肉（三角肌或祥肠肌）活检。

（3）类风湿性关节炎：典型病例较易诊断少年型类风湿性关节炎（Still 病），可有畏寒、发热、一过性皮疹关节痛不明显，淋巴结肿大，肝脾肿大虹膜睫状体炎，心肌炎，白细胞增高血沉增快但类风湿因子阴性，抗核抗体与狼疮细胞均阴性。

（4）混合性结缔组织病（MCTD）：多见于女性特点是具有红斑狼疮、硬度病、皮肌炎的临床表现肾脏受累较少，以发热症状明显。高滴度核糖核酸蛋白（RNP）抗体阳性抗核抗体阳性有助诊断。

三、长期低热

腋窝温度达 37.5 ~ 38℃持续 4 周以上为长期低热，常见病因为：

1. 结核病

为低热的常见病因，以肺结核多见，早期无症状体征及时进行胸部 X 线检查。其次为肺外结核，如肝肾、肠、肠系膜淋巴结、盆腔、骨关节结核等除局部症状外，常发热，有结核病的中毒症状，血增快

结核菌素试验强阳性，抗结核治疗有确切疗效，有助于诊断老年肺结核起病症状不明显，其肺部并发症多，结核菌素试验阴性易诊为慢性支气管炎或哮喘。故遇老年人长期持续咳嗽、咳痰易感冒，用抗炎药治疗无效，低热乏力及纳差者，应及时查痰结核菌（涂片或 TB-PCR）及胸部 X 线检查。老年肺结核易合并肺外结核如结核性脑膜炎、胸膜炎、腹膜炎骨、肾、淋巴结结核等。

2. 慢性肾盂肾炎

为女性患者常见低热原因。可无明显症状、体征甚至尿检查无异常，以低热为唯一表现。及时检测尿 Oddi 细胞计数清晨第一次中段尿培养及菌落计数，如尿白细胞 >5/HP，细菌培养阳性，菌落计数 >10^5 可以确定诊断。

3. 慢性病灶感染

如副鼻窦炎、牙龈脓肿、前列腺炎胆道感染、慢性盆腔炎等。以不规则低热多见常伴有局部症状体征，当病灶清除后症状消失。

4. 艾滋病（AIDS）

由人免疫缺陷病毒（HIV）侵犯和破坏人体免疫系统，损害多个器官的全身性疾病。可通过血液和体液传播性传播。临床表现复杂，其基本特征是 HIV 造成人体细胞免疫受损使机体处于严重的、进行性的免疫缺陷状态，从而并发各种机会性感染和恶性肿瘤表现为长期不规则发热，慢性腹泻超过 1 个月，对一般抗生素治疗无效消瘦，原因不明全身淋巴结肿大，反复细菌真菌、原虫等感染，结合流行病学资料及时进行抗 HIVP24 抗原检测。

5. 巨细胞病毒感染

可持续低热，类似传染性单核细胞增多症、病毒性肝炎依据抗 CMV IgM 检测诊断。

6. 甲状腺功能亢进

表现为早期低热伴心悸、脉搏快、多汗食欲亢进、消瘦、手颤甲状腺肿大，局部杂音等。检测 T_3、T_4、rT_3 等。对无突眼的甲状腺功能亢进需进行 ^{131}I 摄取试验以除外甲状腺炎时激素外溢引起血中 T_3、T_4 水平升高。

7. 恶性肿瘤

中年以上者有不明原因低热，血沉增快，应注意肿瘤检查如原发性肝癌。肺癌、肾癌及结肠癌等。

8. 神经功能性低热

多见于青年女性，夏季明显。一日间体温相差 <0.5℃清晨上午体温升高，下午低，常伴有神经官能症症状一般情况良好，体重尤变化，虽经各种药物治疗无效可自愈。其诊断主要依据动态观察，排除各种器质性疾病。

9. 感染后低热

急性细菌性或病毒性感染控制后，仍有低热、乏力食欲缺乏等，与患者自主神经功能紊乱有关。除以上病因外还可有伪热。

四、反复发热

1. 布氏杆菌病

流行病学资料是诊断的重要依据，如发病地区、职业与病畜（羊、牛、猪）接触史饮用未消毒牛、羊奶，进食未煮熟的畜肉史临床表现为反复发作的发热，伴有多汗，游走性关节痛神经痛、睾丸炎、肝脾及淋巴结肿大等血、骨髓培养阳性，血清凝集试验 1 ∶ 100 见以上免疫吸附试验 1 ∶ 320 以上，可助诊断。

2. 疟疾

以间日疟、三日疟较常见。遇阵发性寒战高热、大汗，间日或间 2d 周期发作者及时查向涂片找疟原虫，可确诊。

3. 淋巴瘤

病变在内脏者，常表现为周期性发热（Pcl-Ebstein 热型）见于霍奇金病。有的浅表淋巴结肿大不显著而以深部淋巴结肿大压迫邻近器官出现的症状，如纵隔淋巴结肿大引起肺不张及上腔静脉综合征等。及时进行骨髓涂片检查找到 Reed-Sternberg 细胞或骨髓活检均有助诊断。

4. 回归热

临床表现为周期性发热、起病急、寒战高热持续 2～9d 后体温骤降，大汗，无热期持续 7～9d 又突然高热，症状再出现，反复 2～3 次全身酸痛、肝脾肿大，重者有出血倾向黄疸，结合发病季节，有体虱存在或有野外生活蝉叮咬史须考虑到本病。根据血、骨髓涂片找到回归热螺旋体即可确诊。

五、超高热

当体温调节中枢功能衰竭时可发生超高热对人体各组织器官，尤其脑组织损伤严重，引起脑细胞变性广泛出血深度昏迷，于数小时内死亡，需要积极抢救。

1. 中暑或热射病。

2. 中枢神经系统疾病　如病毒性脑炎、脑出血及下丘脑前部严重脑外伤等。

3. 细菌污染血的输血反应。

4. 发烧对人体的一些益处：①它把体温升至高于很多病原体生长的最适温度，降低其生长速度，从而减少机体面对的病原体数量；②发烧引起的高温会使病毒的酶或毒素失活；③发烧加快体内化学反应速度来提高免疫反应水平，免疫系统加快攻击病原体，缩短感染的过程；④发烧会使病人感觉生病了，在这种情况下，病人很可能会去休息，防止机体被进一步破坏，同时有更多的体能来对付感染。

5. 诊断发热标准

以口腔温度为例，发热程度可划分为：

低热：37.3～38℃（99.1～100.4 F）。

中等热：38.1～39℃（100.6～102.2F）。

高热：39.1～41℃（102.4～105.8F）。

超高热：41℃（105.8F）及以上。

六、腋窝温度

分为低热型（37.5～38℃）、中热型（38.1～39℃）、高热型（39.1～40℃）、超高热型（>41℃）。

人体最高的耐受温度为 40.6～41.4℃（100.4～102.0F），直肠温度持续升高超过 41℃，可引起永久性的脑损伤；高热持续在 42℃以上常导致休克以严重并发症。体温高达 43℃则很少存活。

七、病情诊断

发热很少是单一病理过程肿瘤与结缔组织病在发热过程中可夹杂感染因素，致使临床表现复杂，但绝大多数根据临床特点与全面检查后仍可明确诊断了解原因不明发热病因分布的频率，有助于提供临床诊断的逻辑思维。根据热程热型与临床特点，可分为急性发热（热程小于 2 周）、长期发热（热程越过 2 周且多次体温在 38℃以上）和反复发热（周期热）。一般认为急性发热病因中感染占首位其次为肿瘤、血管-结缔组织病。这三类病因概括了 90% 原因不明发热的病因诊断感染性疾病在原因不明发热中占多数，以细菌引起的全身性感染、局限性脓肿泌尿系感染、胆道感染为多见，结核病居第二位其中肺外结核远多于肺结核。恶性肿瘤以发热为主要表现者，依次为淋巴瘤恶性组织细胞瘤利各种实质性肿瘤，在原因不明发热中所占比例较既往增高。

原因不明发热的诊断原则是对临床资料要综合分析判断热程长短对诊断具有较大的参考价值。感染性疾病热程相对为最短。如热程短呈渐进性消耗衰竭者，则以肿瘤为多见。热程长无中毒症状，发作与缓解交替出现者，则有利于血管-结缔组织病的诊断在原因不明发热诊治过程中，要密切观察病情，重视新出现的症状和体征并据此做进一步检查，对明确诊断很有意义。

诊断步骤：

（一）病史与体格检查

详细询问病史（包括流行病学资料）认真系统地体格检查非常重要。如起病缓急、发热期限与体温的高度和变化有认为畏寒多数提示感染，然而淋巴瘤、恶性组织细胞瘤等约 2/3 也有畏寒说明畏寒并非感染性疾病所特有。但有明显寒战则常见于严重的细菌感染（肺炎双球菌性肺炎、败血症急性肾盂肾炎、急性胆囊炎等）、疟疾输血或输液反应等。在结核病、伤寒立克次体病与病毒感染则少见。一般不见于风湿热。发热同时常伴有头昏头晕、头痛、乏力食欲减退等非特异症状，无鉴别诊断意义。但是定位的局部症状有重要参考价值。如发热伴有神经系统症状，如剧烈头痛呕吐。意识障碍及惊厥、脑膜刺激征等则提示病变在中枢神经系统，应考虑脑炎、脑膜炎老年患者有严重感染时，常有神志变化，而体温不一定很高值得注意询问流行病学史如发病地区、季节、年龄职业、生活习惯、旅游史与同样病者密切接触史、手术史、输血及血制品史外伤史、牛羊接触史等，在诊断上均有重要意义有时一点的发现即可提供重要的诊断线索。

（二）分析热型

临床上各种感染性疾病具有不同的热型在病程进展过程中，热型也会发生变化。因此了解热型对于诊断、判断病情、评价疗效和预后均有一定的参考意义。

1. 按温度高低（腋窝温度）

分为低热型（＜ 38℃）中热型（38 ~ 39℃）高热型（39 ~ 40℃）、超高热型（＞40℃）。

2. 按体温曲线形态分型

如稽留热弛张热、间歇热、双峰热消耗热、波状热、不规则热等热型的形成机理尚未完全阐明。大多认为热型与病变性质有关。决定病变性质的因素为内生致热原产生的速度量和释放入血的速度，这些均影响体温调定点上移的高度和速度。

（1）体温上升期：体温上升期常有疲乏无力、肌肉酸痛、皮肤苍白、畏寒或寒战等现象。皮肤苍白是因体温调节中枢发出的冲动经交感神经而引起皮肤血管收缩，浅层血流减少所致，甚至伴有皮肤温度下降。由于皮肤散热减少刺激皮肤的冷觉感受器并传至中枢引起畏寒。中枢发出的冲动再经运动神经传至运动终板，引起骨骼肌不随意的周期性收缩，发生寒战及竖毛肌收缩，使产热增加。该期产热大于散热使体温上升。

体温上升有两种方式：

①骤升型：体温在几小时内达 39 ~ 40℃或以上，常伴有寒战。小儿易发生惊厥。见于疟疾、大叶性肺炎、败血症、流行性感冒、急性肾盂肾炎、输液或某些药物反应等。

②缓升型：体温逐渐上升在数日内达高峰，多不伴寒战。如伤寒、结核病、布氏杆菌病等所致的发热。

（2）高热期：是指体温上升达高峰之后保持一定时间，持续时间的长短可因病因不同而有差异。如疟疾可持续数小时，大叶性肺炎、流行性感冒可持续数天，伤寒则可为数周。在此期中体温已达到或略高于上移的体温调定点水平，体温调节中枢不再发出寒战冲动，故寒战消失；皮肤血管由收缩转为舒张，使皮肤发红并有灼热感；呼吸加快变深；开始出汗并逐渐增多。使产热与散热过程在较高水平保持相对平衡。

（3）体温下降期：由于病因的消除，致热源的作用逐渐减弱或消失，体温中枢的体温调定点逐渐降至正常水平，产热相对减少，散热大于产热，使体温降至正常水平。此期表现为出汗多，皮肤潮湿。

体温下降有两种方式：

①骤降（crisis）：指体温于数小时内迅速下降至正常，有时可略低于正常，常伴有大汗淋漓。常见于疟疾、急性肾盂肾炎、大叶性肺炎及输液反应等。

②渐降（lysis）：指体温在数天内逐渐降至正常，如伤寒、风湿热等。

感染性发热多具有以下特点：

①起病急伴有或无寒战的发热。

②全身及定位症状和体征。

③血象：白细胞计数高于 $1.2 \times 10^9/L$，或低于 $0.5 \times 10^9/L$。

④四唑氮蓝试验（NBT）：如中性粒细胞还原 NBT 超过 20%，提示有细菌性感染，有助于与病毒感染及非感染件发热的鉴别（正常值 <10%）应用激素后可呈假阴性。

⑤反应蛋白测定（CRP）：阳性提示有细菌性感染及风湿热，阴性多为病毒感染。

⑥中性粒细胞碱性磷酸酶积分增高：正常值为 0 ~ 37，增高愈高愈有利于细菌性感染的诊断，当除外妊娠癌肿、恶性淋巴瘤者更有意义。应用激素后可使之升高或呈假阳性。

八、非感染性发热

非感染性发热具有下列特点：

1. 热程长超过 2 个月，热程越长，可能性越大。

2. 长期发热一般情况好，无明显中毒症状。

3. 贫血、无痛性多部位淋巴结肿大、肝脾肿大。

实验室和辅助检查要根据具体情况有选择地进行结合临床表分析判断。如血常规、尿常规病原体检查（直接涂片、培养、特异性抗原抗体检测分子生物学检测等）X 线、B 型超声、CTMRI、ECT 检查，组织活检（淋巴结肝、皮肤黏膜）、骨髓穿刺等。

对大多数发热患者诊断性治疗并无诊断价值鉴于临床上治疗问题，对长期发热原因不明者，除肿瘤外可以进行诊断性治疗。但必须持慎重态度，选择特异性强疗效确切、副作用最小的药物，如甲硝唑治疗阿米巴肝病抗疟药治疗疟疾。大多用于诊断性治疗药物有抗生素、抗原虫药抗风湿药等，这些药物均有副作用（如药热、皮疹肝功能损害、造血器官损害等），如应用不当反而延误病情。须注意此方法有它的局限性，就诊断而言特效治疗的结果，一般否定意义较确诊意义大。如疑为疟疾者用氯隆正规治疗无效，认为疟疾的可能性很小。

实验室检查项目及判定体温表显示的人体温度：36 ~ 37℃正常；37 ~ 38℃发热；38 ~ 39℃高热；高于 40℃可能有危险性的高热。检验项目选择：血常规，尿常规、血沉、血钾、钠、氯化物检查，肝功能，肾功能，CO_2 结合力测定，血培养及药物敏感试验，血肥达反应，外斐反应，血涂片找疟原虫，脑脊液常规、生化及培养。

4. 检验结果判定

（1）白细胞（WBC）总数及中性粒细胞百分比明显增高，提示各种原因引起的化脓性感染。

（2）白细胞总数增高或偏低，提示为某些病毒感染或伤寒病。

（3）白细胞分类（DC）检查中发现幼稚细胞，提示可能为白血病。

（4）红细胞（RBC）、血红蛋白（Hb）、血小板（pLT）均降低，提示可能为某些严重感染或恶性肿瘤。

（5）尿常规镜检红细胞（RBC）、白细胞（WBC）较多，尿蛋白增加，提示为泌尿系感染或肾炎、肾结核及肿瘤。

（6）血沉增快，提示为急性感染、结核病、肿瘤或结缔组织病。

（7）肝功检查丙氨酸氨基转移酶（ALT）、麝香草酚浊度试验值增高，提示为有肝脏损害，胆红素值升高，提示为有胆道感染。

（8）血肥达反应阳性，提示可能为伤寒病。

（9）外斐反应阳性，提示可能为斑疹伤寒。

（10）血培养及脑脊液培养如培养出致病菌，将有非常重要的临床意义。

第二节　黄疸

黄疸又称黄胆，俗称黄病，是一种由于血清中胆红素升高致使皮肤、黏膜和巩膜发黄的症状和体征。某些肝脏病、胆囊病和血液病经常会引发黄疸的症状。通常，血液的胆红素浓度高于 2 ～ 3mg/dL（34 ～ 51）时，这些部分便会出现肉眼可辨别的颜色。

一、基本症状

1. 皮肤、巩膜等组织的黄染，黄疸加深时，尿、痰、泪液及汗液也被黄染，唾液一般不变色。
2. 尿和粪的色泽改变。
3. 消化道症状，常有腹胀、腹痛、食欲不振、恶心、呕吐、腹泻或便秘等症状。
4. 胆盐血症的表现，主要症状有：皮肤瘙痒、心动过缓、腹胀、脂肪泄、夜盲症、乏力、精神萎靡和头痛等。

患者可以表现出食欲减退、恶心、厌油腻、疲乏无力、尿黄如茶、肝区疼痛、发热、少数重型肝炎病例可见腹胀、少尿、出血倾向等症状

二、伴随症状

1. 黄疸伴发热见于急性胆管炎、肝脓肿、钩端螺旋体病、败血症、大叶性肺炎。病毒性肝炎或急性溶血可先有发热而后出现黄疸。
2. 黄疸伴上腹剧烈疼痛可见于胆道结石、肝脓肿或胆道蛔虫病；右上腹剧烈疼痛、寒战高热和黄疸为 charcot 三联症，提示急性化脓性胆管炎。持续性右上腹钝痛或胀痛可见于慢性胆囊炎、病毒性肝炎、肝脓肿或原发性肝癌等。
3. 黄疸伴肝大，若轻度至中度肿大，质地软或中等硬度且表面光滑，见于病毒性肝炎急性胆道感染或胆道阻塞。明显肿大质地坚硬表面凸凹不平有结节见于原发性或继发性肝癌。肝大不明显而质地较硬边缘不整表面有小结节者见于肝硬化。
4. 腹部体征

（1）腹部外形：肝占位性病变、巨脾、腹膜后肿瘤和盆腔内肿瘤均有相应部位的局部膨胀，大量腹水时呈蛙腹状，脐部突出，也可发生腹壁疝和脐疝。腹壁静脉血张见于门静脉高压、门静脉或下腔静脉阻塞。腹部手术疤痕有时也有助于黄疸的病因分析，如胆石症和胆囊炎。

（2）肝脏情况：急性病毒性肝炎或中毒性肝炎时　黄疸和肝大并存，肝脏质软，压痛和叩击痛较明显。急性和亚急性重型肝炎时，黄疸迅速加深，而肝大不著或反而缩小，慢性肝炎利肝硬化时，肝大不如急性肝炎明显，且质地增加，也可无压痛；肝硬化时也可扪及边缘不齐和大小结节。肝癌时肝大较著，可失去正常形态，质坚，可扪及巨大肿块或较小结节，压痛可不显著，但肝表面光滑的不能排除深部癌肿或亚临床型"小肝癌"。肝脓肿接近肝表面时，局部皮肤可有红肿、压痛等炎症征象，巨大肝脓肿、肝包虫病、多囊肝和肝海绵状血管瘤等情况时，肝区或有囊样或波动感。

（3）脾肿大：黄疸而伴脾肿大者，多见于各型肝硬化的失代偿期、慢性活动性肝炎，急性肝炎、溶血性黄疸、全身感染性疾病和浸润性疾病，癌肿侵及门静脉和脾静脉时，可引起脾肿大，少见的脾梗死和脾脓肿等亦有类似脾肿大，且有压痛等体征。

（4）胆囊肿大：黄疸而伴胆囊肿大者均属肝外梗阻，应考虑：①癌性黄疸，见于胆总管癌、胰头癌、壶腹癌和罕见的原发性十二指肠癌。胆囊光滑、无压痛，可移动，即所谓 Cour-voisier 胆囊。胆囊癌时质坚，常有压痛。②原发性胆总管结石一口出现梗阻，胆囊可肿大，多无压痛。胆囊结石和慢性胆囊炎时，胆囊萎缩而不能扪到③慢性梗阻性胆囊炎，因胆囊管存在结石，胆囊肿大的机会较急性胆囊炎为大，压痛不明显。④慢性胰腺炎时，炎症纤维组织增生可压迫胆总管而使胆囊肿大，压痛也不显著。⑤胆囊底部巨大结石、先天性胆管扩张或胆道蛔虫症，也可引起胆囊肿大、压痛多不明显。肝内胆淤时胆

囊多萎缩，胆囊是否肿大有助于黄疸的鉴别诊断。

（5）其他情况有肝炎、扑翼震颤、肝肿脑病和其他神经精神异常、腋毛稀少、睾丸萎缩、忤状指、皮肤角化过度、匙状指甲、多发性静脉栓塞和心动过缓等。晚期癌性黄疸病人尚可表现癌肿转移的有关征象。肝功能衰竭可表现脑病和颅内出血情况。血腹、胆汁性腹膜炎，胆汁性肾病和休克等也可见于癌性黄疸病人。

5. 引起黄疸的其他因素。

（1）生理缺陷：（先天性代谢酶和红细胞遗传性缺陷）以及理化、生物及免疫因素导致的体内红细胞破坏过多，发生贫血、溶血，使血内胆红素原料过剩，均可造成肝前性黄疸。如自身免疫性溶血性贫血、遗传性球形红细胞增多症、不稳定血红蛋白病等等。

（2）由于结石和肝、胆、胰肿瘤以及其他炎症，致使胆道梗阻，胆汁不能排入小肠，就可造成肝后性黄疸。常见疾病包括：化脓性胆管炎、胆总管结石、胰头癌、胰腺炎、胆管或胆囊癌。胆管结石：较多见于中年妇女，常有反复发作急性腹绞痛史，并放散至肩背部，黄疸与腹痛发作有关，呈间歇性。碱性磷酸酶、胆固醇、γ-谷氨酰转肽酶等增高，胆道造影可有结石显影。胰、胆肿瘤：老年人多见。胰头癌起病缓慢，胆总管癌隐匿发病，患者消瘦明显，上、中腹区痛持续加重，黄疸呈进行性加深。碱性磷酸酶、胆固醇及 γ-谷氨酰转肽酶增高。B 超、CT 及磁共振检查可探及肿物、胆囊肿大或胆管扩大等可明确诊断。

（3）新生儿降生不久可因红细胞大量破坏，肝细胞对胆红素摄取障碍而出现生理性黄疸。还有先天性非溶血性黄疸吉尔伯特病及二氏综合征引起的黄疸和新生霉素引起的黄疸，都是肝细胞内胆红素结合障碍、胆红素代谢功能缺陷所造成。

（4）心脏疾病：严重心脏病患者心力衰竭时，肝脏长期瘀血肿大，可以发生黄疸。

（5）药物类损害：有服药史，服用氯丙嗪、吲哚美辛、苯巴比妥类、磺胺类、对氨水杨酸、卡巴肿等，可致中毒性肝炎。此时胃肠道症状不明显，黄疸出现之前无发热，血清转氨酶升高很明显，但絮浊反应正常等可资鉴别。

鉴别诊断黄疸的识别要在充分的自然光线下进行，首先应和假性黄疸鉴别。

假性黄疸见于过量进食含有胡萝卜素的胡萝卜、南瓜、西红柿、柑橘等食物。胡萝卜素只引起皮肤黄染，巩膜正常；老年人球结膜有微黄色脂肪堆积，巩膜黄染不均匀，以内比较明显，皮肤无黄染。假性黄疸时血胆红素浓度正常。

三、临床检查

出现黄疸时，应检查血清总胆红素和直接胆红素，以区别胆红素升高的类型，另外检查尿胆红素、尿胆原以及肝功能也是必不可少的。

1. 间接胆红素升高为主的黄疸。主要见于各类溶血性疾病、新生儿黄疸等疾病。直接胆红素与总胆红素比值小于 35%。除上述检查外，还应进行一些有关溶血性疾病的辅助检查，如红细胞脆性试验、酸溶血试验、自身溶血试验、抗人球蛋白试验、血常规、尿隐血、血清游离血红蛋白、尿含铁血黄素、血清乳酸脱氢酶、葡萄糖 -6- 磷酸脱氢酶等。

2. 直接胆红素升高为主的黄疸。见于各类肝内、肝外阻塞使胆汁排泄不畅，直接胆红素与总比值大于 55% 者。

除进行一些常规检查外，还需进一步检查碱性磷酸酶、γ-谷氨酰转肽酶、亮氨酸氨基肽酶、5- 核苷酸酶、总胆固醇、脂蛋白 -X 等。

3. 肝细胞损伤混合性黄疸。见于各类肝病，表现为直接胆红素、间接胆红素均升高，直接胆红素与总胆红素比值为 35% ~ 55%，检查肝功能可获得异常结果。

第三节　腹泻

腹泻（diarrhea）是一种常见症状，是指排便次数明显超过平日习惯的频率，粪质稀薄，水分增加，每日排便量超过 200g，或含未消化食物或脓血、黏液。腹泻常伴有排便急迫感、肛门不适、欠禁等症状。腹泻分急性和慢性两类。急性腹泻发病急剧，病程在 2 ~ 3 周之内。慢性腹泻指病程在两个月以上或间歇期在 2 ~ 4 周内的复发性腹泻。

一、概述

腹泻是大肠疾病最常见的症状。正常成年人每天排便 1 次，成形、色呈褐黄色、外附少量黏液。也有些正常人每日排成形便两三次，只要无脓血，仍属正常生理范围。腹泻主要分为急性腹泻和慢性腹泻，急性腹泻病发时期为 1 ~ 2 个星期，而慢性腹泻则在 2 个月以上，多是由于肛肠疾病所致。

腹泻是指原来的排便习惯发生了改变，具有以下 3 个条件时才可称腹泻：

1. 大便次数明显增多。

2. 粪便变稀，形态、颜色、气味改变，含有脓血、黏液、不消化食物、脂肪，或变为黄色稀水，绿色稀糊，气味酸臭。

3. 大便时有腹痛、下坠、里急后重、肛门灼痛等症状。若诊断仍不清楚，可进一步作 X 线钡灌肠和钡餐检查，和（或）直、结肠镜检查。如仍无明确结论，则须根据不同情况选用超声、CT、内镜逆行胆胰管造影（ERCP）等影像诊断方法以检查胆、胰疾病，或进行小肠吸收功能试验、呼气试验、小肠黏膜活检以检查小肠吸收不良。

（一）怎么通过粪便形状来诊断腹泻原因

（1）若粪便为灰白色，可能是结石、肿瘤、蛔虫等引起胆道梗阻，导致胆黄素无法随大便排出；

（2）若为黑色，在没有进食动物血制品和黑色的食物、药物的前提下，则可能是上消化道出血；

（3）粪便为红色则常提示下消化道出血；

（4）有柏油样腥臭味的粪便常提示痢疾；

（5）淡黄色则提示脂肪消化不良；

（6）多泡沫、酸臭味一般多为糖消化不良；

（7）恶臭则为蛋白质消化不良以及肠道有害菌多；

（8）大便中还能直接看到寄生虫或者虫多为寄生虫导致。

（二）伴随症状

腹泻不是一种独立的疾病，而是很多疾病的一个共同表现，它同时可伴有呕吐、发热、腹痛、腹胀、黏液便、血便等症状。伴有发热、腹痛、呕吐等常提示急性感染；伴大便带血、贫血、消瘦等需警惕肠癌；伴腹胀、食欲差等需警惕肝癌；伴水样便则需警惕霍乱弧菌感染。

长期慢性腹痛腹泻常见于：

慢性非特异性溃疡性大肠炎：腹泻每日数次至 10 次以上，可为脓血便、黏液血便或血便。腹痛轻者为隐痛，典型者为绞痛，有腹痛——便意——缓解的特点。全身表现为发热、乏力、消瘦，常伴有皮肤、黏膜、关节、肝、肾、眼、口腔等系统的表现。并发症有：中毒性结肠扩张、肠穿孔、大出血、癌变等等。克罗恩病：名称较多，如末端回肠炎、局限性肠炎、肉芽肿性肠炎、节段性肠炎等。发病多在中青年，男稍多于女。主要表现为腹痛、腹泻、发热、营养障碍、不全性肠梗阻、腹部内瘘或外瘘等。重症患者迁延不愈，预后不良。治疗：本病尚无特效疗法。应以全身治疗为基础，辅以手术治疗，并防止复发。

（三）常见病因

1. 细菌感染

人们在食用了被大肠杆菌、沙门菌、志贺氏菌等细菌污染的食品，或饮用了被细菌污染的饮料后就可能发生肠炎或菌痢，会出现不同程度的腹痛、腹泻、呕吐、里急后重、发热等症状。

2. 病毒感染

人体通过食物或其他途径感染多种病毒后易引起病毒性腹泻，如：感染轮状病毒、诺瓦克病毒、柯萨奇病毒、埃可等病毒后，出现腹痛、腹泻、恶心、呕吐、发热及全身不适等症状。

3. 食物中毒

是由于进食被细菌及其毒素污染的食物，或摄食未煮熟的扁豆等引起的急性中毒性疾病。变质食品、污染水源是主要传染源，不洁手、餐具和带菌苍蝇是主要传播途径。其特点是：患者出现呕吐、腹泻、腹痛、发热等急性胃肠道症状。

4. 饮食贪凉

夏天，很多人喜欢吃冷食，喝凉啤酒，结果可导致胃肠功能紊乱，肠蠕动加快，引起腹泻。

5. 消化不良

夏天饮食无规律、进食过多、进食不易消化的食物，或者由于胃动力不足导致食物在胃内滞留，引起腹胀、腹泻、恶心、呕吐、返酸、胃灼热、嗳气（打嗝）等症状。

6. 着凉

腹泻夏季炎热，人们喜欢待在空调房内或开着空调睡觉，腹部很容易受凉，致使肠蠕动增加而导致腹泻。

7. 旅游者腹泻

因为出行者离开了自己熟悉的生活环境而去到完全陌生的地方，全身及敏感的消化系统都会发生相应的反应和变化。

（四）肠易激综合征

肠易激综合征（irritable bowel syndrome，IBS）是临床常见的胃肠功能性疾病，是一组包括腹痛、腹胀伴排便习惯改变（腹泻／便秘），粪便性状异常（稀便、黏液便／便秘）等临床表现，持续存在或间歇发作，但无器质性疾病的证据。

（五）急性腹泻引常见病因

1. 食物中毒。

2. 肠道寄生虫感染。

3. 急性肠道传染病。

4. 饮食不当。

5. 化学药物。

（六）长期腹泻的原因

1. 非染性因素主要表现在下面 4 个方面

（1）饮食不当：如吃得太多、太油、太冷，频繁地调换新食品，或吃了腐败变质有细菌、毒素污染的食物等，都容易引起小儿腹泻。

（2）不良刺激：受凉、过热、精神情绪不佳，或过分紧张或受惊吓，也会引起腹泻。

（3）过敏性腹泻：因吃了容易引起过敏的食物而致腹泻。

（4）其他：如非特异性溃疡性结肠炎、糖原性腹泻病等。

2. 染性因素包括肠道内及肠道外感染

（1）细菌感染：主要是大肠杆菌和痢疾杆菌。常因牛奶污染、牛奶未经煮沸、奶具未能每次清洗煮沸等。

（2）病毒感染：常见轮状病毒、呼吸道肠道病毒感染等等。而肠道外感染，如上呼吸道感染、中耳炎、肺炎等。常有明确的原发灶。

（七）夏季腹泻的常见病因

1. 肠炎

腹泻为肠炎最主要的症状，也是常见的症状，常常反复发作或持续不愈，轻者每天 2 ~ 5 次，重者

20 ~ 30次，粪便性质个体差异极大，软便，稀糊状、水样、黏液便不一，但大便以黏液脓血便多见，有的表现为痢疾样脓血便。早上起床后腹泻及餐后腹泻最常见。个别病人还会出现便秘、腹泻交替进行的现象。

2. 肠息肉

肠息肉会导致大便习惯改变，包括大便时间、次数的改变，以及便秘或不明原因的腹泻。特别是便秘与腹泻反复交替出现，更要引起警惕。

3. 直肠癌

直肠癌作为一种危害严重的肠道恶变，会出现不明原因大便习惯改变或粪便异常。

大便习惯改变：如大便次数增多，便秘腹泻交替、排便后仍有便意，里急后重等。粪便异常：如血便、黏液便（大便带鼻涕状物）、脓血便等。

二、实验室检查

1. 粪便检查

粪便性状呈糊状，稀便或水样，量多或具恶臭，粪便中不含黏液，脓血或仅含脂肪时，常提示为小肠性腹泻或肝、胆、胰腺功能低下性腹泻；如粪便量少，含黏液，脓血时则多提示为结肠性腹泻；粪便中发现原虫，寄生虫或虫卵，又能排除其他原因时，可提示为原虫，寄生虫性腹泻；粪便培养可分离出多种致病菌，对诊断有重要价值，但应强调粪便取材要新鲜，送检应及时，否则会影响诊断，此外，如一次培养阴性时，不能轻易否定感染性腹泻，还应多次送粪便培养，有时会获得阳性结果。

2. 胰腺外分泌功能试验

如怀疑腹泻是胰腺疾病所致时，应进行胰腺外分泌功能试验，如试餐试验（Lundh 试验），苯甲酰 – 酪氨酸 – 对氨基苯甲酸试验（PABA 试验）及促胰泌素试验等。

3. 小肠吸收功能试验

（1）粪便中脂肪球，氮含量，肌纤维利糜蛋白酶含量测定：显微镜高倍视野下，脂肪球高达 100 个以上时（苏丹Ⅲ染色法），可考虑脂肪吸收不良；粪便中含氮量增加时，考虑系糖类吸收不良；粪便中肌纤维增多，糜蛋白酶含量降低时，部提示小肠吸收不良。

（2）右旋小糖试验：小肠吸收功能不良者，尿中 D- 木糖排出量常减少。

（3）放射性核素标记维生素 B_{12} 吸收试验（Schilling 试验）：小肠吸收功能障碍者，尿内放射性核素含量显著低于正常。

4. 呼气试验

多为 ^{14}C– 三酰甘油呼气试验，脂肪吸收不良者口服 ^{14}C 标记的三酰甘油后，由肺内呼出的 ^{14}C 标记的 CO_2 减少，而粪中 ^{14}C 标记的 CO_2 排出量增多，近年来开展较多的 ^{13}C 呼气试验可观察糖类的吸收情况，对乳糖吸收不良亦有重要的诊断价值，此外还有 ^{14}C 甘氨酸呼气试验等方法。

4、影像学检查

（1）X 线检查

钡餐或钡剂灌肠检查可了解胃肠道的功能状态，蠕动情况等，对小肠吸收不良，肠结核，克罗恩病，溃疡性结肠炎，淋巴瘤，结肠癌等有重要诊断价值。

（2）B 超、CT 或 MRI 检查

可观察肝脏，胆道及胰腺等脏器有无与腹泻有关的病变，对肠道肿瘤性病变也可提供依据，因此，B超，CT 及 MRI 检查对消化吸收不良性腹泻及肿瘤性腹泻等均有辅助诊断价值。

（3）结肠镜检查

结肠镜检查对回肠末端病变，如肠结核，克罗恩病，其他溃疡性病变以及大肠病变，如溃疡性结肠炎，结肠，直肠息肉及癌肿，慢性血吸虫肠病等均有重要诊断价值。

（4）进行胰胆管造影检查

对胆道及胰腺的病变有重要诊断价值。

（5）小肠镜检查

虽然小肠镜检查未能普遍开展（新型小肠镜即将问世），但其对小肠吸收不良及 Whipple 病等有较重要诊断意义，小肠镜直视下可观察小肠黏膜的情况，活组织病理检查可判断微绒毛及腺体的变化等。

三、治疗措施

病因治疗，肠道感染引起的腹泻必需抗感染治疗，以针对病原体的抗菌治疗最为理想。复方新诺明、氟哌酸（诺氟沙星）、环丙氟哌酸（环丙沙星）、氟嗪酸（氧氟沙星）对菌痢，沙门菌或产毒性大肠杆菌，螺杆菌感染有效，甲硝唑对溶组织阿米巴、梨形鞭毛虫感染有效，因此，这数种药物常用于急性感染性腹泻，包括预防和治疗所谓旅行者腹泻。治疗乳糖不耐受症和麦胶性乳糜泻所致的腹泻在饮食中分别剔除乳糖或麦胶类成分。高渗性腹泻的治疗原则是停食或停用造成高渗的食物或药物。分泌性腹泻易致严重脱水和电解质丢失，除消除病因，还应积极由口服和静脉补充盐类和葡萄糖溶液，纠正脱水。胆盐重吸收障碍引起的结肠腹泻可用消胆胺吸附胆汁酸而止泻。治疗胆汁酸缺乏所致的脂肪泻，可用中链脂肪代替日常食用的长链脂肪，因前者不需经结合胆盐水解和微胶粒形成等过程而直接经门静脉系统吸收。

1. 黄连素治疗腹泻药慎用

黄连素的通用名叫盐酸小檗碱，是从黄连、黄柏等小檗科植物中提炼出来的一种抗菌性生物碱，黄连素能对抗病原微生物。黄连素是化学合成药物，不是中成药，对于中医辨证为脾胃虚寒型的腹泻，黄连苦寒，反而易伤脾胃，损害胃肠功能，更易出现胃痛、恶心等消化系统症状，加重病情。

因此，对于不明原因的腹泻不能随意服用黄连素，最好能根据医院粪便、血液检查情况选用，一般性腹泻 1 ~ 2 次无其他伴随症状，由饮食不节、水土不服等因素引起，保持清淡饮食，人体即可自行恢复，但反复发作就要查明原因了。

2. 腹泻的饮食

成人轻度腹泻，可控制饮食，禁食牛奶、肥腻或渣多的食物，给予清淡、易消化的半流质食物。而小儿轻度腹泻，婴儿可继续母乳喂养。

若为人工喂养，年龄在 6 个月以内的，用等量的米汤或水稀释牛奶或其他代乳品喂养 2 天，以后恢复正常饮食。患儿年龄在 6 个月以上，给已经习惯的平常饮食，选用粥、面条或烂饭，加些蔬菜、鱼或肉末等。

此外，对肠易激综合征过去也叫过敏性结肠炎引起的腹泻，饮食上应注意避免敏感食物如对某一特定食物小能耐受、一吃鱼或水果就腹泻及产气食品，如奶制品、卷心菜、豆类、含气饮料及面制品、洋葱、葡萄干等。

慢性胰腺炎、胰腺癌、糖尿病、胃大切术后、乳糖酶缺乏症等引起的吸收不良综合征，患者常出现慢性稀水样便或糊状便，常飘浮油脂层或油花也叫脂肪泻，伴有消瘦，乏力、贫血、水肿等，对此类患者给予低脂、高蛋白质饮食，脂肪量控制在正常的一半或更低水平。饮食要富含维生素、矿物质及微量元素。腹胀肠鸣者应少食糖类食品，不能耐受牛乳的乳糖酶缺乏症者改食酸奶即可纠正腹泻症状。

第四节　临床检查技术

对传染病必须在早期就能做出正确的诊断，正确诊断是及时隔离和采取有效治疗的基础，从而防止其扩散。特别是鼠疫，霍乱等烈性传染病以及我国尚无但可能传人的艾滋病，对首例的诊断具有重要意义。其诊断方法与步骤是：

一、临床特点

包括详询病史及体格检查的发现加以综合分析。依其潜伏期长短，起病的缓急，发热特点、皮疹特点、中毒症状、特殊症状及体征可做出初步诊断。如猩红热的红斑疹，麻疹的口腔黏膜斑，百日咳的痉挛性咳嗽，白喉的假膜，流行性脑脊髓膜炎的皮肤瘀斑，伤寒的玫瑰疹，脊髓灰质炎的肢体弛缓性瘫痪、流行性出血热的三红及球结膜渗出等。

二、流行病学资料

包括发病地区、发病季节、既往传染病情况、接触史、预防接种史；还包括年龄、籍贯、职业、流行地区旅居史等，结合临床资料的归纳分析，有助于临床诊断。

三、实验室检查

1. 三大常规检查

（1）血液常规，大部分细菌性传染病白细胞总数及中性粒细胞增多，唯伤寒减少，布鲁氏菌病减少或正常。绝大多数病毒性传染病白细胞数减少且淋巴细胞比例增高，但流行性出血热、流行性乙型脑炎总数增高。血中出现异型淋巴细胞，见于流行性出血热。传染性单核细胞增多症。原虫病白细胞总数偏低或正常。

（2）尿常规、流行性出血热、钩端螺旋体病患者尿内有蛋白、白细胞、红细胞且前者尿内有膜状物。黄疸型肝炎尿胆红素阳性。

（3）粪常规，菌痢、肠阿米巴病，呈粘脓血便和果浆样便；细菌性肠道感染多呈水样便或血水样便或混有脓及黏液。病毒性肠道感染多为水样便或混有黏液。

2. 病原体检查

（1）直接检查。脑膜炎双球菌、疟原虫、微丝蚴、溶组织阿米巴原虫及包囊，血吸虫卵，螺旋体等病原体可在镜下查到及时确定诊断。

（2）病原体分离。依不同疾病取血液、尿、粪、脑脊液、骨髓、鼻咽分泌物、渗出液，活检组织等进行培养与分离鉴定。细菌能在普通培养基或特殊培养基内生长，病毒及立克次体必须在活组织细胞内增殖，培养时根据不同的病原体，选择不同的组织与培养基或动物接种。

3. 免疫学检查

免疫学检查是一种特异性的诊断方法，广泛用于临床检查，以确定诊断和流行病学调查。血清学检查可用已知抗原检查未知抗体，也可用已知抗体检查未知抗原。抗体检查抗原的称反向试验，抗原抗体直接结合的称直接反应，抗原和抗体利用载体后相结合的称间接反应。测定血清中的特异性抗体需检查双份血清，恢复期抗体滴度需超过病初滴度 4 倍才有诊断意义。免疫学检查包括：

（1）特异抗体检测：①直接凝集试验；②间接凝集试验；③沉淀试验；④补体结合试验；⑤中和试验；⑥免疫荧光检查；⑦放射免疫测定；⑧酶联免疫吸附试验；

（2）细胞免疫功能检查常用的有皮肤试验，E 玫瑰花形成试验，淋巴细胞转化试验，血液淋巴细胞计数，T 淋巴细胞计数及用单克隆抗体检测 T 细胞亚群以了解各亚群 T 细胞数和比例。

4. 分子生物学检测

利用同位素 ^{32}P 或生物素标记的分子探针可以检出特异性的病毒核酸。近年发展起来的聚合酶链反应技术（polymerase chain reaction，PCR）是利用人工合成的核苷酸序列作为"引物"，在耐热 DNA 聚合酶的作用下，通过变化反应温度，扩增目的基因，用于检测体液，组织中相应核酸的存在，在扩增循环中DNA 片段上百万倍增加是很特异和非常灵敏的方法。随着分子生物学技术的进步发展，可以设想分子生物学技术在传染病诊断方面有着光辉的前景。

5. 其他

有气相色谱、鲎试验、诊断性穿刺、乙状结肠镜检查、活体组织检查、生物化学检查、X 线检查、超声波检查、同位素扫描检查、电子计算机体层扫描（CT）等检查。

第一节　感染性疾病的诊断与鉴别诊断

感染性疾病的诊断主要依靠详尽的病史采集、详细的体格检查获得全面而准确的临床资料，再有目的地选择一些实验室和特殊检查。病原学的检查、流行病学的调查对确定传染源、传播途径，特别对新发感染性疾病的诊断具有非常重要的意义。

一、临床资料

感染性疾病具有病程发展的阶段性和特征性的临床表现如发热、皮疹、肝脾肿大或某些特征性体征，部分感染性疾病具有传染性和流行性。熟悉各种感染性疾病的临床表现，再通过仔细的询问病史，全面的体格检查，大多数疾病可获得初步诊断。

详尽的病史采集是诊断疾病的第一步，完整的病史包括疾病发生的时间、临床表现、疾病发生发展及治疗经过、既往史、个人史及流行病学史等。感染性疾病的发生、发展和转归具有一定的规律性，通常分为四个阶段：潜伏期、前驱期、症状明显期和恢复期。潜伏期长短取决于病原体的种类、数量、毒力和宿主的免疫力。如细菌性食物中毒潜伏期短至数小时，而狂犬病、艾滋病则数月到数年。由于多数感染性疾病的潜伏期比较恒定，了解每一种感染性疾病的潜伏期有助于疾病的诊断，潜伏期还是确定疾病检疫期的重要依据。前驱期的临床表现往往缺乏特异性，对疾病诊断意义不大。症状明显期感染性疾病所特有的临床表现逐渐显现，对疾病的诊断非常重要，采集病史时一定要抓住特征性病史。

发热常常是感染性疾病的共同症状，对发热患者要了解其热型、热度与热程。多数感染性疾病有其特殊的热型，在疾病的诊断和鉴别诊断上有参考价值。常见的热型有：稽留热、弛张热、消耗热、间歇热、双峰热、渡状热、回归热、不规则热等。伤寒、斑疹伤寒、粟粒性结核以稽留热多见，表现为高热，体温维持在 39 ~ 40℃以上，24 小时内体温波动范围不超过 1℃，持续数日或数周。弛张热是感染性疾病中更常见的热型，常见于败血症、重症肺结核及各种化脓性感染，表现为高热，体温常在 39℃以上，波动幅度大，24 小时内波动范围超过 1℃，但都在正常水平以上。败血症如病情凶险时可表现为消耗热，24 小时内体温波动范围在 4 ~ 5℃之间，从高热降到正常体温以下。革兰氏阴性杆菌败血症、黑热病可表现为双峰热，24 小时内体温两度升高，每次体温波动在 1℃左右。间歇热是指 24 小时内体温骤升达高峰后持续数小时，又迅速降至正常水平，无热期一般不超出 2 天，最典型的例子见于疟疾。波状热常见于布氏杆菌病，表现体温逐渐上升达 39℃以上，数天后又逐渐下降至正常水平，持续数天后又逐渐升高，如此反复多次。

回归热则表现为体温急骤上升至 39℃以上，持续数天后又骤然下降至正常水平，高热重复出现，反复多次，可见于回归热。不规则热见于结核病、未经正规治疗的感染性疾病，表现为体温曲线无一定规律。按热度的高低分：低热（37.3 ~ 38℃）、中度热（38.1 ~ 39℃）、高热（39.1 ~ 40℃）、超高热（>41℃）。不同病例、不同病情、不同并发症可有不同热度变化，因此不能根据热度考虑诊断，但不同的热度有其相对多见病种，故对诊断也有参考价值。一般低热多见于慢、轻症患者，高热多为急、重症患者，但热度高低不是衡量疾病轻重的最重要指标。根据发热的高低与热程可将发热分为长期发热和长期低热。发热持续 2 ~ 3 周以上，体温高于 38.5℃以上称长期发热；发热持续 4 周以上，体温 37.5 ~ 38.4℃称长期低热。绝大多数感染性疾病如病毒、立克次体、支原体感染，多在 3 周内自愈或治愈，特别是病毒感染，热程一般不超过 1 ~ 2 周。热程超过 1 周，对感冒的诊断即应怀疑或可能有并发症的出现。

传染性单核细胞增多症热程可长至 3 周，个别可超过 1 个月。巨细胞病毒感染、猫抓病、HIV 等热程可长时间迁延。由于同一疾病热程可长可短，长程发热疾病都必须经过初期发热阶段，而短程发热疾病又可因并发症或治疗不及时而拖延热程，故热程在诊断上仅供参考。

发疹也是感染性疾病的一个特征，许多感染性疾病在发热的同时伴有发疹，称为发疹性感染。发疹包括皮疹和黏膜疹。发现皮疹时应仔细记录其出现时间、出现顺序、分布部位、皮疹类型、有无瘙痒及脱屑等，不同的发疹性感染都有其特征性，对感染性疾病的诊断有重要价值。如水痘的皮疹多见于发热的第 1 天，猩红热多为第 2 天，天花多为第 3 天，麻疹见于第 3 ~ 5 天，伤寒多为第 7 天。水痘的皮疹主要分布于躯干，天花则多分布于面部和四肢，带状疱疹常呈束带状分布。麻疹有黏膜斑（Koplik's spot），皮疹先见于耳后、面部，然后自上而下蔓延到躯干、四肢，最后达手掌和足底。皮疹类型有斑丘疹、出血疹、疱疹或脓疱疹和荨麻疹等。许多病毒性疾病如麻疹、风疹、肠道病毒感染、EB 病毒感染和伤寒、猩红热等可有斑丘疹；出血热病毒感染、败血症、流行性脑脊髓膜炎等可有出血疹；水痘、天花、疱疹病毒感染和金黄色葡萄球菌败血症等可见有疱疹或脓疱疹；病毒性肝炎等可见荨麻疹。

病原体及其毒素、代谢产物侵入血循环，引起全身感染，可引起除发热外的其他毒血症状，如头痛、全身酸痛疲乏、纳差等，严重者引起中毒性脑病，麻痹性肠梗阻等，感染不能有效控制，可出现败血症、感染性休克、弥漫性血管内凝血（DIC）、多脏器功能损伤等表现。

全面的体格检查在感染性疾病的临床诊断中十分重要。体检时依据病史提供的诊断线索，进行全面系统、有目的地重点检查，可发现有诊断和鉴别诊断意义的阳性或阴性体征，对确定诊断、判断有无伴发疾病和并发症等有重要价值。

感染性疾病常见肝、脾肿大，肿大程度和质地在急性和慢性感染中各有特点。急性感染肝脏常轻、中度肿大，常伴有隐痛，质地柔软，脾常轻度肿大，无压痛。急性病毒性肝炎、传染性单核细胞增多症是病毒感染中引起急性肝脾肿大最常见的疾病。立克次体感染的斑疹伤寒，恙虫病，螺旋体感染的钩端螺旋体病、回归热、莱姆病，细菌性感染的伤寒、副伤寒、败血症、布氏杆菌病，寄生虫感染的急性疟疾、急性血吸虫病等均可有肝脾肿大。慢性感染肝脏常中度肿大，脾中度或重度肿大，质地中度或偏硬，晚期血吸虫病、慢性疟疾、黑热病可有重度的脾肿大。

各种感染性疾病除了以上常见的症状和体征外，根据其不同的感染部位或入侵的靶器官可有其局部定位表现，如发热、头痛、呕吐伴脑膜刺激征考虑中枢神经系统感染；咳嗽、咳痰、胸痛考虑呼吸系统感染；腹痛、腹泻、恶心呕吐，则为肠道感染；发热、腰痛伴尿路刺激症状为泌尿系统感染等。黄疸、淋巴结肿大等都是诊断感染性疾病的重要线索。

某些感染性疾病表现有诊断意义的特征性体征，对疾病的临床诊断至关重要，如麻疹的口腔黏膜斑、伤寒的玫瑰疹、白喉的咽假膜、恙虫病的焦痂溃疡等。

二、流行病学资料

感染性疾病中的传染病在人群中发生、传播、蔓延及终止的过程形成了传染病的流行过程。这是传染病特有的现象。每种传染病的流行过程都需要有其传染源、传播途径和易感人群三个基本条件。

患者、隐性感染者、病原携带者和受感染的动物是感染性疾病的传染源，尤其是隐性感染者和病原携带者有更重要的流行病学意义。病原体可通过多种方式传播：呼吸道传播（麻疹、白喉、传染性非典型肺炎等）、消化道传播（伤寒、痢疾等）、接触传播（痢疾、白喉等）、虫媒传播（疟疾、黑热病等）、经血液体液传播（乙型肝炎、丙型肝炎、HIV 等）、经土壤传播（炭疽、蛔虫、钩虫等）等。人群的易感性是决定某种传染病流行方式的因素之一，某些病后免疫力很巩固的传染病如麻疹有周期性流行的现象，与人群中对该病缺乏特异性免疫力的人增多有关。

自然因素和社会因素是造成疾病发生和影响其流行的重要因素，自然因素包括地理、气象和生态等，其对寄生虫病和虫媒传染病的流行特征的影响尤其明显，表现为疾病流行的地方性和季节性，如流行性脑脊髓膜炎以冬春季节发病为主，流行性乙型脑炎严格的夏秋季节发病，黑热病、血吸虫病都呈地方性和季节性。某些自然生态环境为一些传染病构成了特定的自然疫源地，为疾病在野生动物间传播创造了良好的条件，如鼠疫、钩端螺旋体病等。社会因素包括社会制度、经济和生活条件、文化水平等，对传染病的流行过程均有影响。各种环境因素在不同的感染性疾病的流行过程中所起的作用不同，要着重收集每种传染病在发病年龄、职业、季节及地区分布方面的流行病学特征。如百日咳、麻疹、水痘、流行性乙型脑炎、猩红热等多见于儿童；牧民、兽医、皮革皮毛加工者等易感染布氏杆菌病、炭疽病等，林业工人易感染莱姆病等；某些传染病常有疾病的接触史如麻疹、SARS、甲型肝炎等；患者的某些不良生活习惯可招致感染性疾病的发生如有生食鱼或进食醉蟹或蝲蛄者易患肺吸虫病等；输入性传染病要着重了解患者的旅行史和异地居住史等。

因此，充分利用流行病学资料有助于感染性疾病诊断，还可以预测疾病的流行趋势，研究疾病的病因和预防。

三、实验室检查

通过全面的病史采集和体格检查，获得临床资料和流行病学资料的基础上，再借助适当的辅助检查、病原学检查及免疫学检查，对感染性疾病作出最后的确定诊断。

（一）一般实验室检查

一般实验室检查包括血液、粪便、尿液、脑脊液等常规检查和生化检查，外周血白细胞的计数和分类在感染性疾病的诊断中具有重要的参考价值。化脓性细菌感染如猩红热、流行性脑脊髓膜炎、败血症等常引起白细胞总数增加。绝大多数病毒感染时白细胞总数正常或减少，而淋巴细胞增高，但传染性单核细胞增多症、流行性出血热、流行性乙型脑炎、狂犬病等白细胞总数增高，前两者还有异型淋巴细胞出现。某些细菌感染也可引起白细胞总数减少如伤寒、副伤寒、革兰氏阴性细菌败血症等。原虫感染如疟疾、黑热病白细胞总数也常减少。中性粒细胞通常随白细胞总数的增减而增减。老年人因机体抵抗力下降，发生感染时可仅有中性粒细胞增加，而白细胞总数可正常。蠕虫感染如急性血吸虫病、肺吸虫病等常引起嗜酸性粒细胞增多，尤其是急性期较为明显。伤寒、流行性脑脊髓膜炎时嗜酸性粒细胞常减少。感染性腹泻、蠕虫感染等都需要粪便常规检查。流行性出血热、钩端螺旋体病等常有尿液常规检查的异常。脑脊液检查有助于中枢神经系统疾病的诊断。生化检查可发现心、肝、肾等脏器功能损伤等。

（二）病原学检查

1. 病原体的直接检查

许多感染性疾病可通过肉眼、显微镜或电镜检出病原体而确诊。

2. 病原体分离培养

根据不同标本及不同培养目的，进行病原体的培养分离和动物接种。培养分离可分为人工培养基分离和组织或细胞培养。细菌、螺旋体和真菌常用人工培养基分离培养，如沙门菌、志贺菌、霍乱弧菌、钩端螺旋体、隐球菌等。细菌、真菌培养分离不仅仅是确诊病原体，更重要的是可根据药物敏感试验结果指导临床抗生素使用。病毒及立克次体等必须在活细胞内复制、增生，需要用组织或细胞培养，有时需要动物接种。培养时应根据不同的病原体而选择不同的易感动物、组织或细胞培养进行分离。

检测病原体的标本有血液、骨髓、痰液、粪便、尿液、各种穿刺液、分泌物或脓液、组织活检标本等，送检的标本应根据不同疾病的特点和病程发展的阶段采集相应的标本。

（三）免疫学检查

免疫学检查方法具有特异性强、灵敏度高、重复性好、操作简便等优点，在感染性疾病诊断、发病机制的研究、病情监测与疗效评价等方面具有重要的地位。通过检测血清或其他标本中特异性抗原或抗体，可确定是否有相应病原体感染，并通过检测 IgG、IgM 抗体，对是否是新近感染或是过去感染有鉴别诊断意义。免疫学检查还可以评价个人及群体的免疫状态。特别适用于常规方法难以分离培养的病原体所致感染的诊断如病毒、立克次体、支原体、衣原体、深部真菌感染等。

（四）基因诊断技术

基因诊断技术在感染性疾病中的临床应用已日益广泛，用于病毒、细菌、支原体、衣原体、立克次体、螺旋体以及蠕虫感染的诊断。常用技术主要有核酸分子杂交、聚合酶链式反应（polymerase chain reaction，PCR）和 DNA 芯片（DNA chip）技术。

目前 PCR 已作为一项成熟的技术应用于各种感染性疾病的基因诊断。用 PCR 法检测 HBV DNA 可以早期诊断、疗效跟踪及病程判断等。利用 RT-PCR 技术可直接检测血清中低浓度 HCV RNA，了解病毒在体内复制的动态状况。用荧光定量 PCR 技术对 HBV、HCV 进行定量诊断，可以了解病毒载量高低，以预测抗病毒治疗疗效和评价患者的传染性。PCR 还用于 HIV、疱疹病毒感染、肠道病毒感染等。

PCR 在细菌性疾病中应用较多的是分枝杆菌、幽门螺杆菌的鉴定和耐药菌株的筛选等。DNA 芯片技术是自 20 世纪 90 年代初世界各国相继启动人类基因组计划后发展才日新月异，目前已取得相当大的进展。可应用于疾病的基因诊断、表达谱分析、DNA 测序、突变检测、基因筛选及其他领域。

第二节　细菌感染性疾病的检验诊断

一、采集标本的基本原则

（一）用于细菌分离培养的标本

1. 早期采集标本

最好在病程早期、急性期或症状典型期，并且最好在抗菌药物使用前采集标本。

2. 无菌采集标本

采集的标本应保证无外源性污染。采集血液、脑脊液、体腔积液、关节液或封闭的脓肿等标本时，应正确消毒穿刺点表面皮肤或黏膜，用无菌操作抽取标本。已形成窦道的部位，应从窦道底部取活组织检查；与外界相通的腔道中流出的或挤压出的脓液或分泌物，应弃去前段标本，留取后段标本进行检查；对于从正常菌群寄生部位或附近采集的标本，如口咽部、鼻咽部和泌尿生殖道等部位应采取措施避免正常菌群和其他菌群的污染，并明确检查的目的菌。

采集的标本盛放在带盖的无菌容器中，无菌容器内不得含有抑制微生物生长的物质；容器宜采用高压蒸汽、干烤等方法灭菌，对于使用环氧乙烷灭菌的容器灭菌后必须放置足够长的时间，使环氧乙烷挥发干净后方可使用；不得使用消毒剂或酸类处理。

3. 根据病程发展的不同阶段采集标本

如伤寒患者，发病全程可采集血液或骨髓，病程的第 2～3 周可以收集尿液或粪便；亚急性细菌性心内膜炎患者在抗菌药物使用前 24 小时内需作 3～5 次血培养。

4. 根据不同感染可能出现的病原菌采集标本

由于无法预知感染的是什么病原体，因此应根据流行病学资料和临床症状，尽可能多地考虑可能出现的病原体。如腹腔及其周围的感染、菌血症等至少应考虑需氧菌和厌氧菌混合感染，需要同时采集需氧和厌氧培养标本。常见细菌培养阴性，要考虑少见病原体以及特殊病原体的可能。

5. 正确保存和运送标本

采集的标本，均含有病原体或潜在的病原体，容器应密封不易碎，不得污染容器的口和外壁。应及时运送，防止标本干涸。若路途遥远，一般应冷藏（但对脑膜炎奈瑟菌和淋病奈瑟菌，需保温 35～37℃）。

6. 安全采集标本

采集标本不仅要防止皮肤和黏膜正常菌群对标本的污染，同时也要注意安全，防止传播和自身感染。

（二）用于免疫学诊断的标本

1. 血清学诊断

采集血清用于抗体的测定。病程早期可以测定 IgM 抗体，由于抗体的产生需要应答过程，因此早期抗体检测可能阴性，此时应在 −20℃ 保存该份血清。在病程的 2 周后或恢复期再采集血清，与先前保存的血清同时测定抗体，如果有 4 倍以上的升高可以确定感染诊断。

2. 抗原检测

需要在病原体感染部位采集，避免其他病原体污染。

二、标本的采集方法

（一）血液标本的采集

正常人的血液是无菌的。当细菌侵入时可引起严重的菌血症或败血症。一般情况下在患者发热初期或发热高峰时采集；对持续性菌血症可随时采集；间歇性菌血症由于菌血症时间短，应预测其体温上升期进行采血。一般在抗菌药物使用前采集 2 ~ 3 次，对已使用抗菌药物又无法停止使用的患者，应在下次用药前采取。

采血的部位应彻底消毒。一般采集肘静脉，宜多部位采集，如两侧肘静脉或动、静脉同时采取，可以排除污染并提高阳性率，或在感染局部的附近血管中采血，可提高阳性率。成人采血量一般 5 ~ 10 mL，婴幼儿 1 ~ 3 mL。采集的血液标本用无菌操作注入装有血液增菌培养基的培养瓶中先进行增菌培养。怀疑有厌氧菌感染时，应抽取血液同时注入需氧培养瓶和厌氧培养瓶中。厌氧培养基通常采用硫乙醇酸盐培养基、牛心脑浸液肉汤等作为增菌培养基，培养瓶密封，将瓶中空气用 90%N_2、10 %CO_2 替换，形成无氧环境，在培养液中加入刃天青作为指示剂，无氧时无色，有氧时呈红色应弃去不用。无论有否接种标本，血液培养瓶都不得冷藏。

若已长期使用了作用于细胞壁的抗菌药物，应考虑细菌 L 型感染，将血液接种于高渗培养基中，分别进行需氧、厌氧和 5%CO_2 环境中培养。

（二）呼吸道标本的采集

1. 上呼吸道标本的采集

正常情况下上呼吸道有正常菌群存在，进行普通培养无特殊意义。一般采取咽拭子和鼻咽拭子。

（1）咽拭子：将舌向外拉充分暴露口咽部位，用生理盐水湿润的棉拭子在咽部轻轻涂抹；疑为白喉患者时，应在可疑自膜边缘取分泌物；化脓性扁桃体炎时应先清洁扁桃体表面的脓液，然后另取干净棉签，挤压扁桃体，取扁桃体窝流出的脓液作为标本。

（2）鼻咽拭子：用生理盐水湿润的金属棒的弯曲棉拭子绕过悬雍垂，到达鼻咽部位涂抹。

2. 下呼吸道标本的采集

正常情况下下呼吸道无细菌或仅有少量细菌侵入，但很快被清除。下呼吸道标本采集时应防止被上呼吸道的正常菌群污染。常采集的标本包括痰液、支气管肺泡灌洗液和纤维支气管镜刷检。由于痰液的排出通过气管、咽喉和口腔，表面会黏附上呼吸道的寄生菌，给判断病原菌带来困难。因此，标本的正确采集和处理非常重要。

痰液标本以采集晨痰为好。可让患者先用无菌生理盐水漱口 3 次后自行咳痰；痰液黏稠或咳痰困难者，可雾化吸入 45℃ 左右的 10% 氯化钠水溶液后再咳痰；儿童可加以轻叩胸骨诱发咳嗽；对支气管扩张症或与支气管相通的肺空洞患者，清晨进行体位引流可获得较多的痰液。也可用环甲膜穿刺法、纤维支气管镜下用毛刷取呼吸道分泌物或收集支气管肺泡灌洗液。采集后需要观察标本的性状，选取脓、血性的部分作为细菌检验标本。痰液标本中如发现有颗粒、菌块及干酪样物，可能是放线菌或真菌感染。有异常恶臭，可能与厌氧菌感染有关。

（三）尿液标本的采集

正常人的尿液是无菌的。但在前尿道及尿道口有正常菌群和过路菌（如大肠埃希菌、葡萄球菌等）存在，而后者又是常见的尿路感染病原菌，因此正确采集尿液，避免其他菌群的污染是尿液细菌检验正确与否的关键。由于很多抗菌药物或代谢产物通过尿液排泄，因此必须在抗菌药物使用前采集。女性月经期间容易污染，不宜采集。

1. 中段尿采集法

采集前用肥皂水清洗外阴和尿道口，再用灭菌水冲洗，无菌纱布擦拭。男性可直接排尿，用无菌容器留取中段尿 10 ~ 20 mL。女性则需用手将阴唇分开后排尿，用无菌容器留取中段尿 10 ~ 20 mL。

2. 肾盂尿采集法

为确定尿中细菌来自肾脏，在膀胱镜下将导尿管插入两侧输尿管内，分别收集。

3. 膀胱穿刺法

一般用于厌氧菌培养的标本采集或不能正确留取中段尿而又需确定诊断的儿童。在耻骨联合上对皮肤进行消毒，用无菌注射器作膀胱穿刺抽取 5 ~ 10 mL 膀胱内尿液。

（四）脑脊液标本的采集

正常人的脑脊液是无菌的。从脑脊液中检出细菌均应作为病原菌看待。以无菌方法采集脑脊液 3 ~ 5 mL，分别置 2 支无菌试管中。由于脑脊液中常见的致病菌如脑膜炎奈瑟菌和肺炎链球菌等能产生自溶酶，离体后迅速死亡，因此脑脊液标本采集后应立即送检或床边接种。此类病原菌对温度较敏感，在周围环境温度较低情况下，应 35℃保温运送。

（五）粪便标本的采集

肠道内有很多种类和数量的正常菌群，因此粪便标本中也包含有大量的正常菌群，通常需要使用选择性培养基分离致病菌。引起肠道致病的细菌种类众多，有强烈致病的沙门菌属、志贺菌属、霍乱弧菌、肠出血性大肠埃希菌等，能引起一般腹泻或食物中毒的副溶血性弧菌、小肠结肠炎耶尔森菌、空肠弯曲菌等；二重感染的常见病原菌金黄色葡萄球菌、艰难梭菌、真菌等。对于这些菌属的分离根据其不同的特点选用不同的方法。此外，菌群失调和菌群交替症可引起腹泻，对正常菌群的种类和比例的检查是不可或缺的。

标本的采集：粪便标本于急性腹泻期及未使用抗菌药物前采取自然排出的粪便，挑选黏液、脓血部分 2 ~ 3 g，液体粪便 1 ~ 2 mL，置无菌容器中，或置于保存液或增菌培养基中。对排便困难者或婴幼儿可用肛门拭子法。不能立即送检的标本应放入 Cary-Blair 运送培养基中。自行排出的粪便标本不适用于厌氧菌培养。

（六）生殖道标本的采集

正常的内生殖器官应是无菌的，但外生殖器可有正常菌群的存在，如男性尿道口、女性阴道等部位有葡萄球菌、链球菌、棒状杆菌、大肠埃希菌、分枝杆菌、厌氧菌、真菌等存在。主要的致病菌有淋病奈瑟菌、梅毒螺旋体等。在菌群失调时可发生如真菌性阴道炎、细菌性阴道炎或尿道炎等感染性疾病。

由于解剖结构的不同，男性和女性的生殖道标本采集方法有所不同。

1. 男性尿道及生殖道分泌物的采集

用无菌纱布或棉球清洁尿道口，擦去尿道口自行流出的脓液，然后从阴茎的腹面向龟头方向按摩，使脓液流出，用无菌棉签将脓液采集在无菌试管中。采集前列腺标本，需要由临床医师从肛门进行前列腺按摩，收集前列腺液进行检验。

2. 女性生殖道标本的采集

在阴道扩张器辅助下，分别用 3 支生理盐水湿润的无菌棉签直视下采集阴道后穹隆分泌物或宫颈黏液。1 支做直接涂片用于常规检查；1 支置无菌生理盐水管中用于检查滴虫；1 支放入无菌试管中，用于常规细菌培养及抗原检查。盆腔脓肿的患者应消毒阴道后，从后穹隆穿刺抽取脓液，分别做需氧和厌氧培养。采集子宫分泌物常用双套管的方式插入子宫腔吸取分泌物。在周围环境温度较低情况下，应 35℃保温运送。

3. 外阴分泌物标本的采集

对外阴部位硬下疳的表面先用无菌生理盐水清洁，除去表面的脓痂，从其溃疡底部挤出少许组织液，以洁净玻片直接蘸取，加盖玻片后送检。

（七）脓液、胸腹水及分泌物等其他标本的采集

封闭性脓肿可在消毒脓肿表面皮肤或黏膜后，直接穿刺抽取脓液后注入无菌试管中；开放性脓肿或瘘管，应清洁表面，从深部采取标本；对大面积烧伤或创伤的患者，应采集多个创面的分泌物标本；胸、腹水通过胸腔或腹腔穿刺获得，注入无菌试管中送检。

（八）厌氧菌培养标本的采集

厌氧菌是对氧气敏感的一类细菌，在有氧气的环境中不能生存或生存极差，而且多数厌氧菌是机体内正常菌群的一部分。因此怀疑厌氧菌感染时标本的采集需要特别注意：①应尽量避免接触空气；②不被正常菌群污染。

采集厌氧菌培养标本原则上应从无正常菌群寄居的部位采取，对穿刺点进行消毒后，无菌操作抽取血液、关节液、心包液、腹、胸腔积液和膀胱穿刺液等标本；封闭性脓肿用注射器抽取；可通过纤维支气管镜保护性毛刷或支气管肺泡灌洗从支气管、肺中获取呼吸道分泌物或经支气管肺活检获取肺活组织；子宫腔分泌物采用双套管宫腔镜采取。

采集的标本应立即排空注射器内的空气（应在针头上包裹酒精棉球），立即将注射器针头插入无菌橡皮塞中以隔绝空气，运送至实验室；最好将标本立即注入密封的无氧小瓶中，瓶中装有 0.5 mL 厌氧培养基，并含有氧气指示剂刃天青，无氧气时不显色，小瓶内液体呈现淡黄色或无色。小瓶内液体显示粉红色表示有氧气，不能使用。也可在床边直接接种至预还原的培养基中，放入厌氧袋，打开气体发生装置，密封后运送至实验室。

以下标本不宜做厌氧菌培养：鼻咽拭子、咳出的痰液及气管抽取物、胃和肠道内容物、肛拭子、自行排出及导出的尿液、阴道及子宫拭子、前列腺分泌物、褥疮溃疡及黏膜层表面拭子、皮肤和黏膜拭子等。

三、直接涂片显微镜检查

将患者标本直接涂布在干净的玻片上做染色，用显微镜检查是简便而快速的方法之一，但并不适用于所有标本。通过直接检查可以观察细菌的形态特征与可能存在的细菌数量，也可以通过免疫学方法直接检查相关病原体的抗原获得诊断。

（一）脑脊液

流行性脑脊髓膜炎患者的脑脊液和瘀斑组织液涂片，革兰氏染色常可显示在细胞内的革兰氏阴性肾形双球菌，可报告"脑脊液中找到细胞内的革兰氏阴性肾形双球菌，疑似脑膜炎奈瑟菌"，或用脑膜炎奈瑟菌抗体包被的乳胶凝集试验，凝集阳性有诊断价值。通过革兰氏染色还可以发现其他革兰氏阳性和阴性细菌。在对脑脊液进行革兰氏染色时，有些革兰氏阳性的细菌如肺炎链球菌被白细胞吞噬后，可转变为革兰氏阴性，需要加以鉴别。此外，还可通过对脑脊液墨汁负染，在黑色背景中观察到折光性很强的菌体和周围似晕轮样的宽大透明荚膜，有时可见到生芽的新型隐球菌。可用 0.1% 甲苯胺蓝染色将小荚膜的新型隐球菌与白细胞区别，新型隐球菌菌体呈红色，白细胞呈深蓝色，红细胞不着色。抗酸染色可发现抗酸杆菌，以及寄生虫等病原体。

（二）咽拭子或鼻咽拭子

口咽和鼻咽部位存在大量的正常菌群，进行普通涂片染色难以鉴别致病菌。怀疑白喉患者，咽部假膜涂片可用异染颗粒染色法，可查见大量典型的棒状杆菌并可见异染颗粒，有参考诊断价值。怀疑鹅口疮等二重感染时，直接涂片革兰氏染色可见大量真菌孢子可诊断。

（三）痰液、支气管肺泡灌洗液

标本涂片用革兰氏染色后可以检查标本采集是否合格。低倍镜下观察如白细胞 >25 个 /1 个视野，上皮细胞 <10 个 /1 个视野，被视为"合格"标本，可以涂片观察标本中的细菌给予报告，但不能确定菌种；相反则说明标本来自口腔，应重新留取标本。标本中有黄色颗粒或不透明颗粒，则将标本洗涤后挑取颗粒做两张涂片，分别革兰氏染色和抗酸染色。如发现有革兰氏阳性，中央为菌丝团，周围呈放射状排列，抗酸染色阳性或弱阳性，可能是放线菌或奴卡菌感染；如果菌体大小不一致，或菌体粗大，或有芽孢发现，结合标本恶臭等情况，可能是厌氧菌感染。

（四）粪便

粪便标本普通涂片染色没有意义。在怀疑霍乱时，可取"米泔水"样便或肛门拭子，用复红单染，可见大量"鱼群样"排列的弧形细菌，具有参考诊断价值。也可制成悬滴片，观察动力，如发现有穿梭样运动，同时用霍乱弧菌 O_1 群抗血清与标本混合后发现运动消失，此为制动试验阳性，可初步报告"疑似 O_1 群霍乱弧菌"。在怀疑菌群失调或二重感染时可以涂片或取假膜样粪便，革兰氏染色观察菌群分布的大致情况，如发现大量的革兰氏阳性球菌，或大量粗大杆菌，或大量真菌孢子可确定诊断。怀疑肠结核，可取粪便标本超速离心后，抗酸染色找抗酸杆菌。

（五）尿液

尿液标本的直接涂片由于受到前尿道及尿道口寄生菌的影响，不能确定致病菌。对男性患者的尿液、尿道分泌物或脓液，可直接涂片检查，或将尿液离心后取沉淀涂片检查，发现有革兰氏阴性双球菌位于细胞内，可报告"疑似淋病奈瑟菌"。怀疑结核分枝杆菌感染的患者可以留取晨尿或 24 小时尿液，离心浓缩后抗酸染色检查。

（六）生殖道分泌物

女性生殖道分泌物标本常规湿涂片可以观察阴道清洁度，并可以发现真菌、阴道毛滴虫等病原体以及"线索细胞"等提示感染存在的细胞形态。疑为淋病奈瑟菌感染时可对涂片进行革兰氏染色，可以发现革兰氏阴性双球菌，但特异性不高，阳性预测值约为 45% 左右。硬下疳溃疡分泌物涂片在暗视野显微镜下可以发现螺旋体。

四、病原菌分离

由于无法预知感染的病原菌，有许多病原体引起的临床表现基本相像，而有时病情紧急只能提供一份标本，因此要求实验室工作人员必须考虑尽可能多的病原体存在，结合临床表现，同时采用多种手段分离可能的病原体。

（一）血液

怀疑菌血症必须进行血液细菌培养。由于受到血液中细胞的影响－直接从血液中分离细菌比较困难。通常将血液先在血液增菌培养基中增菌培养后再行分离。为了满足病原菌的生长要求，最好选用胰大豆陈肉汤作基础，添加生长因子如 V、X 因子等。为了有效抵抗血液中残存的抗菌物质，选用聚茴香磺酸钠作为抗凝剂，添加对二甲氨基苯甲酸拮抗磺胺类物质、硫酸镁拮抗抗生素等；必要时添加青霉素酶。接种了血液的标本瓶应尽快放入 35℃ 孵育箱，并加以缓慢摇动促进生长。最好使用自动化培养仪可以缩短阳性报警时间。人工观察时必须每天观察一次。有阳性报警或人工观察有可疑细菌生长现象，必须尽快涂片染色检查，报告细菌的形态和染色性，同时将标本转种至固体培养基上进行分离。培养瓶人工观察三天未见细菌生长也应转种一次。培养瓶孵育 7 天后仍未见生长，应再次转种，确认无菌生长后报告"血液需氧细菌培养 7 天未见细菌生长"。

为了有效分离培养瓶中的细菌，根据涂片检查的结果应转种血平板、巧克力（色）平板、SS 平板、EMB 平板等多种平板，并分别放置需氧环境、5%CO_2 环境中 35℃ 孵育。最好同时进行厌氧菌的检查，将抽出的血液标本排出空气后立即注入厌氧培养瓶中。如有可疑生长情况，立即接种预还原的厌氧血平板，放入厌氧环境 35℃ 孵育 48 小时，同时接种血平板放入需氧环境孵育。如果厌氧血平板上生长，而需氧环境中没有生长，则报告"厌氧菌生长"。

（二）呼吸道分泌物

需要接种血平板、流感嗜血杆菌选择性平板、EMB 平板或麦康凯平板，必要时增加沙保弱琼脂或念珠菌显色平板。检查百日咳鲍特菌应将标本直接接种在鲍－金（Border-Gengou）平板上；白喉棒状杆菌应直接接种吕氏血清斜面或鸡蛋培养基，同时接种亚碲酸钾血平板；脑膜炎奈瑟菌带菌者的检查，应将鼻咽拭子 35℃ 保温运送，尽快接种在 35℃ 预温的卵黄双抗平板上，置 3% ~ 5%CO_2 环境中 24 小时后观察菌落生长情况。对化脓性 A 群链球菌的分离，可以使用血平板，在标本接种原始区贴一张 0.04 U 的杆菌肽纸片作为 A 群链球菌存在的指示。

由于上呼吸道正常菌群的存在，需要观察血平板细菌的生长情况。如为上呼吸道的正常菌群，且比例大致正常，则报告"未检出致病菌"；如果某一种菌群明显占多数或接近纯培养，应考虑该菌与疾病有关，鉴定后报告。有时采用半定量计数的方式报告，表示菌群中某种细菌所占的比例，作为诊断时参考。

（三）粪便

怀疑细菌性痢疾或伤寒的急性期患者取粪便标本或肛门（直肠）拭子直接接种肠道强选择性培养基（SS 琼脂、木糖赖氨酸去氧胆酸钠琼脂）和弱选择性培养基（如 Mac Conkey、EMB、中国蓝琼脂）平板各 1 个，35℃需氧培养 18 ～ 24 小时。这些培养基以乳糖作为指示，肠道致病菌一般不发酵乳糖，因此不发酵乳糖的无色菌落即为可疑致病菌菌落。病原携带者的检查，可将粪便标本接种于 GN 增菌液（适用于沙门菌属和志贺菌属）和亚硒酸盐或四硫磺酸盐增菌液（适用于沙门菌属）35℃孵育 18 ～ 24 小时后，将 GN 增菌液转种于肠道强选择性培养基，而亚硒酸盐或四硫磺酸盐增菌液接种于弱选择性培养基上，35℃需氧培养 18 ～ 24 小时。

可疑霍乱患者，取"米泔水"样便或已接种于保存液中的粪便标本 0.5 ～ 1 mL，或肛门（直肠）拭子接种子碱性蛋白胨水中进行 35℃增菌，同时接种 TCBS 琼脂平板或含糖双洗平板、庆大霉素琼脂平板、4 号琼脂平板。碱性蛋白胨水增菌管培养 6 小时后，取增菌液表层菌膜移种于上述平板中进行分离培养，同时取增菌液作革兰氏涂片染色和悬滴法动力试验及制动试验，阳性者及时报告。

怀疑副溶血性弧菌感染，取可疑粪便（或可疑食物）接种于副溶血性弧菌增菌液中，同时划线接种于副溶血性弧菌选择性平板和 SS 平板上，35℃ 18 ～ 24 小时培养后观察菌落生长。副溶血性弧菌增菌管孵育 16 ～ 18 小时后移至上述平板中 35℃ 18 ～ 24 小时培养后观察菌落生长。

引起肠道致病的大肠埃希菌有 5 型：肠致病性大肠埃希菌（EPEC）、肠侵袭性大肠埃希菌（EIEC）、肠毒素性大肠埃希菌（ETEC）、肠出血性大肠埃希菌（EHEC）和肠凝聚性大肠埃希菌（EIEC）。取可疑粪便标本接种在中国蓝平板（或 Mac Conkey 平板或 EMB 平板），35℃ 18 ～ 24 小时，挑取 5 ～ 10 个乳糖发酵菌落，确认为大肠埃希菌，用 EPEC、EIEC 的多价抗血清进行凝集。疑为 ETEC 则采用改良 Elke 法测定 LT，用乳鼠灌胃试验测定 ST。对怀疑 EHEC 感染的患者标本，应接种在山梨醇麦康凯琼脂平板，挑选山梨醇不发酵的菌落，用抗血清鉴定血清型。

怀疑小肠结肠炎耶尔森菌感染，将可疑粪便同时接种于新耶尔森菌选择培养基（NYE）、Mac Conkey 及 SS 琼脂平板，35℃ 48 小时后选择无色、透明或半透明、较小菌落进一步鉴定。带菌者可将粪便或肛拭子接种于 1/15 mol/L pH 7.4 ～ 7.8 的 PBS 中，在 4℃进行冷增菌，在第 7 天、14 天和 21 天取增菌液分别接种上述平板培养分离和鉴定。

疑为空肠弯曲菌感染，取可疑粪便或在 Cary-Blair 运送培养基中的粪便标本接种于 Camp-BAP 血琼脂或 Skirrow 血琼脂，或接种于 CEM 增菌液在微需氧环境下培养 18 ～ 24 小时后接种上述平板，在微需氧环境下培养 42 ～ 48 小时后，观察平板菌落生长情况。

（四）尿液

为了区别污染菌和病原菌，采用倾注培养法和定量接种法进行尿液菌落计数。一般认为中段尿液中的菌落数 >10^6 cfu/mL 为真性细菌尿，<10^4 cfu/mL 可能为污染菌，（10^4 ～ 10^5）cfu/mL 为可疑阳性需重新复查，如仍为同样结果，则应视为病原菌。尿量、尿液在膀胱中停留的时间及使用利尿剂等会影响尿液菌落计数的结果。普通尿液培养一般接种血平板和 EMB（或 Mac Conkey 平板）或 CLED 平板。需氧环境培养 18 ～ 24 小时后，根据菌落计数结果确定病原菌，再根据细菌特性进行鉴定。

尿液中细菌 L 型较为常见，特别是在使用了抗细胞壁类抗菌药物后。可同时接种细菌 L 型平板，置 5% ～ 10% CO_2 环境培养。硝酸盐还原法、氯化三苯四氮唑（TTC）还原法、尿中抗体包被细菌法和产色培养基法等方法可以快速提示尿液细菌感染的存在。

（五）脑脊液

收到脑脊液标本后应立即接种在 35℃预保温的血平板和巧克力平板上。床边接种时直接将脑脊液滴入上述平板中。置 5% ～ 10% CO_2 环境 35℃培养 18 ～ 24 小时，观察菌落生长情况，根据菌落特征和涂片染色结果进行进一步鉴定。脑脊液标本一般经 3 天培养仍未见细菌生长，可报告"经 3 天培养无细菌生长"。

五、病原菌的鉴定

根据分离培养基平板上的细菌菌落特征，将病原体鉴定到种的水平，有时需要鉴定亚型或血清型。病原菌的鉴定主要有以下内容：

（一）分离平板上的菌落特征

菌落大小、颜色、菌落类型（光滑或粗糙）、透明度、边缘情况等，平板上的特征如溶血、迁徙等，选择性平板上的特征性反应如乳糖发酵情况等。

（二）细菌染色性及形态特征

革兰氏染色阳性、阴性，球菌、杆菌等。

（三）细菌的生理生化反应结果

细菌的营养、气体、温度等生长要求；各种碳水化合物的代谢试验，蛋白质和氨基酸代谢试验，碳源和氮源利用试验，各种酶类试验，抑菌试验等。

（四）细菌产生的特异毒素测定

如白喉毒素、ETEC 的肠毒素（LT、ST）测定、金黄色葡萄球菌肠毒素等。

（五）细菌抗原型别测定

用特异分型血清进行鉴定如沙门菌属的分型鉴定。

（六）动物感染性试验

将可疑病原菌感染敏感动物，观察动物发病情况以及从感染动物体内分离病原菌。

六、检测细菌的特异性抗原及抗体

（一）抗原检测

利用各种检测抗原的敏感方法，如对流免疫电泳、放射免疫、酶联免疫、胶乳凝集以及胶体金标记等方法，直接从患者标本中检测细菌抗原作快速诊断。如在细菌性脑膜炎中，利用特异性抗体包被胶乳颗粒，检测脑脊液中可能存在的肺炎链球菌、脑膜炎奈瑟菌等细菌的抗原，特异性好，敏感性高。检测抗原的方法可以在抗菌药物使用后，细菌生长被抑制，此时培养方法不能检出细菌，但仍可在短期内检出抗原的存在，从而有助于明确病因。

（二）抗体检测

在某些细菌感染性疾病（如梅毒、军团菌病等），当出现临床症状时病原体仅短时间内存在或分离病原体较为困难；或由于细菌感染后出现了超敏反应（如溶血性链球菌、耶尔森菌、衣原体等感染后的关节炎等），出现临床症状时不太可能分离到病原菌。此时可通过抗体检测来确定诊断。人体受病原菌感染后，经一定时间的免疫应答产生抗体，抗体的量随病原菌感染过程而增多，表现为抗体滴度升高，是人体与病原体之间的急性相互反应的结果。因此用已知的细菌或抗原检测患者体液（主要为血清）中有无相应抗体及抗体量的动态变化，可辅助诊断。一般采用血清进行试验，故又称为血清学试验。

血清学试验通常测定血清中抗体的滴度。所谓滴度是抗体的半定量测定，是指能检测到抗原抗体反应的最高血清稀释度。不同的测定方法有不同的敏感性，因此测定的滴度也会不同，不具有可比性。正常人如已经受过某些病原菌隐性感染或近期进行过预防接种，血清中可能含有对该种病原菌的一定量的抗体，因此必须有抗体滴度升高或随病程递增才有参考价值，可作为间接检测病原体的筛选试验。例如检查伤寒患者血清中抗体的试验称为肥达试验（Widal test），即将患者血清稀释后，与伤寒、副伤寒菌抗原在试管中做凝集反应。根据最高血清稀释度仍有明显凝集的血清抗体滴度，结合患者具体情况作为诊断。大多数血清学试验的诊断需取患者双份血清，即一份在疾病的急性期，另一份在恢复期（一般为病程的第 2～6 周后），当抗体滴度升高 4 倍以上有诊断价值。此外补体结合试验和间接凝血试验也是常用的方法，这些方法不能区分 IgM 和 IgG，单份血清测定的结果对于判断急性或既往感染的存在和持续时间、是否早期感染的作用有限，主要为恢复期的回顾性诊断。这些试验的结果也不能用于评价机体对某种病原体的免疫状况。检测结果阴性不能排除急性感染的存在。

免疫学技术如荧光免疫、酶联免疫、放射免疫和发光免疫技术可以检测某些细菌特异性 IgM、IgG 和 IgA 抗体，在机体对感染的初始免疫应答中，特异性 IgM 是最早出现的，在 2～3 周后达到峰值，持续 2～3 个月后下降；特异性 IgG 常在感染后 2～3 周开始上升，数周后达到高峰，可长期甚至终身存在体内。如果在病原体感染后 5～7 天采样，而患者也没有免疫抑制或缺陷，则阴性结果提示不存在特异性抗体，可以排除该病原体的感染。在单份样品中检出特异性 IgM 或 IgA 表明存在急性感染或近期消退的感染。在胎儿和新生儿中检出特异性 IgM 提示宫内感染或围生期感染。偶然在重复感染时不出现 IgM 升高。在单份样本中检出特异性 IgG 表明机体接触过相应的病原菌，其滴度高低可以评价免疫状况和免疫保护水平。连续检测发现 IgG 滴度持续升高，表明急性感染或外源性、内源性重复感染存在。持续存在高滴度的 IgG 表明过去发生感染持续至今或已消退的过去感染。此外，在检测抗体时至少应有怀疑可能致病细菌的线索方可采用相应抗原，否则就无从选择做何种血清学试验。有些患者因早期使用抗生素治疗，细菌在体内繁殖不多，患者可不产生抗体，因而并非每一患者均有抗体滴度升高的现象。然而当病原菌不能被检出时，有些患者仍可通过血清抗体滴度的升高予以诊断。

七、检测细菌遗传物质

通过检测病原体遗传物质来确认病原体也许是检查病原体最为直接快速的方法。目前比较成熟的技术包括基因探针技术和 PCR 技术。但对检出的结果需要谨慎对待，结果的解释需要有临床症状的支持，特别是在有正常菌群寄居的部位检出的结果。

（一）基因探针技术

用标记物标记细菌染色体或质粒 DNA 上的特异性片段制备成细菌探针，待检标本经过短时间培养后，经过点膜、裂解变性、预杂交和杂交后，利用探针上标记物发出的信号可以知道杂交结果并判断病原体的性质。

（二）聚合酶链式反应（PCR）

这是二十世纪八十年代末发展起来的一项技术，针对病原体的特异基因设计特异引物，细菌标本（不经培养或培养后）经过简单裂解、变性，就可在反应缓冲液中进行扩增反应，在 PCR 仪经过 25～30 个循环，通过琼脂糖电泳即可观察扩增结果，检出病原体。现在已通过实时荧光定量技术可以对标本中病原体的基因数量进行定量分析，提高了检测的灵敏度和可靠性。尤其适用于那些培养时间较长的病原菌的检查，如结核分枝杆菌、支原体等。PCR 高度的敏感性使该技术在病原体诊断过程中极易出现假阳性，避免污染是提高 PCR 诊断准确性的关键环节。

第三节 病毒感染性疾病的检验诊断

病毒性疾病检验诊断应首先根据临床特征和流行病学资料，初步判断可能感染的病毒。然后根据可疑病毒的生物学特点、机体免疫应答和临床过程，结合患者当前所处的时机，确定检验诊断的方法。有些病毒感染潜伏期较短，发病时机体免疫系统尚未完全应答，没有抗体产生，因此可选择测定病毒颗粒、病毒抗原或病毒核酸。对于潜伏期超过 10 天的病毒感染，可检测特异性的 IgM 抗体来进行早期快速诊断、区别初次和再次感染。对可在机体内形成持续感染或潜伏感染的病毒，可检测急性期和恢复期双份血清的 IgG 抗体滴度有无 4 倍以上升高，或直接检测病毒核酸。对原因不明，可能有新病毒感染时，应采集相应部位的标本进行病毒分离，同时应采取双份血清以确认分离的病毒为病原病毒。对同一症状可由多种病毒引起的情况，应同时检测几种相关病毒的病毒颗粒、抗原或抗体，对由多个型别组成的病毒可测定它们的共同抗原。病毒感染的实验室检查包括病毒分离与鉴定、病毒核酸与抗原的直接检出以及特异性抗体的检测。

一、标本的采集与送检

临床医师根据流行病学资料，疾病的症状与体征综合判断可能为何种病毒感染，留取适宜的标本送检。实验结果对诊断病毒感染的价值，很大程度上取决于标本的采集和处理的方式是否恰当。正确采集标本，及时运送和处理，是极为重要的。

（一）采集标本的时间

尽可能在发病的初期，急性期或患者入院的当天进行。疾病后期由于机体产生免疫力，开始清除病毒，使病毒数量减少或消失，不易检出。

（二）标本种类的选择

根据临床感染的症状及流行病学资料，判断可能感染病毒种类，选择相应部位采取标本。处理标本时要考虑病毒的生物学特性，如有包膜病毒冻融易被灭活。某些病毒如麻疹病毒吸附在白细胞上，为了有效分离病毒，血液标本应加抗凝剂。

1. 心脏疾病

可采取咽拭子、粪便、心脏组织或心包液标本。分离相关的肠道病毒，包括埃可病毒、柯萨奇 A 组和 B 组病毒，也可采取血液标本进行血清学诊断。

2. 中枢神经系统感染

可采取咽拭子、粪便标本、脑脊液标本进行肠道病毒的分离；采取咽拭子、脑膜组织分离单纯疱疹病毒，亦可采取脑脊液进行 PCR 检查；采取咽拭子，尿液、脑脊液或唾液标本用于分离腮腺炎病毒。另外，虫媒病毒、人类免疫缺陷病毒、麻疹病毒、狂犬病毒等也可引起中枢神经系统的感染，可通过血清学或测定抗原、核酸来诊断。应在入院时采取第 1 次血标本 5～10 mL，第 2 次在 2～3 周后或出院前采取，用于双份血清学诊断。

3. 先天或新生儿感染

采取咽拭子、尿液分离人类巨细胞病毒，血清学方法测定 IgM 有助于诊断；采取咽拭子、皮肤、尿液、脑脊液、粪便或直肠拭子分离肠道病毒；采用喉拭子、皮损、尿液标本分离 HSV，脑脊液标本用于 PCR 测定，皮损标本亦可用直接荧光抗体测定，测定血清中 IgM 有助于诊断。采集咽拭子、皮损等标本用于分离带状疱疹病毒。HBV、HIV 和微小病毒 B_{19} 也可引起宫内感染，可以进行血清学诊断。

4. 胃、肠道疾病

采取粪便标本或直肠拭子用于腺病毒 40/41 和轮状病毒的分离。

5. 呼吸道感染

采取咽拭子，分离腺病毒、肠道病毒、流行性感冒病毒、副流感病毒、呼吸道病毒、鼻病毒等。

（三）常见标本的采集方法

1. 血液

以无菌操作抽取抗凝血 10 mL。抗凝剂可选用 100 U/mL 肝素钠，常用于分离 CMV 和 HSV，亦可用于虫媒病毒、EBV、HIV-1 及新生儿肠道病毒的分离；如欲进行 PCR 检测核酸，则需使用 EDTA 抗凝；为了血清学检查的需要，应抽取另一管 5 mL 血液，不抗凝送检。

2. 脑脊液

以无菌手续抽取脑脊液 1～2 mL，置无菌试管内，在冰浴中应立即送检。在 4℃ 可存放 72 小时。常用于分离柯萨奇病毒、ECHO 病毒、肠道病毒、腮腺炎病毒等。

3. 宫颈或阴道拭子

采取病灶部位分泌物，将拭子置运送液中；如无病损部位，则清理宫颈口黏液，将拭子伸入宫颈约 1 cm 停留 5 秒以上取出，置运送液中 4℃ 冰浴立即送检。常用于 HSV、CMV 的分离。

4. 粪便标本

取 2～4 g 粪便标本在无菌的容器中，加 8～10 mL 运送液立即送检，常用于腺病毒、肠道病毒的分离，亦用于轮状病毒的分离及抗原检测。

5. 含漱液

可用无菌生理盐水，让患者含漱几次取得，与运送液等量混合。用于分离流感病毒、副流感病毒、鼻病毒、RSV 等。

6. 咽拭子

使用压舌板充分暴露，避免唾液污染，用生理盐水湿润的拭子涂抹咽喉部表面，置运送液中。常用于分离腺病毒、CMV、肠道病毒、HSV、流感病毒等。

7. 尿道拭子及尿液标本

尿道拭子伸入尿道 4 cm 轻轻转动 2 ～ 3 次，以获得较多的上皮细胞，取出后置运送液中，常用于分离 CMV 和 HSV。

8. 尸检标本

应在死亡后尽早采取，采集各种器官时要分开使用器械和容器。已用福尔马林固定或石蜡已包埋的组织块可用于免疫组化、核酸杂交和 PCR 检测。

（四）标本的运送和保存

病毒的抵抗力通常较弱，在室温中容易灭活，因此用于分离培养病毒的标本要尽快送到实验室处理和接种。如不能及时送检，可在 4℃环境下冷藏数小时。如需较长时间保存则应放置 -70℃。放置 -20℃，病毒容易灭活。在冻存液中需加入甘油或二甲亚砜（dimethyl sulfoxide，DMSO）等作保护，防止反复冻融使病毒灭活。

为了预防标本在运送过程中干涸，保持病毒的原始特征，防止标本中污染的细菌过度生长，通常使用病毒运送培养基。许多病毒运送培养基（virus transport media，VTM）配方都以 Eagle's 液或 Hank's 盐平衡溶液为基础添加灭活的小牛血清或牛血清白蛋白。为了有效抑制细菌生长通常在 VTM 中加入抗生素如青霉素 100 U/mL 和链霉素 100 μg/mL，为了抑制真菌的生长加入 2.5 μg/mL 两性霉素 B 或 40 μg/mL 制霉菌素。

检测特异性抗体需要采取急性期与恢复期双份血清，第一份尽可能在发病后立即采取，第二份在发病后 2 ～ 3 周采取。血清标本放 -20℃保存，试验前血清标本以 56℃ 30 min 处理去除非特异性物质及补体。无菌性脑炎患者也可取脑脊液检测特异性 IgM。

二、病毒的分离与鉴定

（一）病毒的分离

病毒分离的一般程序是：采集标本→杀灭杂菌（青、链霉素）→接种易感的动物或鸡胚、细胞培养→出现病变或死亡→鉴定病毒种型（血清学方法）。

无菌标本（脑脊液、血液、血浆、血清）可直接接种细胞、动物、鸡胚；无菌组织块经培养液洗涤后制成 10% ～ 20% 悬液离心后，取上清接种；含漱液、粪便、尿、感染组织或昆虫等污染标本在接种前先用抗生素处理，杀死杂菌。

1. 细胞培养

用分散的活细胞培养称细胞培养（cell culture）。所用培养液是含血清（通常为胎牛血清）、葡萄糖、氨基酸、维生素的平衡溶液，pH7.2 ～ 7.4。细胞培养包括原代细胞培养、二倍体细胞培养和传代细胞培养等。

（1）原代细胞培养（primary cell culture）：用胰蛋白酶将人胚（或动物）组织分散成单细胞，加一定培养液，37℃孵育 1 ～ 2 天后逐渐在培养瓶底部长成单层细胞即原代细胞，如人胚肾细胞、兔肾细胞。因原代细胞不能持续传代培养，通常不用于检验诊断。

（2）二倍体细胞培养（diploid cell culture）：原代细胞只能传 2 ～ 3 代细胞就退化，但少数细胞能继续传代并保持染色体数为二倍体，称为二倍体细胞。二倍体细胞生长迅速，并可传 40 ～ 50 代。通常是胚胎组织的成纤维细胞（如 WI-38 细胞系）。目前多用二倍体细胞系制备病毒疫苗，也用于病毒的实验室诊断工作。

（3）传代细胞培养（continous cell culture）：通常是由癌细胞或二倍体细胞突变而来（如 Hela、Hep-2、Vero 细胞系等），染色体数为非整倍体，细胞生长迅速，可无限传代，在液氮中能长期保存。目前广泛用于病毒的实验室诊断工作，根据病毒对细胞的亲嗜性，选择敏感的细胞系使用。

此外，淋巴细胞培养也应用在病毒的研究和诊断中，如 HIV 病毒的研究。

2. 动物接种

这是最原始的病毒分离培养方法。常用小白鼠、豚鼠、家兔、猴及猩猩等。根据各病毒对组织的亲嗜性选择接种途径，可接种鼻内、皮内、脑内、皮下、腹腔或静脉等，例如嗜神经病毒（脑炎病毒）接种鼠脑内，柯萨奇病毒接种乳鼠（一周龄）腹腔或脑内。接种后逐日观察实验动物发病情况，如有死亡，则取病变组织剪碎，研磨均匀，制成悬液，接种细胞培养或继续接种动物传代，并作鉴定。动物接种可受到动物机体的影响，如动物已受到过某种病原体的感染已经出现抵抗力，导致接种的病原体不出现阳性反应。

3. 鸡胚培养

受精孵化的活鸡胚是一个完整的动物体，用于培养病毒比用动物更加经济简便。根据病毒的特性可分别接种在鸡胚绒毛尿囊膜、尿囊腔、羊膜腔、卵黄囊接种，常用于流感病毒及腮腺炎病毒等的分离培养。但很多病毒不适合在鸡胚中生长。

（二）分离病毒的鉴定

1. 病毒在细胞内增殖的指征

（1）细胞致病作用：病毒在细胞内增殖引起细胞退行性变，表现为细胞皱缩、变圆、出现空泡、死亡和脱落的现象称为细胞致病作用（cytopathogenic effect，CPE）。某些病毒在普通光学倒置显微镜下可观察到特征性的 CPE，结合临床表现可做出早期性诊断。结合特异性抗体免疫荧光（IF）法在荧光显微镜下可见细胞内的病毒或抗原可被荧光素标记的特异性抗体着色呈现斑点状黄绿色荧光。用于鉴定病毒具有快速、特异的优点。

（2）红细胞吸附现象：某些病毒如流感病毒和某些副黏病毒感染细胞后 24～48 小时，在细胞膜上出现病毒的血凝素，能吸附豚鼠、鸡等动物及人的红细胞，出现红细胞吸附现象（hemadsorption phenomenon）。

若加入相应的抗血清，中和病毒血凝素后，再加入红细胞则不出现红细胞吸附现象，称为红细胞吸附抑制试验。这一现象不仅可作为这类病毒增殖的指征，还可作为初步鉴定的依据。

（3）干扰现象：当两种病毒同时或先后感染同一细胞时，可发生一种病毒干扰另一种病毒在该细胞中的增殖，这种现象叫干扰现象（interference phenomenon）。前者为不产生 CPE 的病毒（如风疹病毒）但能干扰以后进入的病毒（如 ECHO 病毒）增殖，使后者进入宿主细胞不再产生 CPE。

2. 病毒感染性的定量测定

（1）空斑形成单位测定：这是一种测定病毒感染数量较为准确的方法。将适当浓度的病毒悬液接种到生长单层细胞的培养瓶中。当病毒在细胞内复制增殖后，每一个感染性病毒颗粒在单层细胞中产生一个局限性的感染细胞病灶，病灶逐渐扩大，若用中性红等活性染料着色，在红色的背景中可见没有着色的"空斑"。由于每个空斑由单个病毒颗粒复制形成，所以病毒悬液的滴度可以用每毫升空斑形成单位（plaque-forming unit，PFU）来表示。该方法仅适用于能产生 CPE 效应的病毒。

（2）50% 致死量（LD_{50}）或 50% 组织细胞感染量（$TCID_{50}$）的测定：本法可估计所含病毒的感染量，是指病毒感染细胞或组织后引起 50% 发生死亡或病变的最小病毒量。方法是将病毒悬液作 10 倍连续稀释，感染鸡胚、易感动物或组织细胞培养，经一定时间后，观察细胞或鸡胚病变，或易感动物发病而死亡等情况，经统计学方法计算出 50% 致死量或 50% 组织细胞感染量，可获得比较准确的病毒感染性滴度。

3. 病毒形态与结构的观察

病毒悬液经高度浓缩和纯化后，借助磷钨酸负染及电子显微镜可直接观察到病毒颗粒，根据大小、形态可初步判断病毒属那一科。还可用分子生物学技术分析病毒核酸组成、基因组织构成、序列同源性比较加以鉴定。

4. 血清学鉴定

用已知的诊断血清来鉴定。补体结合试验可鉴定病毒科属；中和试验或血凝抑制试验可鉴定病毒种、型及亚型。

三、病毒核酸及抗原的直接检出

病毒的核酸携带了病毒的全部遗传信息。无论病毒是以前病毒的形式，还是完整病毒体，在细胞内或游离于细胞外，只要有完整的特异基因核酸存在，检测病毒特异基因就可以确认有病毒的存在。常用的诊断技术有以下几种：

（一）病毒核酸的直接检出

1. 探针杂交法

（1）斑点杂交法和固相杂交技术：将待测的 DNA 或 RNA 直接点在杂交滤膜上，变性后，用地高辛、生物素等标记的核酸探针进行杂交。然后采用酶反应或酶免疫技术进行检测，已被越来越多的实验室广泛使用。固相杂交技术将核酸探针进行修饰后，包被在固相材料微孔板中，加入待测的核酸序列和标记的指示探针在微孔板的杂交液中，进行杂交，洗涤后，用酶免疫技术进行检测。或将核酸探针包被于微小粒磁珠表面，悬浮于杂交液中。与待测的核酸序列及标记的指示探针进行杂交。用磁珠分离技术分离结合有杂交体的磁珠，进行检测。

（2）原位杂交技术：将细胞固定后，在不破坏细胞结构的前提下，在细胞原位释放暴露 DNA 或 RNA，加入标记的特异核酸探针，进行杂交显色后，可以显示特定的杂交探针在细胞内的位置和核酸的数量。直接观察待测核酸在细胞内的分布状态与细胞染色体的关系，是核酸杂交技术结合细胞学技术的一种特殊检测技术。

（3）Southern 印迹和 Northern 印迹法：Southern 印迹法用于 DNA 的杂交。将 DNA 提取后，直接或经限制性内切酶切割后，在琼脂糖电泳中使 DNA 按分子量大小分开，然后将琼脂糖凝胶中的 DNA 转膜至硝酸纤维膜上，用标记探针进行杂交。可以观察病毒 DNA 的片段大小及限制性内切酶切片断长度多态性分析。Northern 印迹法用于 RNA 杂交分析。将琼脂糖电泳后的 RNA 转膜至 DBM 膜上，用标记探针进行杂交。

2. 聚合酶链式反应（PCR）

选择病毒的特异、保守片段作为靶序列进行引物设计和扩增可诊断病毒性感染。选择病毒的易变区，结合 RFLP，测序等技术可以对病毒进行分型和突变的研究。DNA 病毒可直接进行 PCR 扩增其特异片段。

RNA 病毒可通过 RT-PCR 技术，将 RNA 反转录为 cDNA，再进行 PCR 扩增，常结合巢式 PCR（nest-PCR）技术进行二次扩增，提高了反应的灵敏度和特异性。

3. 定量 PCR 技术

PCR 技术是以指数方式对靶基因进行扩增。采用内标准对扩增的产物进行原始标本定量，对病毒感染的诊断起到了量化的作用，如对 HBV-DNA 的定量测定可以观察抗病毒治疗的效果；对 HIV 的定量测定可以指导抗病毒治疗方案的制定等。同时，对研究病毒和机体之间的关系提供了参考。

4. 病毒核酸的直接检测

有些病毒如轮状病毒的核酸具有典型的分节段特点。可以从标本中直接提取轮状病毒的核酸。通过琼脂糖凝胶电泳，观察其特有的 11 个节段的存在分布情况，进行诊断。

（二）直接检测病毒抗原

1. 免疫荧光技术

根据标记的方式不同分为直接和间接免疫荧光技术。直接免疫荧光技术是用荧光素直接标记特异性抗体，检测病毒抗原；间接免疫荧光技术是先用特异性抗体与标本中抗原结合，再用荧光素标记的二抗与特异性抗体结合，从而间接识别抗原，具有放大作用。通过荧光抗体染色在荧光显微镜下检测咽喉脱落细胞中呼吸道合胞病毒、流感及副流感病毒抗原；取病灶刮片或脑活检标本，检测单纯疱疹病毒抗原；取尿沉渣检测巨细胞病毒抗原等。由于单克隆抗体的广泛使用，检测的灵敏度和准确性明显提高。

2. 免疫酶法

原理与应用范围与免疫荧光技术相同，用酶（通常是过氧化物酶）取代荧光素标记抗体，酶催化底物形成有色产物，不需荧光显微镜，在普通光学显微镜下清晰可见。

3. 放射免疫测定法

有竞争法和固相法两种方法。用于测定粪便中甲肝病毒、轮状病毒抗原及血液中乙肝病毒抗原。由于放射线的问题，目前已大部分被发光免疫分析技术所替代。

4. 酶联免疫吸附试验

先将特异性抗体包被（吸附）到塑料微培板孔中以捕捉标本中相应抗原，然后加入酶标特异性抗体，相应抗原被央在抗体之间，当加入酶的底物后显色，显色程度直接反映了标本中病毒抗原的存在。由于技术误差较大，不适用于定量分析。

此外，对难以分离培养，形态特殊且病毒数量较多的标本，可用电镜或免疫电镜法直接观察，是一种快速诊断与鉴定病毒的方法，如轮状病毒、乙肝病毒。

四、特异性抗体的检测

病毒感染后通常诱发针对病毒一种或多种抗原的免疫应答，特异性抗体滴度升高或 IgM 抗体出现有辅助临床诊断的价值。可用补体结合试验测定补体结合抗体，中和试验测定血清的中和抗体。诊断病毒性疾病时，须取患者双份血清同时做对比试验，恢复期血清的抗体滴度必须超过病初血清 4 倍以上，才能确诊。病毒中和抗体的特异性高，持续时间久，以往受显性或隐性感染后，血中可长期存在中和抗体，所以适用于流行病学调查或人群免疫水平研究，但因试验方法繁杂，一般不作常规使用。血凝抑制试验测定血凝素抗体，若双份血清有 ≥ 4 倍以上滴度增高，也可用于诊断具有血凝素的病毒感染如流感病毒、副流感病毒、腮腺炎病毒、脑炎病毒等，用于流行病学调查等。

特异性 IgM 出现于病毒感染的早期或病毒感染的活动期，因此可从急性期患者单份血清中检出特异性 IgM，这是病毒感染实验室早期诊断的可靠方法，现已广泛用于病毒感染的早期诊断，如测定甲型肝炎病毒感染后的抗甲型肝炎病毒 IgM 抗体可以明确诊断。因 IgM 不能通过胎盘，新生儿血清中发现抗病毒 IgM 提示为宫内感染。

五、病毒检验的结果评价

通过实验手段，从标本中获得有关病毒感染的证据，从而确定病毒感染和临床疾病之间的因果关系，是病毒检验诊断的目标。通过分离和鉴定获得致病性病毒，发现病毒感染的特异性改变，如机体内产生特异性抗体、细胞内包涵体的形成等，即说明有病毒感染的存在。由于各种病毒感染在不同机体内导致的结局差别很大，因此感染病毒的临床意义必须结合流行病学资料、临床表现、病毒种类及机体的病理变化作综合分析才能判定。

对于一些引起急性感染性疾病的病毒而言，在疾病流行季节从人体内各种组织、脑脊液、血液、水疱液中分离到的病毒的致病特征，与患者的临床特征相符时，可作出病原学诊断；或患者急性期和恢复期双份血清中相应的特异性抗体滴度有 4 倍以上的升高，也可得出病原学诊断，如乙型流行性脑炎病毒、出血热病毒等。从呼吸道分离到的流行性感冒病毒、副流感病毒、麻疹病毒、腮腺炎病毒和呼吸道合胞病毒等病毒，由于感染后通常都为急性发病，很少有无症状携带者和长期排毒现象，因而具有临床诊断意义。

巨细胞病毒、肠道病毒、单纯疱疹病毒、腺病毒等病毒，虽然分离到了病毒，但与临床症状并不一定密切相关，则需考虑健康带毒、隐性感染、混合感染和持续感染状态等情况。可寻求血清学特异性抗体滴度是否升高来帮助诊断。

临床上疑为病毒感染，而分离培养阴性，在确认标本采集正确、无污染，并采用了敏感的细胞株，而且通过可靠的识别方法确认无病毒存在，则可排除可疑病毒感染的可能性。如果可疑病毒为无法培养或难以分离的病毒，则不能排除感染的可能性，可采用血清学检查特异性抗体以助诊断。

急性期和恢复期双份血清的总抗体滴度如有 4 倍以上的升高，有助于明确诊断，但不适合于早期诊断。IgM 抗体的测定有助于早期诊断，但在感染的早期机体产生 IgM 有明显的个体差异，如腮腺炎患者发病三日内有部分患者血清中无特异性 IgM 抗体；仅有 45% 的风疹患者在出疹后第一天特异性 IgM 抗体阳性。此外，有少数患者产生的特异性 IgM 抗体可持续 1 ~ 2 年。在评价 IgM 抗体检查的可靠性方面需引起注意。免疫缺陷的患者、局部感染、多种血清型病毒引起的感染，特异性抗体检查可能为阴性。

分子生物学诊断是通过测定病毒核酸而实现的，利用 southern 杂交可根据病毒核酸分子量的大小观察整合型和游离型病毒。PCR 方法有极高的灵敏度，但仍然有假阳性。另外检出病毒核酸并不等于检出具有传染性的病毒颗粒，其临床意义有待进一步确认。

微信扫码
◆临床科研
◆医学前沿
◆临床资讯
◆临床笔记

第一节　流行性脑脊髓膜炎

流行性脑脊髓膜炎简称流脑，是由脑膜炎奈瑟菌引起的经呼吸道传播的一种化脓性脑膜炎。主要临床表现为高热、头痛、呕吐、皮肤、黏膜瘀点及脑膜刺激征，严重者可发生感染性休克及脑实质损害。本病遍及世界各地，冬春季多见，儿童发病率高。

一、病原学

病原体为脑膜炎双球菌，属奈瑟菌属，显微镜下可见到呈肾形，直径为 $0.6 \sim 1.0 \mu m$，多成对排列，有荚膜，为革兰氏染色阴性的双球菌。在患者鼻咽部、血液、脑脊液、皮肤瘀斑中均可发现，也可从带菌者鼻咽部分离。本菌在普通培养基上不易生长，用血液或巧克力培养基在 $5\% \sim 10\%$ 的二氧化碳浓度下生长旺盛。本菌仅存在于人体，体外生活力低，对干燥、湿热、寒冷及一般消毒剂极为敏感。在体外低于25℃或高于50℃的环境中均易死亡。此菌能产生自溶酶，菌体释放的内毒素为其致病的重要因素，因此采集标本后应保温，立即送检或在床边直接接种。

细菌表面的荚膜多糖有很强的群特异性和抗原性，是细菌分群的物质基础，根据荚膜多糖抗原的不同分为 A、B、C、D、29E、W135、X、Y、Z 等13群。不同群致病力不同：C 群最强，Y 群最弱；所引起的流行范围大小也不同。人群中致病菌群也在不断变化，多数由 A、B、C 群引起。我国流行菌群仍以 A 群为主。

自1985年全面对易感儿童注射国产 A 群脑膜炎双球菌多糖菌苗以来，A 群发病率逐年下降，B 群感染有逐年上升趋势。由于广泛使用磺胺药治疗、预防本病，世界各地出现了耐磺胺株。国内报道 A 群耐药株占 $10\% \sim 20\%$。

二、流行病学

（一）传染源

带菌者和患者是本病传染源。感染后细菌寄生于鼻咽部黏膜上，不引起症状，所以对于易感人群带菌者是更重要的传染源。当人群带菌率超过20%本病就有流行的可能，流行期间人群带菌率可高达50%以上。

患者从潜伏期末至发病后10天均具有传染性。因典型患者为数较少，且易于发现和隔离治疗，流行期间一家2人或以上发病者只占 $2\% \sim 4\%$，故其传染源的意义远不如带菌者及轻型患者重要。

（二）传播途径

病原菌主要借咳嗽、打喷嚏、说话等由飞沫直接从空气传播，进入呼吸道引起感染，故居室拥挤、人口稠密、空气不流通等均有利于传播。因病原菌在体外抵抗力极弱，经日用品、玩具等间接接触传播的机会极少。对于婴幼儿，通过怀抱、喂乳、接吻、密切接触传播亦有重要意义。

（三）人群易感性

易感性与人群抗体水平密切相关。新生儿有来自母体的抗体，较少受感染，发病年龄从 2~3 个月开始，6 个月至 14 岁儿童发病率最高。本病隐性感染率高，15 ~ 20 岁约 70% ~ 80% 的人均已获得抗体。病后获得的抗体效价虽可逐年降低，但第二次患病者极少。

（四）流行特征

冬春季发病多，11 月至次年 2 月开始上升，2 月至 4 月达高峰，5 月迅速下降。20 世纪 80 年代前，大约每隔 3 ~ 5 年出现一次小流行，7 ~ 10 年出现一次较大流行。但随着 1984 年开展流脑疫苗的接种后，目前此规律已不明显。

三、发病机制

病原菌从鼻咽部侵入机体后，病情的发展取决于机体防御功能、细菌毒力和数量。感染后，约 60% ~ 70% 成为带菌者，30% 为上呼吸道感染型和出血点型，仅 1% 表现为典型的化脓性脑膜炎。

（1）机体免疫力强，病原菌则迅速被消灭。

（2）机体免疫力不足以杀灭病原菌时，病原菌则在鼻咽部繁殖，大多数成为无症状带菌状态，小部分表现为上呼吸道炎。

（3）机体免疫力明显低下或病原菌毒力强时，则从鼻咽部黏膜侵入血循环形成菌血症，表现为皮肤、黏膜出血点。极少数发展为败血症，细菌继而通过血 – 脑屏障侵犯脑脊髓膜，形成化脓性脑脊髓膜炎。其他脏器偶尔发生迁徙性化脓性病灶，如肺炎、化脓性关节炎、心内膜炎等。

暴发型流脑休克型（过去称为华 – 弗综合征）发病极为迅速。目前认为是由脑膜炎球菌内毒素引起的急性微循环障碍所致。临床表现为早期休克症状。如缺氧持续，则使大部分毛细血管扩张，血液淤积于毛细血管床内，致有效循环血量急剧减少，引起重症休克症状，而此时脑膜刺激征并不明显。由于易并发播散性血管内凝血（DIC），在起病后短时间内可出现严重瘀斑、出血和休克。

暴发型流脑脑膜脑炎型则是由于脑部微循环障碍所致。内毒素引起脑血管痉挛，继而血管通透性增加，血浆渗出形成脑水肿、颅内高压而产生惊厥、昏迷等症状。并可因水肿的脑组织向枕骨大孔或小脑幕切迹（或天幕裂孔）凸出分别形成枕骨大孔疝（亦称小脑扁桃体疝或延脑疝）和小脑幕切迹疝（天幕裂孔、颞叶沟回 / 颞叶海马回疝），出现瞳孔改变、呼吸衰竭等症状。

四、病理改变

主要在大脑两半球表面及颅底的软脑膜。早期为充血、少量浆液性渗出及局灶性小出血点，后期则有大量纤维蛋白、中性粒细胞及细菌出现。颅底脑膜的化脓性炎症和粘连可引起颅神经损害。脑膜的炎症可沿血管波及脑实质，引起脑组织充血、水肿、出血及灶性中性粒细胞浸润。

败血症期的主要病变：瘀斑为皮肤及皮下血管内皮损害，血管壁有炎症、坏死和血栓形成，同时血管周围有出血。黏膜和浆膜也可有局灶性出血。

暴发休克型的皮肤及内脏血管损害更为严重而广泛，有血管内皮细胞坏死和脱落，血管腔内有广泛凝血和血栓形成。

暴发型脑膜脑炎型的脑组织病变严重，有明显瘀血和水肿，颅内压明显增高，可发展成脑疝。少数患者因脑室孔阻塞、脑脊液循环障碍可产生脑积水。

五、临床表现

潜伏期 1 ~ 7 日，平均 2 ~ 3 日。按病情轻重和临床表现，本病分为四种临床类型。

（一）普通型

约占全部病例的 90%，可分为四期。

1. 上呼吸道感染期

多数患者无症状，部分有咽痛、鼻咽部黏膜充血及分泌物增多。鼻咽拭子培养可发现脑膜炎球菌。此期约为 1 ~ 2 日。

2. 败血症期

一般起病急剧，高热伴畏寒、头痛、呕吐、全身乏力、肌肉酸痛、烦躁不安，偶有关节痛。此期的特征性表现是瘀点或瘀斑，最早见于眼结膜和口腔黏膜，大小不一，直径 1 ~ 2 mm 至 1 ~ 2 cm，多少不等，分布不均，以肩、肘、臀等易于受压处多见，色泽鲜红，后变为紫红。少数患者先为淡红色斑丘疹，而后迅速转为瘀点或瘀斑。病情严重者瘀点、瘀斑迅速扩大，其中央因血栓形成出现紫黑色坏死或形成大疱。如坏死累及皮下组织可留瘢痕。皮疹的发生率约70%。此期血培养多为阳性，脑脊液可能正常，瘀点涂片检查易找到病原菌。多数患者于 12 ~ 24 小时发展至脑膜炎期。10% ~ 40% 患者病后 2 天左右在唇周或其他部位可出现单纯疱疹。常示预后良好。

3. 脑膜炎期

中枢神经系统症状加重，出现脑膜刺激征：颈项强直、克氏征阳性或布氏征阳性。婴幼儿因中枢神经系统发育尚未成熟，颅骨缝和囟门未闭合，此期表现常不典型。患儿除高热、呕吐、烦躁、拒食外，咳嗽、腹泻、惊厥较成人多见。脑膜刺激征常缺如，如囟门隆起则有助于诊断。老年人由于免疫力及反应性下降，并发症及夹杂症多，暴发型发病较高，病程长，临床表现有其特殊性及不典型性。

4. 恢复期

体温逐渐降至正常，各种症状逐渐消失，皮肤瘀点大部分被吸收。一般 1 ~ 3 周痊愈。

（二）暴发型

多见于儿童，起病急剧，病情凶险，病死率高。根据表现可分为三型。

1. 休克型

常高热起病，伴严重的感染中毒症状，短期内出现遍及全身的瘀点，并迅速扩大融合为瘀斑。出现休克症状，多在病后24小时内发生。早期表现为面色苍白，唇周及肢端发绀，手足发凉，皮肤发花，呼吸急促，脉搏细速，脉压减小，血压稍低，尿量减少。晚期则上述循环衰竭症状加重，血压明显下降甚至测不出，尿量明显减少以至无尿，可有神志方面的变化。此型瘀点涂片、血培养多为阳性。常伴有DIC存在。休克发生时常无明显脑膜刺激征，脑脊液可尚未发生明显的变化。

2. 脑膜脑炎型

除高热、瘀斑外，脑实质受损突出，表现为剧烈头痛，频繁喷射性呕吐，反复或持续惊厥、迅速进入昏迷。急性脑水肿的临床表现除上述症状外，可有血压增高、脉搏缓慢。部分患者可出现中枢性呼吸衰竭，表现为呼吸快慢不一、深浅不均、呼吸暂停等节律的变化或发生脑疝。颞叶沟回疝表现为对侧肢体偏瘫，偶可同侧肢体或双侧肢体瘫痪，出现锥体束征，疝侧瞳孔先缩小后扩大，以后对侧动眼神经受压也可出现同样的变化，所以瞳孔表现为大小不等、忽大忽小，有时边缘不整、对光反射减弱或消失，一侧或双侧眼睑下垂，眼球下沉（落日眼），以及斜视、向上凝视等改变。小脑扁桃体疝表现为颈肌强直，出现锥体束征，如小脑受压时瞳孔先呈对称性缩小，然后散大，对光反射消失，眼球固定，延髓呼吸中枢受压可出现呼吸节律不整、呼吸暂停以致呼吸停止。

3. 混合型

同时具有上述两种暴发型的临床表现，病情更为严重。

（三）轻型

流行期间部分人群被感染后，由于暂时性菌血症所致仅出现皮肤、黏膜瘀点而无其他症状。涂片染色镜检可发现脑膜炎球菌。感染后2周血清中能测出特异性抗体增高。

（四）慢性败血症型

由于抗菌药物的早期应用，目前此型已很少见。病程可迁延数月。临床上以发热、关节炎、皮疹为特征，表现为间歇性发热伴畏寒或寒战、瘀点或斑丘疹、关节肿痛，持续 12 小时左右即可缓解，间隔 2 ~ 3 日后再次发作。少数患者可有脾大，需多次血培养及瘀点涂片方能查出病原菌，故易误诊。

六、并发症和后遗症

由于早期诊断、及时的抗菌治疗，并发症和后遗症已较前减少，可出现以下症状。

（1）脑及其周围组织炎症或粘连可引起脑神经损害、失语、智能障碍、肢体运动障碍、癫痫等。脑室间孔或蛛网膜下隙粘连可发生脑积水，多见于 1 ~ 2 岁的幼儿。

（2）除脑脓肿外，化脓性迁徙性病变可有结膜炎、全眼炎、中耳炎、关节炎、肺炎、脓胸、心内膜炎、心包炎、睾丸炎等。

七、实验室检查

（一）血常规

白细胞数显著增高，最高可达 $40 \times 10^9/L$，中性粒细胞在 80% ~ 90% 以上。合并 DIC 者血小板可减少。

（二）脑脊液检查

病程早期，脑脊液仅有压力增高，外观正常，稍后则呈混浊如米汤样，细胞数增高至 $1\,000 \times 10^6/L$，分类以多核粒细胞为主；蛋白明显增高，可达 1 ~ 5 g/L；糖降低，常低于 2.0 mmol/L 甚至消失；氯化物降低。

（三）细菌学检查

1. 涂片

皮肤瘀点涂片，待自然干燥后进行革兰氏染色，镜检。阳性率较高，可达 70% ~ 80%，且简便、迅速，宜作为常规检查，有早期诊断价值。脑脊液离心后沉淀物涂片染色镜检可提高阳性率，一般为 60% ~ 70%。

2. 细菌培养

血及脑脊液细菌培养阳性对临床确诊有重要意义。为提高其阳性率，细菌培养应尽可能在使用抗菌药物治疗前采取标本并及时检验，以防止细菌自溶影响其检出率。

（四）免疫学检查

免疫荧光试验检测血清或脑脊液的抗原，乳胶凝集试验、对流免疫电泳、金黄色葡萄球菌 A 蛋白协同凝集反应简便易行，数分钟至数小时即可得出结果。其他如放射免疫、酶联吸附试验等均可用于抗原的检测。

八、诊断

本病主要见于儿童，多发生于冬春季；临床表现为急性起病，高热、头痛、呕吐，皮肤和黏膜瘀点、脑膜刺激征阳性等；实验室检查白细胞总数增高伴核左移，呈化脓性脑脊液改变。皮肤瘀点或脑脊液涂片发现革兰氏阴性球菌，脑脊液或血培养阳性为确诊依据。

近年发现 Y 群菌株容易引起原发性肺炎，一般无皮肤、黏膜瘀斑、脑膜炎缺如，血培养阴性，已引起临床注意。

九、鉴别诊断

（一）其他化脓性脑膜炎

为非流行性，无明显季节性，瘀斑及唇周疱疹少见，DIC 罕见。需依靠脑脊液和血液的细菌学检查来鉴别。

1. 肺炎链球菌脑膜炎

多见于老年人及婴幼儿。一般继发于大叶性肺炎、颅脑外伤、中耳炎、副鼻窦炎等，易复发。

2. 流感杆菌脑膜炎

主要见于 6 ~ 18 个月的婴幼儿。发病与呼吸道感染有关，一般常有明显的前驱症状如流涕、咳嗽等，经数日或 1 ~ 2 周方出现脑膜刺激征。

3. 金黄色葡萄球菌脑膜炎

多见于儿童，尤其 2 岁以下者。常继发于皮肤疖肿、金黄色葡萄球菌败血症或心内膜炎等脓毒性疾病，经过一段时期（10 ~ 15 日）引起化脓性脑膜炎。可出现各种类型皮疹。白色及柠檬色葡萄球菌亦可致病。

4. 铜绿假单胞菌脑膜炎

主要见于腰椎穿刺、腰麻或颅脑术后，常因消毒不严、器械污染所致。病程进展较缓，特征性改变是脑脊液呈黄绿色，易发生后遗症。若治疗不及时病死率高。

（二）结核性脑膜炎

多有结核病史或与结核患者密切接触史。病程长、起病缓慢。早期有头痛、低热、盗汗、消瘦、乏力等结核中毒症状。随病情加重出现颅内压增高症状，如剧烈头痛、喷射性呕吐、嗜睡、谵妄、惊厥、昏迷。脑脊液呈毛玻璃样改变，细胞数在 500×10^6/L 以下，以单核细胞为主，糖和氯化物明显减少。

（三）其他败血症

其他细菌引起的感染性休克发病无季节性、流行性，可有原发病灶，多无大片瘀斑。确诊有赖于血培养检出其他致病菌。

十、预后

自从应用有效抗菌药物治疗以来，病死率已降至 5% 以下，主要为暴发型，其中 80% 死于发病后 24 小时之内，故早期诊断至关重要。预后较差的因素有：①婴幼儿及 60 岁以上老人；②发病 12 小时内出现广泛瘀斑，合并 DIC 者；③反复惊厥、深昏迷者；④病情进展极快，且治疗不及时或不彻底者。

十一、治疗

流脑病情轻重不等，发展急剧，可很快转为暴发型，故应密切观察病情，及时给予适当治疗十分重要。

（一）普通型

1. 一般治疗

注意补充液体和电解质，保持每日尿量在 1 000 mL 以上。

2. 病原治疗

（1）青霉素 G：青霉素有杀灭脑膜炎球菌的作用，尤其在控制败血症期能起到良好的效果，因其高效、廉价、低毒，故目前在国内外仍为治疗本病的首选药物之一。脑膜炎球菌对青霉素高度敏感，但在脑膜炎症时脑脊液青霉素的浓度只有血浓度的 10% ~ 30%，故须注射大剂量才能达到有效的脑脊液浓度。成人每日 800 万 ~ 1 200 万 U，分 4 ~ 6 次静脉滴注。儿童按每日 20 万 ~ 40 万 U/kg 计算。青霉素静点时一次剂量建议不超过 500 万 U，因大剂量可导致中枢神经系统的呼吸中枢麻痹、呼吸停止。如需大剂量可增加静点次数。青霉素若与磺胺药合用，剂量可减少。

（2）头孢菌素：能透过血－脑屏障的有头孢噻肟，成人每日 4 ~ 6g，儿童 100 ~ 150 mg/kg，分次静点；头孢曲松成人每日 2 ~ 4 g，儿童 50 ~ 100 mg/kg，分次静点。疗效与青霉素相似。

（3）氯霉素：脑膜炎球菌对氯霉素高度敏感。本药较容易通过血－脑屏障。脑脊液浓度为血浓度的 30% ~ 50%，故可用于不能应用青霉素的患者。剂量为成人每日 2 ~ 3 g，儿童 50 mg/kg，可口服、肌内注射、静脉给药。因其骨髓毒性不良反应较大，不宜长时间使用，一般为 5 ~ 7 日。需注意其对骨髓的抑制作用。

（4）磺胺药：其脑脊液浓度最高，但耐药菌株多。

3. 对症治疗

头痛可用阿司匹林等止痛药或高渗葡萄糖静脉注射；如有颅内压高者可应用 20% 甘露醇脱水；高热可用物理或药物降温；惊厥可用 10% 水合氯醛灌肠，儿童每次 40 ~ 80 mg/kg，成人每次 20 mL；地西泮儿童每次 0.1 ~ 0.3 mg/kg，成人每次 10 ~ 20 mg，肌内注射或静脉推注；副醛 0.2 mL/kg，肌内注射。

（二）暴发型

1. 休克型的治疗

（1）抗菌治疗：青霉素首选或联合治疗。

（2）抗休克：首先补充有效循环量及纠正酸中毒，扩容可选低分子右旋糖酐，纠正酸中毒根据血生化检查结果选 5% 碳酸氢钠。纠酸扩容后尽早应用血管活性药，首选山莨菪碱，每次 0.3 ~ 0.5 mg/kg，重者可 1 mg/kg，每隔 10 分钟静脉推注一次，应用数次后面色转红、四肢转暖、血压回升至正常，然后减少剂量、延长间隔、逐渐停药。如应用山莨菪碱 6 ~ 8 次、有效循环量已补足、酸中毒已纠正，但血压回升仍不明显，可选多巴胺 10 ~ 20 mg 加入 5% ~ 10% 葡萄糖溶液 100 mL 中静脉滴入。开始以 75 ~ 100 μg/min 的速度滴入，血压回升后逐渐调慢滴速。临床上以发绀消失、面唇转红、脉搏有力、血压平稳、尿量增多等作为停药指征。

（3）DIC 的治疗：早期应用肝素有利于减少出血及纠正休克，每次剂量为 0.5 ~ 1 mg/kg，加入 10% 葡萄糖溶液 40 ~ 100 mL 内静脉滴注。必要时每 4 ~ 6 小时重复一次，一般用药 2 ~ 3 次。每次用药前需以试管测定凝血时间，使凝血时间保持在 15 ~ 30 分钟。

使用肝素治疗时注意：①肾功能有损害时，肝素用量应酌减，间隔宜长，因为肝素进入体内后在肝被肝素酶分解，50% 从肾排泄。②同时要纠正酸中毒，因酸性条件下能使肝素失效。③同时应输鲜血或血浆等以补充凝血因子，因凝血因子明显减低时，应用肝素可加重出血。Ⅴ、Ⅵ、Ⅷ凝血因子血浓度至少为正常的 1/4 左右，才能有效止血。④每 20 ~ 30 分钟做一次试管法的凝血时间测定，用肝素控制其数值维持在 25 ~ 30 分钟为宜。如 12 分钟之内为无效，超过 30 分钟为过量。其疗程长短视病情而定。

（4）肾上腺皮质激素：在有效的抗菌治疗下，可短期应用肾上腺皮质激素，以减轻毒血症、稳定溶酶体、解痉、增强心肌收缩力及抑制血小板凝集，有利于休克的纠正。因可减轻脑水肿，降低颅内压，故对脑膜脑炎型亦有作用。氢化可的松，成人用量 300 mg/d，小儿 10 ~ 15 mg/（kg·d），分 2 ~ 3 次静脉滴注。或地塞米松，成人剂量为 20 ~ 30 mg/d，小儿为 0.5 mg/（kg·d），分 2 ~ 3 次，静脉滴注。

2. 脑膜脑炎型的治疗

（1）抗菌治疗。

（2）脱水剂的应用：以 20% 甘露醇为主，每次 1 ~ 2 g/kg，根据病情每隔 4 ~ 6 或 8 小时一次，静脉推注或快速静脉滴注，直至呼吸、血压恢复正常，瞳孔两侧等大及其他颅内压升高的症状好转，逐渐减量或延长用药间隔，一般完全停药需 2 ~ 3 天。不可骤然停用。适当补充液体、钾盐，以保持轻度脱水状态为宜。亦可与 50% 葡萄糖溶液 40 ~ 60 mL 交替使用。其他脱水药如 25% 山梨醇亦可使用，剂量、用法同甘露醇。

（3）呼吸衰竭的处理：除吸氧、吸痰、注意保持呼吸道通畅体位外，应用洛贝林、二甲氟林（回苏灵）、尼可刹米（可拉明）、哌甲酯（利他林）等呼吸兴奋药。如呼吸骤停，立即行喉插管，或气管切开、人工呼吸。

（4）肾上腺皮质激素的应用同前。

3. 混合型的治疗

患者同时或先后出现休克和颅内压增高症状，应分析当时病情，采取相应措施。及时使用解除微循环障碍的药物。如休克明显，应尽快补充血容量，同时脱水；如颅内压增高突出，则先用脱水剂、兼顾休克的治疗；两者均较重时，在补液同时给予脱水剂。随时严密观察病情变化，给予及时合理的处理。

十二、预防

近年来对流脑的预防着重于研究其流行特征及规律、菌苗的研制及效果观察。

（一）管理传染源

早发现、早诊断、早报告、早期就地行呼吸道隔离和治疗，一般隔离至临床症状消失后 3 日。对与患者接触者需医学观察 7 日。

（二）切断传播途径

做好卫生宣传工作，流行期间要常晒太阳、晒被褥、晒衣服，居室常开窗通风。流脑流行期不要带孩子到人群密集、通风效果差的场所，更不要带孩子去公共场所，外出要戴口罩。

（三）菌苗注射

使用 A 群脑膜炎球菌多糖菌苗可使人群中 A 群、C 群感染率明显下降，抗体至少可维持 10 年，接种后保护率可达 80% ~ 90%，除 A 群外，还有 C 群或 A + C 群双效高相对分子质量的多糖菌苗，B 群外膜蛋白疫苗的保护率可达 57%。

（四）药物预防

国内仍采用磺胺药作预防，因流行菌群以 A 群为主，大多数对磺胺药尚敏感，因此对发生流脑的集体单位内的密切接触者和与患者家庭有密切的接触者，可服用 SD 或 SMZ-TMP 预防。用法同带菌者。目前国外已采用利福平或米诺环素（二甲胺四环素）或两药合用来预防流脑，前者可使人群咽部带菌率从 6.6% 下降至 0.64%。

第二节　其他细菌性脑膜炎

细菌性脑膜炎是由各种细菌感染引起的软脑膜和蛛网膜的炎症。除脑膜炎球菌外，肺炎双球菌、流感杆菌、葡萄球菌、肠道革兰氏阴性杆菌、铜绿假单胞菌和李斯特菌等较为多见。

一、病原学和流行病学

细菌性脑膜炎因病因不同而存在明显的地域性。在我国，脑膜炎球菌、肺炎球菌和流感杆菌引起者占整个细菌性脑膜炎的 2/3，而在欧美等国，流感杆菌脑膜炎所占比例较高，可能与社会菌群差异、人群免疫状态等因素有关。

肺炎球菌脑膜炎呈散发性，多见于冬春季，以 2 岁以下婴幼儿和老年人多见，常继发于肺炎、中耳炎等疾病或发生于颅脑手术之后，约 20% 病例无原发病灶可寻。95% 的流感杆菌脑膜炎由 B 组流感嗜血杆菌引起，80% ~ 90% 发生于 3 个月至 3 岁，全年均可发病，但以秋冬季节最多，2/3 发病前有上呼吸道感染，1/3 继发于支气管肺炎。葡萄球菌脑膜炎发病率较低，占全部脑膜炎的 1% ~ 2%，较多见于新生儿，常于产后 2 周发病，机体免疫力低下时亦可发病，主要由金黄色葡萄球菌引起，偶见表皮葡萄球菌，各季节均可发病，以 7 ~ 9 月份多见。革兰氏阴性杆菌脑膜炎由肠杆菌科的大肠埃希菌、克雷白杆菌、变形杆菌等及假单胞菌科的铜绿假单胞菌等引起，占新生儿和 2 岁以下小儿脑膜炎发病率的 60% ~ 80%，其中大肠埃希菌最为常见，克雷白杆菌次之。李斯特菌脑膜炎多见于婴幼儿和老年人，也见于伴发免疫缺陷的成人患者。

二、发病机制和病理

细菌可通过多种途径侵入脑膜。

1. 血源性

所有致病菌均可以游离细菌、感染性血栓或菌栓等方式经血循环到达脑膜。流感嗜血杆菌常伴有菌血症，血源性感染是其最常见的侵入途径。

2. 直接扩散

致病菌形成面部疖肿、中耳炎、筛窦炎、乳突炎、海绵窦炎等病灶，可进一步经局部血管、淋巴管及破坏的骨板岩鳞缝等扩散至颅内。葡萄球菌感染可形成硬膜外脓肿、脑脓肿等，脓肿破裂可导致脑膜炎症。此外，颅脑外伤、脑脊液鼻漏等也是细菌直接扩散的重要途径，以葡萄球菌多见。

3. 医源性途径

颅脑手术污染、脑室引流及造影或腰穿均可能将细菌带至蛛网膜下隙。

4. 产道感染

肠道革兰氏阴性杆菌可在产前或产时感染，病菌来自于母亲的产道或直肠，患儿多有难产、早产或胎膜早破等病史。合并颅骨裂、脊柱裂、脑膜膨出或皮肤交通性窦道的婴儿，致病菌多直接由缺陷处侵入脑膜。

各种致病菌导致脑膜炎的发病机制和病理改变与脑膜炎球菌类似。

三、临床表现

多数起病急，均有发热、头痛、呕吐、嗜睡、惊厥、意识障碍及脑膜刺激征。各种脑膜炎的具体特点如下。

1. 肺炎球菌脑膜炎

本病起病急，有高热、头痛、呕吐和脑膜刺激征。约85%发生不同程度的意识障碍，表现为谵妄、昏迷、嗜睡、昏睡等。脑神经损害约占50%，主要累及动眼神经和面神经，滑车和展神经亦可累及。皮肤瘀点少见。

多次发作的复发性脑膜炎绝大多数由肺炎球菌引起，发作间隔为数月或数年。复发的原因包括先天性缺陷、脑脊液鼻漏或颅骨损伤；慢性乳突炎或鼻窦炎等脑膜旁感染灶存在；宿主免疫功能缺陷和儿童脾切除后；治疗不彻底等。

脑脊液呈脓性，有时含块状物，细胞数及蛋白含量增加，乳酸脱氢酶活性明显升高，晚期有蛋白、细胞分离现象，为椎管阻塞所致。脑脊液涂片可见革兰氏阳性双球菌，培养常呈阳性。应用对流免疫电泳或乳胶凝集试验有助于病原诊断。

2. 流感杆菌脑膜炎

流感杆菌脑膜炎起病较其他细菌性脑膜炎缓慢，从前驱症状往往经数天至1～2周后出现脑膜炎症状。临床表现与其他脑膜炎基本相同。13%有昏迷或休克。皮肤、黏膜瘀点甚为罕见。

脑脊液涂片常见革兰氏阴性短小杆菌，阳性率达80%。血液和脑脊液培养阳性率高于流脑。应用对流免疫电泳、酶联免疫吸附试验等方法检测脑脊液中的荚膜多糖抗原，可迅速诊断。细胞溶解物实验阳性也有助于本病诊断。

3. 葡萄球菌脑膜炎

该病发生脑膜炎症状前往往有脓毒性病灶，多有持久而剧烈的头痛，脑膜刺激征较其他脑膜炎更为明显。全身皮肤可出现多形性皮疹，如瘀斑、瘀点、猩红热样皮疹、皮肤脓疱等，以小脓疱皮疹最具特征性。

脑脊液呈脓性，蛋白含量很高。涂片可找到葡萄球菌。脑脊液或血液培养出葡萄球菌可确诊。对流免疫电泳、乳胶凝集试验、反向被动血凝实验和荧光抗体法检测脑脊液中的葡萄球菌特异性抗原具有快速诊断价值。

4. 肠道革兰氏阴性杆菌脑膜炎

病情进展较缓慢，临床表现与其他细菌性脑膜炎相同。铜绿假单胞菌脑脊液可呈黄绿色，具有特征性。确诊有赖于细菌学检查。

5. 李斯特菌脑膜炎

起病急，90%患者的首发症状是发热，多在39℃以上。有严重的头痛、眩晕、恶心和呕吐，脑膜刺激征明显，常伴有不同程度的意识障碍，多于1～2 d昏迷。脑神经损害常见。少数起病缓慢，病程较长且有反复。脑脊液常规示白细胞计数增高，以多核细胞为主，涂片可发现小的革兰氏阳性杆菌。血和脑脊液培养阳性可确诊。

6. 其他细菌引起的脑炎

如梭杆菌、脆弱拟杆菌、梭状芽孢杆菌等厌氧菌，以及巴斯德菌、链球菌等均可引起脑膜炎，但临床上较为少见。

四、诊断和鉴别诊断

根据上述临床表现，脑脊液呈化脓性改变即可诊断细菌性脑膜炎。结合脑脊液生化、涂片及细菌培养、血培养以及免疫学检查作出病原学诊断。

各种致病菌所致的脑膜炎临床表现类似，应相互鉴别，有赖于细菌培养、涂片结果和免疫学检测。

五、并发症

肺炎球菌脑膜炎由于脑脊液中纤维蛋白含量高，易造成粘连，如果确诊较晚或治疗不合理易并发硬脑膜下积液或积脓、脑积水、脑脓肿、脑神经损害等。失语、偏瘫、耳聋、共济失调及脑膜炎后癫痫也可见。流感杆菌脑膜炎易出现硬膜下积液，占 30% 左右，多发生在 1 岁以内前囟未闭的婴儿。少数李斯特菌脑膜炎患者可发生脑干炎而呈复视、发音和吞咽困难、面神经瘫痪和偏瘫等，可有肢体瘫痪、共济失调、面肌麻痹、括约肌功能紊乱等后遗症。

六、治疗

（1）肺炎球菌脑膜炎：青霉素可作为首选药物，成人 2 000 万 U/d，儿童为 20 万 ~ 40 万 U/kg，分次静脉滴注。症状好转、脑脊液接近正常后成人可改为 800 万 U/d 继续应用，疗程不少于 2 周。对青霉素耐药者可选用第三代头孢菌素如头孢曲松或头孢噻肟，也可联合应用万古霉素和利福平。喹诺酮类药物加替沙星对肺炎球菌也有效。原发病灶如中耳炎、筛窦炎等需同时根治，以防止病情反复。

（2）流感杆菌脑膜炎：目前推荐的治疗方案有①氨苄西林，150 ~ 200 mg/（kg·d），分次肌内注射或者静脉滴注；②氯霉素，50 ~ 75 mg/（kg·d），分次静脉滴注；③联合应用氨苄西林和氯霉素。由于氯霉素对新生儿毒性较大，应首选氨苄西林，如必须应用则应减量至 25 mg/kg。疗程应大于 2 周或热退后 5d。对氯霉素耐药和产 G 内酰胺酶的菌株推荐应用第三代头孢菌素，如头孢噻肟 4 ~ 6 g/d、头孢曲松 2 ~ 3 g/d。美罗培南也可选用。

（3）葡萄球菌脑膜炎：产青霉素酶金黄色葡萄球菌可选用苯唑西林、氯唑西林等耐酶青霉素或万古霉素，也可选用喹诺酮类、利福平等。产酶株虽然可对青霉素 G 仍然敏感，但药物诱导酶产量增加而导致治疗失败。耐甲氧西林的金葡菌最好选用万古霉素或替考拉宁，磷霉素也可作为辅助治疗。万古霉素 30 mg/（kg·d），分 2 ~ 3 次静脉滴注。万古霉素与利福平联合用于单用前者治疗失败者，可明显提高疗效。凝固酶阴性的葡萄球菌首选万古霉素，也可考虑耐酶青霉素、氨基糖苷类药物，应根据药敏结果选择药物。葡萄球菌脑膜炎易复发，疗程要长，体温正常后继续用药 2 周或脑脊液正常后继续用药 1 周。

（4）肠道革兰氏阴性杆菌脑膜炎：大肠埃希菌脑膜炎应重视药敏试验，同时考虑药物透过血 – 脑屏障的难易程度。半合成青霉素、第二代和第三代头孢菌素、氨曲南等可选用。氨基糖苷类抗生素除阿米卡星外血 – 脑屏障通透性均较差，必要时鞘内或脑室内注射给药。喹诺酮类药物如氧氟沙星、环丙沙星等对青霉素、头孢菌素或氨基糖苷类药物耐药的菌株有较好疗效。肺炎克雷伯菌大多对氨苄西林耐药，宜用头孢菌素和氨基糖苷类联合治疗。克雷白杆菌脑膜炎易合并脑室炎，可选用庆大霉素鞘内注射。铜绿假单胞菌耐药率高，可根据药敏选用第三代头孢菌素或选用氧哌嗪青霉素加氨基糖苷类抗生素联合用药。更为有效的治疗有第四代头孢菌素如头孢克定、头孢吡肟等及碳青霉烯类如美罗培南、阿培南等。

（5）李斯特菌脑膜炎：李斯特菌对青霉素、氨苄西林、庆大霉素均敏感，治疗一般联合应用氨苄西林和庆大霉素。氨苄西林婴儿剂量 300 ng/（kg·d），分 3 次给药，成人 300 mg/（kg·d），分 6 次给药，疗程 3 周，免疫缺陷者可延长至 6 周，以防复发。

七、预后

预后与年龄、感染的细菌种类、病情轻重程度、治疗时机、并发症等多种因素有关。婴幼儿因免疫功能不健全，抵抗力差，加之早期诊断困难，故预后较差。新生儿细菌性脑膜炎病死率高达 60% ~ 75%，特别是宫内感染及肠道细菌感染引起者。肺炎球菌脑膜炎病死率高，一般在 30% ~ 60%，远高于流脑，高龄、合并意识障碍、抽搐频繁者预后较差。流感杆菌脑膜炎自抗生素广泛应用以来病死率已下降至 10% 以下。金黄色葡萄球菌脑膜炎病死率甚高，达 50% 以上。肠道革兰氏阴性杆菌脑膜炎往往发生于存在解剖学异常或免疫缺陷的个体，预后甚差，铜绿假单胞菌脑膜炎病死率高达 60% 以上。

八、预防

1. 积极处理原发病

患上呼吸道感染、肺炎、中耳炎、疖肿及其他感染时，应积极治疗防止感染扩散，特别是应该及时合理的治疗颅脑周围器官炎症和败血症。神经外科手术及腰穿应注意无菌操作，防止污染。产科应避免创伤性分娩。有先天性解剖缺陷者应给予积极处理或手术治疗。

2. 菌苗预防

目前国内外已有多种肺炎球菌菌苗上市，如23价菌苗和7价结合型肺炎球菌菌苗，后者对儿童有良好保护作用，不良反应少。流感杆菌菌苗也可用于预防注射，对易感婴幼儿有保护作用。铜绿假单胞菌菌苗有单价和多价两种，对感染的防治有一定作用，配合应用多价高效抗血清可提高预防效果。

3. 其他

此外，还应建立良好的生活制度，多呼吸新鲜空气，多在室外活动，注意营养膳食均衡，以增强机体抵抗力。

第三节　结核性脑膜炎

结核性脑膜炎（简称结脑）是结核分枝杆菌（简称结核杆菌）经血行播散到脑膜所致。系全身性粟粒性结核的一部分。主要发生于6个月至3岁的幼儿，亦可见于成人。营养不良及急性传染病使人体免疫功能降低为诱发原因。

一、病原学

结核杆菌是引起人类结核病的主要病原体。1882年由德国医生Koch发现。在微生物分类中，结核杆菌属于厚壁门裂殖菌纲放线菌目分枝杆菌科分枝杆菌属。分枝杆菌复合群共包括人型、牛型、非洲型和田鼠型，而人型结核杆菌是人类主要的致病菌。

（一）结核杆菌的形态

结核杆菌菌体具有多形态特征，除正常典型形态外，受不良生长条件的影响，如物理因素、化学因素，特别是药物因素，而呈现异常变化，其各种形态可归纳为杆菌型（基本形态）、滤过型、颗粒型和球菌型（L型）4种类型。

1. 杆菌型（基本形态）

结核杆菌正常典型的形态是直或稍弯曲、两端钝圆的杆菌。菌体长 1 ~ 4 μm，宽 0.3 ~ 0.6 μm，无芽孢，无荚膜，无鞭毛，生长发育期间有分枝生长倾向。

2. 滤过型

早在1901年，Foutes在检查细菌滤器滤过的结核杆菌培养滤液时，在电子显微镜下观察到球状微粒体。1991年，Khomeko在豚鼠损坏性肺结核模型中证实了滤过型的存在。此球状微粒体可通过细菌滤膜，称为滤过型。

3. 颗粒型

1907年，Much在结核性冷性脓肿、浆液性渗出液、干酪性淋巴结等脓液中观察到革兰氏染色阳性颗粒，称为Much颗粒。Much颗粒的重要意义在于这些颗粒型体仍有生机与活力，在适宜的营养条件下可重新获得增殖，发育生长出典型结核杆菌。

4. 球菌型（L型）

结核杆菌在体内外受物理、化学、免疫等因素的影响，维持菌体固有形态的细胞壁缺损或丧失，产生细胞壁缺陷型细菌。细胞壁缺陷型细菌是1935年Kilienberger在英国Lister医学研究院研究念珠状链杆菌时首先发现的，故以Lister医学研究院的第一个字母将细胞壁缺陷型细菌命名为L型菌。

（二）结核杆菌的染色特性

结核杆菌本身无颜色，观察结核杆菌必须染色后进行。结核杆菌革兰氏染色阳性，但革兰氏染色不易着色。经苯胺染料着色后，能抵抗酸和酸性乙醇脱色，此种特性称为抗酸性。Z-N染色法为最常用的一种抗酸染色方法。经此法染色后，分枝杆菌，包括结核杆菌呈红色，而标本中其他细菌、细胞、杂质等均呈蓝色。

（三）结核杆菌的生长特性

结核杆菌生长缓慢，繁殖一代在人工培养基内需要 15 ~ 20 h，在静脉感染未经免疫小鼠肺中约需要 15 h，在巨噬细胞内需要 15 ~ 20 h，在家兔角膜中需要 20 ~ 22 h。

（四）结核杆菌的抵抗力

结核杆菌因细胞壁含大量类脂质，尤其是蜡样物质，具有疏水性，对物理和化学因素的作用均较一般致病菌抵抗力强。

1. 物理因素影响

结核杆菌生存能力较强，在温室和阴暗处干燥痰内可以存活 6 ~ 8 个月，黏附在飞扬的空气尘埃中可保持传染性 8 ~ 10 d。结核杆菌一般较耐低温，在 -6 ~ 8℃能存活 4 ~ 5 年。

干热对结核杆菌杀伤力弱，痰内结核杆菌在 100℃下需要 4 ~ 5 h 被杀灭。湿热对结核杆菌杀伤力强，在 60℃ 30 min、70℃ 10 min、80℃ 5min 和 90℃ 1 min 可将其杀死，因此煮沸与高压蒸气消毒是最有效的方法之一。

结核杆菌对光线和射线敏感，在太阳光直射下 2 ~ 7 h 死亡。患者用过的物品在强阳光下直晒半日，基本可达到消毒的目的。1 ~ 10 mg/mL 菌悬液，液层厚度 3 mm，用 10 W 紫外线灯在距离 0.5 m 处持续照射 3 min，在距离 1m 处持续照射 10 min，经培养无细菌生长。但紫外线穿透力弱，难以透入固体物质内部和液体深层，因此紫外线通常用于空气和物体表面消毒。

2. 化学因素的影响

化学消毒剂的种类很多，其杀菌机制因化学药物种类不同而异。乙醇使菌细胞蛋白质变性、凝固而产生杀菌作用。结核杆菌直接接触 70% ~ 75% 乙醇 5 ~ 30 min 可被杀死，因此可用于皮肤消毒。但由于乙醇能凝固蛋白，使痰表面形成一层把菌体包裹起来的膜，短时间内不能杀死细菌，故乙醇不能用于痰的消毒。

苯酚主要通过破坏菌细胞膜而致细胞质内容物漏出，使菌体蛋白质变性、凝固，抑制菌体脱氢酶和氧化酶等酶系统杀死结核杆菌。2% 苯酚 5 min、5% 苯酚 1 min 能杀死结核杆菌培养物。5% 苯酚与痰液等量混合，24 h 才能杀死结核杆菌。煤酚皂溶液作用机制与苯酚相似，0.5% 煤酚皂 60 min、1% 煤酚皂 45 min、2% 煤酚皂 10 min、5% 煤酚皂 5 min 即能杀死结核杆菌培养物。5% ~ 10% 煤酚皂等量混入痰标本，12 h 可杀灭结核杆菌。

甲醛使菌细胞蛋白质变性凝固，丧失代谢功能致细菌死亡。1% 甲醛处理结核杆菌 5 min，可使细菌死亡。5% 甲醛和痰液等量混合，处理 12 h 以上才能达到杀菌作用。

84 消毒液是以氯为主要成分的稍毒剂。氯是一种氧化剂，能使菌体的酶失活，还能与蛋白质的氨基结合，使菌体蛋白氯化，代谢功能障碍，细菌死亡。浓度 0.5% 的 84 消毒液 15 min 可杀死结核杆菌培养物，但对在蛋白质混合液中的结核杆菌几乎无消毒效果。

结核杆菌对酸、碱抵抗力强，在 4% 氢氧化钠溶液、3% 盐酸溶液和 6% 硫酸溶液中 30 min 仍能存活。临床应用酸或碱加入患者标本，消化蛋白质及杀灭杂菌，以此分离出结核杆菌。结核杆菌对染料如 1 : 13 000 孔雀绿和 1 : 75 000 甲紫有抵抗力，通常在培养基内加入一定量的孔雀绿或甲紫抑制其他杂菌生长。对普通细菌有较强杀菌作用的苯扎溴胺（新洁尔灭），对结核杆菌几乎无消毒作用。

（五）结核杆菌的致病性

结核杆菌不产生内、外毒素，也无侵袭性酶类。一般认为其致病作用可能与菌体表面结构及某些菌体成分如脂质、某些菌体蛋白、多糖等多种物质有关，主要是有毒结核杆菌菌株在易感机体内顽强增殖和与机体相互作用的结果。

二、流行病学

中国和印度是全球 22 个结核高发国家的前两位，严重地威胁到健康人群，成为中国主要公共卫生问题之一。1950 ~ 1980 年间结核的控制只限于几个大城市中。在北京和上海，活动性肺结核的发病率高达 4 000/10 万 ~ 5 000/10 万。20 世纪 50 年代初，结核病死率大于 0.2%。1979 年第一次全国随机抽样调查结果显示，活动性肺结核的发病率和结核杆菌涂片阳性率分别为 796/10 万和 218/10 万，且农村发病率高于城市（2.8：1）。1981 ~ 1990 年实施了国家结核病防治计划，在大多数省市建立结核监测实验室；1986 年短程疗法也在中国大多数地区开展，某些城市开始了 DOT（directly observed treatment）。1990 年第三次全国流行病学调查显示，结核病发病率下降不明显，活动性肺结核的发病率和结核杆菌涂片阳性率分别为 523/10 万和 134/10 万。与 1979 年相比，每年分别降低了 3.7% 和 4.3%。1991 年在第二次国家结核病防治计划中采用了 WHO 推荐的五点策略。2000 年卫生部第四次结核病流行病学调查发现，活动性肺结核的发病率和结核杆菌涂片阳性率分别为 367/10 万和 122/10 万，每年分别降低了 5.4% 和 3.2%。计划实施地区与未实施地区相比，涂片阳性率降低明显（44.4%vs12.3%）。

中国的结核杆菌耐药率一直很高，原发耐药率和获得性耐药率分别为 7.6% 和 17.1%，多重耐药率为 10.7%。其主要原因是不恰当的治疗引起的，包括用药不足、用药不规律、疗程不足、供药不充足和没有监督用药。

2005 年我国肺结核发病率比 2004 年升高了 29.03%，病死率增加了 365.04%，这可能和耐药菌的扩散有关。

三、发病机制

原发结核病病变形成时，病灶内的结核杆菌可经血行而停留在脑膜、脑实质、脊髓内，形成隐匿的结核病灶。细胞介导的免疫反应激活单核 - 巨噬细胞，吞噬细胞、淋巴细胞等包绕干酪样坏死物质，形成结核结节、结核瘤，其中可藏有具有活力的结核杆菌。当上述病灶一旦破溃，结核杆菌直接进入蛛网膜下隙，造成结核性炎症。此外，脑附近组织如中耳、乳突、颈椎、颅骨等结核病灶亦可直接蔓延，侵犯脑膜，但较为少见。

结脑的发生与患原发结核时机体的高度过敏性有关。从发病原理来看，结脑系继发性结核病，因此应重视查找原发病灶。但也有少数患者原发病灶已愈或找不到，对这类患者更应提高警惕，以免误诊。

四、病理

（一）病理变化

1. 脑膜

脑膜弥漫性充血，脑回普遍变平，尤以脑底部病变最为明显，故又有脑底脑膜炎之称。蛛网膜下隙内产生大量的灰白色或灰绿色的浓稠、胶性结核性渗出物，围绕延髓、脑桥、脚间池、视神经交叉及大脑外侧裂等处。渗出物及脑水肿可包围挤压脑神经，引起脑神经损害。有时炎症可蔓延到脊髓及神经根。渗出物呈凝胶状、结节样，光镜下可见多核细胞、红细胞、吞噬细胞、纤维组织。随着病程延长，淋巴细胞逐渐增多，后期出现成纤维细胞。渗出物中含有结核杆菌。

2. 脑血管

流经渗出物的动脉、静脉和毛细血管受累及。血管外膜变化与附近渗出物相同，血管内膜也有相似改变，或发生纤维蛋白样透明变性。病程越长则脑血管增生性病变越明显，可见闭塞性动脉内膜炎，有炎性渗出、内皮细胞增生，使管腔狭窄，终致并发缺血性脑梗死及脑软化、坏死。

3. 脑实质

炎症病变从脑膜蔓延到脑实质，或脑实质原来就有结核病变，可致结核性脑膜脑炎，少数患者在脑实质内有结核瘤。152 例结脑病理检查，有结核性脑膜脑炎者占 75%，有单发或多发结核瘤者占 16.4%。

4. 脑积水

结脑常发生急性脑积水、脑水肿。初期由于脉络膜充血及室管膜炎而致脑脊液生成增加；后期由于脑膜炎症粘连，使脑蛛网膜及其他表浅部的血管间隙神经根周围间隙脑脊液回吸收功能障碍。这两种情况可致交通性脑积水。浓稠炎性渗出物积聚于小脑延池或堵塞大脑导水管和第四脑室诸孔；或因脑实质水肿阻塞脑脊液流出道，可致阻塞性脑积水。脑室内积液过多或使脑室扩大，脑实质受挤压而萎缩变薄。

（二）结脑的病理分型

根据病理改变，结脑可分为 4 型。

1. 浆液型

其特点是浆液渗出物只限于颅底，脑膜刺激征及脑神经障碍不明显，脑脊液改变轻微。此型属早期。

2. 脑底脑膜炎型

炎症病变主要位于脑底，但浆液纤维蛋白性渗出物可较弥漫。其临床特点是明显的脑膜刺激征及脑神经障碍，有不同程度的脑压增高及脑积水症状，但无脑实质局灶性症状，脑脊液呈典型的结脑改变。此型临床上最为常见。

3. 脑膜脑炎型

炎症病变从脑膜蔓延到脑实质。可见脑实质炎性充血，多数可见点状出血，少数呈弥漫性或大片状出血，有闭塞性脉管炎时可见脑软化及坏死。部分患者可见单发或多发结核瘤。可引起局灶性症状。本型以 3 岁以下小儿多见，远较前两型严重，病程长、迁延反复，预后恶劣，常留有严重后遗症。

4. 结核性脊髓软硬脑膜炎型（脊髓型）

炎性病变蔓延到脊髓膜及脊髓，除脑和脑膜症状外，有脊髓及其神经根的损害症状。此型多见于年长儿，病程长、恢复慢，如未合并脑积水，病死率不高，但常遗留截瘫等后遗症。

五、临床表现

任何年龄均可发病，以青少年最多。起病多为亚急性或隐袭，症状轻重不一。早期症状可不典型，可有低热、盗汗、精神不振、纳差、恶心，儿童常表现为激动不安、睡眠差、体重下降等。继而出现头痛、呕吐频繁且呈喷射性、颈项强直等颅内压增高征象和脑膜刺激征。部分患者出现意识障碍，如嗜睡、谵妄、昏迷等，常伴惊厥、视盘水肿，甚至癫痫持续状态等。脑神经受累则引起眼睑下垂、斜视、复视、瞳孔不等大、面神经麻痹等。脑内动脉闭塞者则可致偏瘫。婴幼儿可有头围增大和前囟饱满隆起，严重患者因呼吸衰竭而死亡。老年人头痛伴呕吐者少，颅内压增高发生率更低。在疾病过程中，炎症扩散到脊髓蛛网膜，引起脊髓神经根病变；或因厚黏的渗出物围绕脊髓而造成完全性或部分性脊髓腔阻塞，出现截瘫，偶为四肢瘫。典型结脑的临床表现可分为 3 期。

（一）前驱期（早期）

一般起病缓慢，在原有结核病基础上诉头痛，初可为间歇性，后为持续性。婴幼儿表现为皱眉、以手击头、啼哭等。出现性情改变，如烦躁、易怒、好哭，或精神倦怠、呆滞、嗜睡或睡眠不安、两眼凝视、食欲不振、消瘦，并有低热、便秘或不明原因的反复呕吐。

（二）脑膜刺激期（中期）

主要为脑膜炎及颅内压增高表现。低热，头痛加剧可呈持续性，呕吐频繁且常呈喷射状，可有感觉过敏，逐渐出现嗜睡、意识障碍。典型脑膜刺激征多见于年长儿和成人，婴儿主要表现为前囟饱满或膨隆，腹壁反射消失，腱反射亢进。若病情继续发展，则进入昏迷状态，可有惊厥发作。此期常出现脑神经受累症状，最常见为面神经、动眼神经及展神经的瘫痪，多为单侧受累，表现为鼻唇沟消失、眼睑下垂、眼外斜、复视及瞳孔散大，眼底检查可见视神经炎、视盘水肿，脉络膜可偶见结核结节。

（三）晚期（昏迷期）

意识障碍加重，反复惊厥，神志进入半昏迷、昏迷状态。瞳孔散大、对光反射消失，呼吸节律不整，甚至出现潮式呼吸或呼吸暂停。常有代谢性酸中毒、低钠、低钾等水、电解质代谢紊乱。最后体温可升至 40℃ 以上，终因呼吸、循环衰竭而死亡。

六、并发症

可有颅内高压、记忆力下降、脑神经麻痹、截瘫、尿便障碍、偏瘫、失语、抽搐、神经根痛及间脑炎等。结脑可使软脑膜、蛛网膜、脑室脉络丛及室管膜炎性改变，脑脊液分泌量增加而回吸收障碍出现高颅内压，并常导致高压性内脑积水。脑压持续升高易发生脑疝，多为小脑天幕裂孔疝、枕骨大孔疝。结脑晚期，颅底蛛网膜广泛粘连或结核性炎症直接侵犯神经，出现脑神经麻痹。结核性脊髓脊膜炎及蛛网膜炎、髓内肉芽肿形成或结核性纤维渗出物包绕脊髓及神经根，常导致截瘫、尿便障碍及神经根痛。结核性血管损伤易出现大血管闭塞而导致脑梗死或脑实质内结核性肉芽肿、脑软化灶，结核性脓肿压迫出现偏瘫，如为优势半球，可同时出现失语。颅内高压或皮质结核性肉芽肿易出现抽搐、癫痫。结核性炎症侵犯间脑，出现间脑炎相应症状。

七、诊断

（一）病史和临床表现

早期诊断主要依靠详细的病史，周密的临床观察，以及对本病的高度警惕。凡原发型肺结核或粟粒性结核患者，出现不明显原因症状，特别是小儿在麻疹、百日咳后出现发热、呕吐者，即应考虑本病的可能性。

其他如出现不明显原因的呕吐、性情改变、头痛、颈部抵抗、持续发热，经一般抗感染无效者，应问清有无结核接触史及既往结核病史，如疑为结脑者，应进行脑脊液检查。

（二）X 线检查

结脑患者肺部有结核病变的为 42% ～ 92%，其中属于粟粒性肺结核者占 44% 左右。因此，凡疑诊本病时均应进行胸部 X 线摄片，如能发现肺内结核，尤其是粟粒性肺结核时，有助于诊断；但胸片正常者不能否定结脑。

（三）脑脊液检查

1. 常规检查

结脑时脑脊液压力增高，外观清亮或毛玻璃样或微显混浊，细胞数一般为（0.05 ～ 0.5）×10^9/L，急性进展期或结核瘤破溃时可显著增高，甚至可大于 $1×10^9$/L，疾病早期细胞数可能在 $0.05×10^9$/L 以下甚至正常。细胞分类以单核细胞为主，可占 70% ～ 80%，少数患者早期中性粒细胞可大于 50%。Pandy 试验阳性、蛋白定量明显增加是结脑的特征之一，多在 0.4 g/L 以上，一般为 1 ～ 3 g/L，如大于 3 g/L 应考虑蛛网膜粘连甚至椎管阻塞。

糖定量早期可正常，以后逐渐减少，常小于 1.65 mmol/L（30 mg/dL）。脑脊液糖含量是血糖的 60% ～ 70%，在测定脑脊液糖的同时应测血糖，以便比较。氯化物含量常小于 102.6 mmol/L（600 mg/dL），甚至小于 85.5 mmol/L（500 mg/dL）。糖与氯化物同时降低为结脑的典型改变。

脑膜液置于直立的小试管中 12 ～ 24 h 后可有纱幕样薄膜形成，此为薄膜试验阳性。取此薄膜或脑脊液沉淀经抗酸染色或采用直接荧光抗体法，可提高找到结核杆菌的概率。脑脊液结核杆菌培养或豚鼠接种有助于最后确诊，但须时较久，对早期诊断的意义不大。对培养阳性者应做药敏试验，以供调整化疗时参考。

2. 淋巴细胞转化试验

可采用 3H-TdR 掺入法测定脑脊液淋巴细胞转化。结脑时，在 PPD 刺激下，脑脊液淋巴细胞转化率明显升高，具有早期诊断价值。

3. 免疫球蛋白测定

脑脊液免疫球蛋白测定对脑膜炎鉴别诊断有一定意义。结脑时脑脊液中以 IgG 增高为主，化脓性脑膜炎时 IgG 及 IgM 增高，病毒性脑膜炎时 IgG 轻度增高、IgM 不增高。

4. 乳酸盐及乳酸脱氢酶测定

如溶菌酶指数测定、脑脊液抗结核抗体检查、脑脊液 PCR 法查结核抗原等，均有助于鉴别诊断。

（四）其他检查

（1）结核菌素试验阳性对诊断有帮助，但阴性结果亦不能排除本病。

（2）眼底检查在脉络膜上发现结核结节，脑脊液有改变者可以肯定诊断。

（3）血象可见白细胞总数及中性粒细胞比例升高，轻度贫血。血压增快，但也有正常者。

八、治疗

（一）一般治疗

早期患者应住院治疗，卧床休息，供应营养丰富的含高维生素（维生素 A、维生素 D、维生素 C）和高蛋白食物。昏迷者鼻饲，如能吞咽，可试进食。病室要定时通风和消毒，保持室内空气新鲜、采光良好。要注意眼鼻、口腔护理和翻身，防止褥疮发生和肺部坠积性瘀血。

（二）抗结核治疗

抗结核药物宜选择渗透力强、脑脊液浓度高的杀菌剂，治疗过程中要观察毒副反应，尽可能避免毒副反应相同的药物联用。

目前常用的联用方案有：①异烟肼（INH）、链霉素（SM）和乙胺丁醇（EMB）或对氨水杨酸；②INH、利福平（RFP）和 SM；③INH、RFP 和 EMB。

具体用法、剂量、疗程为：INH，成人每日 8 ～ 12 mg/kg，儿童每日 15 ～ 25 mg/kg。SM，成人 0.75 ～ 1.0 g/d，儿童每日 20 ～ 30 mg/kg（最大不超过 1.0 g/d）。RFP，成人 0.45 ～ 0.6 g/d，儿童每日 10 ～ 20 mg/kg。PZA，成人 1.5 ～ 2.0 g/d，儿童每日 30 ～ 40 mg/kg。EMB，成人 0.75 ～ 1.0 g/d，儿童一般不用。儿童药物用量最大不超过成人量，幼儿慎用 SM。

（三）肾上腺皮质激素的应用

肾上腺皮质激素能抑制炎症反应，有抗纤维组织形成的作用；能减轻动脉内膜炎，从而迅速减轻中毒症状及脑膜刺激征；能降低脑压，减轻脑水肿，防止椎管阻塞。其为抗结核药物的有效辅助治疗，一般早期应用效果较好。可选用泼尼松每日 1 ～ 2 mg/kg 口服，疗程为 6 ～ 12 周，病情好转后 4 ～ 6 周开始逐渐减量至停药。或用地塞米松每日 0.25 ～ 1 mg/kg 分次静脉注射。急性期可用氢化可的松每日 5 ～ 10 mg/kg 静脉滴注，3 ～ 5 d 后改为泼尼松口服。

（四）对症治疗

1. 脑压增高

（1）20% 甘露醇 5 ～ 10 mL/kg 快速静脉注射，必要时 4 ～ 6 h 后重复 1 次；或 50% 葡萄糖液 2 ～ 4 mL/kg 静脉注射，与甘露醇交替使用。

（2）乙酰唑胺每日 20 ～ 40 mg/kg，分 2 ～ 3 次口服，服用 3 d、停 4 d。

（3）必要时脑室穿刺引流，每日不超过 200 mL，持续 2 ～ 3 周。

2. 高热、惊厥

可应用常规退热、抗惊厥药。

3. 调节电解质

因呕吐、入量不足、脑性低钠血症时应补足所需的水分和钠盐。

（五）鞘内用药

对晚期严重患者，脑压高、脑积水严重、椎管有阻塞以及脑脊液糖持续降低或蛋白持续增高者，可考虑应用鞘内注射。注药前宜放出与药液等量脑脊液。常用药物为地塞米松，2 岁以下每次 0.25 ～ 0.5 mg，2 岁以上每次 0.5 ～ 5 mg，用盐水稀释成 5 mL，缓慢鞘内注射，隔日 1 次，病情好后每周 1 次，7 ～ 14 次为一疗程，不宜久用。INH 能较好地渗透到脑脊液中达到有效浓度，一般不必用作鞘内注射，对严重晚期患者仍可采用，每次 25 ～ 50 mg，隔日 1 次，用 7 ～ 14 次，好转后停用。

九、预防

（一）控制传染源

与结核病患者密切接触是发生结脑的一个重要途径，所以隔离家庭中的结核病患者是一个重要措施。同时，必须积极治疗结核病患者，如有开放性结核病患者，应该住院隔离治疗，直至痰菌转阴。对托儿所、幼儿园的保育人员和小学校教职员工定期体检，及时发现和隔离传染源，能有效地减少小儿结核感染机会。

（二）切断传播途径

家庭居室保持通风或空气流通，幼托学校教室定期消毒，结核病患者痰分泌物充分消毒，避免与结核病患者的密切接触等，是减少结核病传播的有效措施。

（三）保护易感人群

事实证明卡介苗接种预防小儿结脑发生是有效的方法之一。保证婴幼儿的卡介苗接种，并定期对小儿加强接种，可保证最易感人群免疫感染。对 1 ~ 3 岁有结核病密切接触史且未接种过卡介苗的儿童，如有疑似症状或微热，或结核菌素试验强阳性，应给予是 INH 和 RFP 预防性治疗。

十、预后

近年来由于诊断方法的改进和化疗方案的发展、不断完善，结脑的预后大为改观。早期合理治疗可以完全治愈。其治愈标准是：①临床症状、体征完全消失，无后遗症；②脑脊液检查正常；③疗程结束后随访观察 2 年无复发。如诊断不及时，治疗不合理，或患儿年龄太小、病变太严重等，仍有较高（15% ~ 36%）的病死率。在治疗随访过程中发现复发患者，再行合理治疗，仍可改善预后。

微信扫码
◆临床科研
◆医学前沿
◆临床资讯
◆临床笔记

第四章

肺部及胸膜感染

第一节　急性气管支气管炎

一、定义及概况

急性气管支气管炎（acute tracheobronchitis）是由生物、物理、化学刺激或过敏等因素引起的气管支气管黏膜的急性炎症。临床主要症状有咳嗽和咳痰。常见于寒冷季节或气候突变时。也可由急性上呼吸道感染蔓延而来。

二、病因

（一）微生物

可由病毒、细菌感染致病。常见病毒为腺病毒、流感病毒（甲、乙）、冠状病毒、鼻病毒，单纯疱疹病毒呼吸道合胞病毒和副流感病毒。常见细菌为流感嗜血杆菌、肺炎链球菌、卡他莫拉菌等，衣原体和支原体感染有所增加。也可在病毒感染的基础上继发细菌感染。

（二）物理、化学因素

过冷空气、粉尘、刺激性气体或烟雾（如二氧化硫、一氧化氮、氨气、氯气等）的吸入，对气管－支气管黏膜引起急性刺激和损伤。

（三）变态性反应

常见的吸入致敏原包括花粉、有机粉尘、真菌孢子等；或对细菌蛋白质的过敏，引起气管－支气管炎症反应。

三、发病机制

气管、支气管的黏膜有纤毛并分泌黏液，具有清除异物的功能。气道分泌物中尚有非特异性的酶，如干扰素，能抑制病毒的复制。乳铁蛋白有抑菌作用。气管黏膜的浆细胞和淋巴细胞还能分泌分泌型IgA，在补体和溶酶体存在下，有灭菌和中和病毒的作用。

当人体遇寒、受凉和过度疲劳时，可削弱呼吸道的生理性防御功能和机体的免疫功能而发病。

近年来有人注意到急性支气管炎与气道高反应性之间的关系。在复发性急性支气管炎的患者其哮喘轻度发作较正常人群为多。反之，急性支气管炎患者既往亦多有支气管哮喘或特异质病史，提示支气管痉挛可能是急性支气管炎患者咳嗽迁延不愈的原因。

四、病理

气管、支气管黏膜发生急性炎症，黏膜充血、水肿、黏液腺体肥大，分泌物增加并有淋巴细胞、中性粒细胞浸润，纤毛上皮细胞损伤、脱落，炎症消退后，气管、支气管黏膜的结构和功能可恢复正常。

五、临床表现

（一）常见表现

起病较急，常先有急性上呼吸道感染症状。

1. 症状

全身症状一般较轻，可有发热，38℃左右，多于 3 ~ 5 天降至正常。咳嗽、咳痰，先为干咳或少量黏液性痰，随后可转为黏液脓性或脓性，痰量增多，咳嗽加剧。咳嗽、咳痰可延续 2 ~ 3 周才消失，如迁延不愈，可演变成慢性支气管炎。

2. 体征

体征不多，呼吸音常正常，可以在两肺听到散在干、湿性啰音。啰音部位不固定，咳嗽后可减少或消失。

（二）非典型表现

1. 咯血

少部分患者可以出现痰中带血。

2. 如支气管发生痉挛

可出现程度不等的气促，伴胸骨后发紧感，肺部可闻及哮鸣音。

六、实验室检查及器械检查

周围血中白细胞计数和分类多无明显改变。细菌感染较重时，白细胞总数和中性粒细胞增高，痰培养可发现致病菌。X 线胸片检查，大多数表现正常或仅有肺纹理增粗。

七、诊断与鉴别诊断

根据病史、咳嗽和咳痰等呼吸道症状以及两肺散在干、湿性啰音等体征，结合血象和 X 线胸片检查，可作出临床诊断，进行病毒和细菌检查，可确定病因诊断。本病需与流行性感冒、其他急性上呼吸道感染、支气管肺炎、肺结核、肺癌、肺脓肿、麻疹、百日咳等多种疾病鉴别。

（一）流行性感冒

起病急，有流行病史，除呼吸道症状外，全身症状如发热、头痛明显，病毒分离和补体结合试验阳性可鉴别。

（二）上呼吸道感染

鼻塞、流涕、咽痛等症状明显，无咳嗽、咳痰，肺部无异常体征。

（三）支气管哮喘

急性支气管炎患者如伴有支气管痉挛时，可出现吼喘，应与支气管哮喘相鉴别，后者有发作性呼吸困难、呼气费力、喘鸣及满肺哮鸣音及端坐呼吸等症状和体征。

八、治疗

（一）一般治疗

休息、保暖、多饮水、补充足够的热量。

（1）注意保证充足的睡眠和适当的休息，发病时应增加日间卧床休息时间，调整好饮食，保证足够的能量摄入。

（2）注意大量地饮水，水是痰液的最好的生理稀释剂，每日最少饮水 2.0L。如有发热，在此基础上还需增加。

（3）保持居室的温度适宜，空气新鲜，避免呼吸道的理化性刺激（如冷空气、灰尘、刺激性气味等）。

（二）抗菌药物治疗

根据感染的病原体及药物敏感试验选择抗菌药物治疗。一般未能得到病原菌阳性结果前，可选用大环内酯类、青霉素类、头孢菌素类和喹诺酮类等药物。

（三）对症治疗

咳嗽无痰，可用右美沙芬、喷托维林（咳必清）或可待因。咳嗽有痰而不易咳出，可选用盐酸氨溴索、溴己新（必嗽平）等，也可雾化帮助祛痰。发生支气管痉挛时，可用平喘药如茶碱类、β_2受体激动药等。发热可用解热镇痛药。

九、预防

增强体质，防止感冒。改善劳动卫生环境，防止空气污染，净化环境。清除鼻、咽、喉等部位的病灶。

第二节　肺炎球菌肺炎

肺炎球菌肺炎是由肺炎链球菌引起的肺部急性炎症，是院外感染的一种最常见细菌性肺炎。本病多发生于冬春季节，常见诱发因素为上呼吸道感染、受凉、麻醉和酒精中毒等。主要病理变化为肺泡的渗出性炎症和实变，病变多呈叶、段分布，严重者可累及数叶。目前由于抗菌药物的广泛应用，大叶实变已很少发现，临床上以轻型和不典型病例多见。

一、诊断要点

1. 病史与症状

起病急骤，有寒战、高热（可达39～40℃）等毒血症症状。呼吸道症状有咳嗽、咳痰，典型者咳铁锈色痰；多数有胸痛，一般位于病变部位，但如为下叶肺炎可放射至肩部或上腹部。部分病例可有恶心、呕吐等消化道症状。严重感染可发生周围循环衰竭，称为休克型（或中毒性）肺炎。

2. 体征

呈急性病容，有时口唇周围出现单纯疱疹，心率加快。胸部体征早期不明显或仅有患侧呼吸动度减弱、呼吸音减低和胸膜摩擦音；实变期可有典型体征如叩诊呈浊音、语颤增强和支气管呼吸音；消散期出现湿啰音。

3. 实验室检查

（1）血白细胞计数增加，一般在（15～30）×10^9/L，中性粒细胞多在0.8以上，并有核左移。年老体弱或严重病例白细胞计数可不增加，但中性粒细胞比例增高，可见毒性颗粒。

（2）细菌学检查：痰涂片革兰染色可见成对或短链状排列的阳性球菌，并伴有多量中性粒细胞或细菌位于白细胞内者有诊断意义，痰培养可助确诊。治疗前做血培养约有20%～25%为阳性，对估计预后有帮助。

（3）特异性多糖体测定：用对流免疫电泳方法在痰或其他标本（血清、胸液、脑脊液）中测出肺炎球菌多糖荚膜抗原，可做出诊断。该项技术在1h内可获得结果，有助于快速诊断。

（4）血气分析：病变广泛时，有动脉血氧分压下降及二氧化碳分压下降，原有慢性阻塞性肺疾患的患者二氧化碳分压可上升。

4. 胸部X线检查

早期表现为肺纹理增多、增深，或局限于一个肺段的淡薄阴影，透视下容易漏诊。典型表现为大片均匀致密阴影，呈叶、段分布。近年以肺段性病变多见，一般为单叶性，累及两个肺叶或双侧多发性肺段炎症少见。至消散期阴影密度减低，变为散在不均匀片状阴影，一般在2～3周内阴影消散，老年患者消散较慢，可达3周以上。

5. 并发症

目前尚不多见。①发现病程延长或在治疗过程中又出现寒战、体温升高、白细胞持续上升时，应考虑有并发症的可能，如脓胸、脑膜炎、心包炎、败血症等；②患有严重的 3 型肺炎球菌肺炎时可能并发肺脓肿；③肺炎延迟消散多见于老年患者及原有慢性心肺疾患等患者；④感染性休克，系因严重的肺炎毒血症所引起，称为休克型肺炎或中毒性肺炎，患者表现烦躁不安、面色苍白、四肢厥冷、神志模糊、嗜睡或昏迷，血压降至 10.6/6.7kPa（80/50mmHg）以下，甚至测不出，心率增快而心音微弱，有尿少或无尿。

6. 鉴别诊断

目前临床所见的肺炎球菌肺炎不典型病例较多，应注意鉴别。

（1）急性胃肠炎：部分肺炎球菌肺炎患者可有呕吐、腹泻等消化道症状，应注意与急性胃肠炎鉴别。

（2）急腹症：下叶的肺炎球菌肺炎刺激膈肌可引起上腹部或肩部疼痛，应注意与急性胆囊炎、阑尾炎鉴别。

（3）浸润型肺结核：早期肺炎 X 线表现为淡薄阴影时应与肺结核鉴别。

（4）阻塞性肺炎：肺炎球菌肺炎的 X 线表现，有时应与肺并发的阻塞性肺炎相鉴别。

（5）并发休克时应与其他感染性休克疾病鉴别。

二、治疗

1. 一般治疗

卧床休息，进易消化饮食，高热患者用物理降温，有缺氧症状者给鼻导管吸氧。

2. 抗菌药物治疗

首选青霉素，一般用青霉素 G80 万 U，2 ~ 3 次 /d，肌内注射。重症病例可加大剂量并用静脉滴注，疗程一般 7 ~ 10d，或于体温降至正常 3d 后停用。对青霉素过敏的患者可用红霉素 1.2 ~ 1.8g/d，分次静脉注射或口服，或洁霉素（林可霉素）1.2g/d，分次肌内注射或静脉滴注，或用 SMZ–TMP 1g，2 次 /d，口服。耐药菌株可选用头孢菌素类抗生素，但目前国内耐青霉素 G 的肺炎球菌极少。

3. 并发症治疗

如有脓胸应反复抽液冲洗，并在胸腔内注入 40 万 ~ 80 万 U 青霉素 G，必要时外科引流。有脑膜炎时除用大剂量青霉素 G（1 000 万 U）静脉滴注外，并可考虑鞘内给药。

4. 对糖尿病肾病、拟进行器官移植等易感患者治疗方案

对该类患者可注射多型组合的纯化荚膜抗原疫苗进行预防，保护期可达 1 年。

第三节　金黄色葡萄球菌肺炎

葡萄球菌肺炎主要是由金黄色葡萄球菌所引起的急性肺部感染，院内感染的肺炎已有耐甲氧苯青霉素和耐苯甲异噁唑青霉素的金葡菌株（MRSA 和 ORSA）。金葡菌肺炎分原发（吸入）性与继发（血源）性两类。前者经呼吸道感染，多见于婴幼儿，成人多发生于流感患者；后者多来自皮肤感染或手术感染，经血行播散至肺。主要病理变化为化脓性炎症，有单个或多发性脓腔，可有气囊肿，累及胸膜并发脓胸或脓气胸。

一、诊断要点

1. 病史与症状

起病急骤。原发性肺炎可先有感冒样症状，继而多次寒战、高热、胸痛、咳嗽，开始咳黄色黏痰，随即转为脓性痰或脓血性痰，痰量较多，并很快出现呼吸困难和发绀，严重者可伴有周围循环衰竭。如发生于原有流感患者时，则有高热不退、伴全身衰弱、呼吸急促、脓血痰等症状。血源性肺炎常以寒战、高热、谵妄等败血症症状为突出表现，有皮肤或手术感染病史，呼吸道症状于数日后才出现，痰量不多，很少咯血。

2. 体征

急性重病容，严重患者可有神志模糊或昏迷、血压下降，皮肤或身体其他部位有化脓性病灶。肺部体征早期不明显，当有大片支气管肺炎或脓肿形成时可闻及湿啰音，但很少有实变体征。血源性肺炎肺部体征多不明显，如并发脓胸时则呼吸音减低或消失。

3. 实验室检查

（1）血白细胞计数增加，一般为（15～25）×10^9/L，可高达 $50×10^9$/L，中性粒细胞百分比增高，核左移，并有中毒性颗粒。

（2）细菌学检查：痰涂片革兰染色可见大量葡萄串状阳性球菌，白细胞内有革兰氏阳性球菌有诊断意义。痰培养有大量金黄色葡萄球菌生长，凝固酶阳性有助于诊断。血源性肺炎血培养半数可呈阳性。应在用药前进行 3～4 次血培养，每次相隔 0.5～1h，已用抗菌药物者在高热时采血培养 2～3 次，最好弃掉血清留血块做培养。

（3）胞壁酸抗体（磷壁酸抗体）测定：用对流免疫电泳法测定血清抗体滴度 ≥ 1：4 为阳性。一般于感染后 7～12d 出现，有辅助诊断价值。

（4）血气分析：可有动脉血氧分压下降及动脉血二氧化碳分压下降。

4. 胸部 X 线检查

原发性肺炎早期呈大片絮状、浓淡不匀的阴影，成节段或大叶分布，亦有成小叶样浸润，病变在短期内变化很大，出现空洞或蜂窝状改变。血源性肺炎表现为两肺多发性片状或球形阴影，典型者有多发性小的液平空洞。气囊肿是本病特征性 X 线表现，为大小约 1～6cm 的薄壁气囊。部分病例有脓胸或气胸、脓气胸 X 线征象。

5. 并发症

以脓胸多见，气胸也较常见，少数病例可发生心包炎、脑膜炎。

二、治疗

1. 一般治疗

卧床休息，加强营养及支持治疗。有气急者给予鼻导管吸氧。如动脉血氧分压明显下降，出现 I 型呼吸衰竭时则要提高吸氧浓度，或用面罩、呼吸机给氧。

2. 抗菌药物治疗

对青霉素 G 敏感的院外感染患者，用青霉素 G80 万 U，每 6h 一次，肌内注射，或 240～400 万 U/d，静脉滴注。对耐青霉素 G 的金葡菌感染，可用苯甲异噁唑青霉素（新青 II）或邻氯苯甲异噁唑青霉素 6～12g/d，分次肌内注射或静脉滴注；亦可用头孢噻吩 2～4g/d，或头孢呋肟（西力欣）3g/d，分 2～4 次静脉注射或静脉滴注。对青霉素及头孢菌素过敏的患者可用红霉素 1.2～1.5g/d，或洁霉素（林可霉素）1.2g/d，分次静脉滴注。对 MRSA 及 ORSA 引起的金葡菌肺炎，或对 β-内酰胺类抗生素耐药的金黄色葡萄球菌（BLARS）感染的肺炎则宜选用万古霉素，1～2g/d，分 2～3 次静脉滴注，但此药可引起静脉炎、皮疹、发热、耳聋及肾脏损害等毒副作用，最好进行药物浓度监测，以保持安全浓度范围（< 20μg/mL）；亦可用头孢氰唑氧（先锋美他醇）治疗耐药金葡菌感染，用量 1～2g/d，分次静脉滴注；严重感染如单用万古霉素无效时，可加用利福平 600mg/d，口服。血源性金葡菌肺炎宜用新青霉素 II、头孢菌素、万古霉素及氨基糖苷类等杀菌剂，并联合用药。氨基糖苷类抗生素一般选用庆大霉素 16 万～24 万 U/d 分次静脉滴注，或用丁胺卡那霉素 0.4g/d，分 2 次肌内注射。金葡菌肺炎疗程宜在 6 周左右。

3. 并发症治疗

并发脓胸时应彻底引流。并发气胸肺被压缩 >30% 时，需抽气，必要时行闭式引流。并发脑膜炎时用青霉素 G2000 万 U/d，分次静脉滴注，并可加用鞘内注射，每次 2 万 U，1～2 次/d。

第一节　细菌性痢疾

细菌性痢疾简称菌痢，是由志贺菌属细菌（痢疾杆菌）引起的肠道传染病。临床表现为发热、腹痛、腹泻、里急后重和黏液脓血便，严重者有感染性休克和/或中毒性脑病。其病理特点是浅表性溃疡性结肠炎。

在卫生条件不良时易造成流行。全球每年志贺菌感染人次估计为 1.65 亿。发达国家发病率为 1.8/10 万 ~ 6.5/10 万。我国目前菌痢的发病率仍显著高于发达国家，1994 — 2003 年的监测数据显示总体有逐年下降的趋势，但该病仍是仅次于病毒性肝炎和结核病的重要法定传染病。

一、病原学

痢疾杆菌属于肠杆菌科的志贺菌属，革兰染色阴性，无鞭毛，有菌毛。根据菌体抗原结构及生化反应，的不同，可将痢疾杆菌分为四群 47 个血清型（包括亚型和变种），A 群（志贺菌群）含 12 个血清型，B 群（福氏菌群）含 16 个血清型，C 群（鲍氏菌群）含 18 个血清型，D 群（宋内菌群）含 1 个血清型。

引起菌痢的优势菌群每二、三十年发生一次变迁，20 世纪 40 年代以 A 群为主，50 年代以后 B 群占优势，目前发达国家以 D 群为主，我国以 B 群为主，近年来 D 群有增多趋势，但局部地区仍有 A 群流行。

四型志贺菌均可产生内毒素，是引起发热、毒血症、休克等全身反应的主要因素。A 群还可产生外毒素，又称志贺毒素，有细胞毒、神经毒和肠毒素作用，临床症状较重。

痢疾杆菌在外界的生存力较强，尤以 D 群菌最强，在阴暗、潮湿、冰冻情况下，能生存数周，在粪便中能存活 11 日，水果、蔬菜及污染物上中可存活 1 ~ 3 周，通常温度越低。存活时间越长，但对新洁尔灭、漂白粉、石灰水、过氧乙酸等消毒剂敏感，在 1% 碳酸液中 15 ~ 30 分钟即被杀死。对干燥和热的抵抗力弱，日光直射 30 分钟、加热 56℃ ~ 60℃ 10 分钟可将菌杀死。痢疾杆菌的耐药菌株逐年上升，目前对常用抗菌药物的耐药率已达 70% 以上。耐药性的发生与胞质中带有耐药质粒即耐药因子（R 因子）有关。R 因子可在同种、同属和同科细菌之间传递，导致耐药菌株越来越多，但 R 因子不稳定，可随时间延长而自行消失又成为敏感菌株。因此，有计划、分批合理地交替使用抗菌药是防止痢疾杆菌产生耐药性的有效措施。

二、流行病学

（一）传染源
患者和带菌者为传染源，其中轻型患者、慢性患者及带菌者不易被发现，作为传染源的意义更大。

（二）传播途径
粪 – 口传播为主要途径。痢疾杆菌随粪便排出，直接或间接（苍蝇、蟑螂）污染食物、水源、手及生活用品。经口感染。

（三）人群易感性
人群普遍易感，病后可获得短暂免疫力，不同群、型之间无交叉免疫，故易重复感染。

（四）流行特征

一年四季均可发病，但以夏秋季多见。一般呈散发，时有流行，儿童和青壮年发病率较高。儿童和农民发患者数较多，0～10岁儿童占总发病数的40%以上，水和食物污染引起的暴发时有发生。

三、发病机制

痢疾杆菌经口进入人体后是否发病，取决于细菌数量、致病力和人体抵抗力。目前认为痢疾杆菌致病必须具备三个条件：①具有光滑型脂多糖（LPS）O抗原；②具有能侵袭上皮细胞并在其中繁殖的基因编码；③侵袭、繁殖后能产生毒素。

痢疾杆菌主要靠侵袭力和毒素致病。机体抵抗力正常时，痢疾杆菌经口入胃后，大部分可被胃酸杀死，即使侵入肠道也可被肠道正常菌群和分泌型IgA排斥，阻止其对肠黏膜上皮细胞的吸附而不发病。当机体抵抗力降低时，痢疾杆菌借菌毛作用黏附在肠黏膜上皮细胞表面并侵入上皮细胞和固有层内繁殖，引起肠黏膜炎症反应，使固有层小血管痉挛，导致局部黏膜缺血缺氧，上皮细胞变性、坏死、脱落而形成浅表溃疡，出现腹痛、腹泻及脓血便。因病菌在炎症区内被大量吞噬消灭，极少入血形成菌血症或败血症。

内毒素作用有以下三方面。

（1）作用于肠壁导致通透性增高，促使内毒素吸收入血，引起发热等全身中毒症状，甚至引起感染性休克、神智障碍及中毒型脑病等。

（2）内毒素本身破坏肠黏膜，与细菌共同引起肠黏膜炎症、溃疡，导致黏液脓血便。

（3）内毒素作用于肠壁自主神经系统，使肠道功能紊乱，肠蠕动失调及肠痉挛，尤以直肠和肛门括约肌最明显，引起腹痛、里急后重等症状。

中毒型菌痢的发病机制尚未完全清楚，可能与个体敏感性及应激功能有关。即特异性体质的人由于交感－肾上腺髓质系统被内毒素激活，导致大量儿茶酚胺等多种血管活性物质释放，引起急性微循环障碍，出现感染性休克。部分患者由于内毒素损伤血管壁及激活血管内凝血过程，引起弥散性血管内凝血（DIC），造成重要脏器的功能衰竭，其中以脑组织受损较重者，可出现脑水肿和脑疝等。慢性菌痢的发病机制比较复杂，主要与患者抵抗力低下、原有肠道疾患、肠寄生虫感染或肠道分泌型IgA缺乏、急性菌痢治疗不及时或不彻底、B群或耐药菌株感染等因素有关。

四、病理变化

肠道病变主要发生在乙状结肠和直肠，重者可波及整个结肠和回肠。急性期病变为肠黏膜弥漫性充血、水肿，炎细胞浸润，散在点状出现及黏膜坏死，其表面常有黏液、纤维素及脓性渗出物形成假膜，坏死组织脱落后形成浅表溃疡，病变仅限于固有层，故很少造成肠穿孔。慢性菌痢肠黏膜水肿、肠壁增厚、溃疡边缘可有息肉。中毒型菌痢肠道病变仅有黏膜轻度充血、水肿，但肠外病变较重，如脑组织弥漫性充血、水肿伴点状出血；神经细胞、肾小管上皮细胞等变性、坏死；更严重者可发生多器官功能衰竭等。

五、临床表现

潜伏期1～3天（数小时～7日）。症状的轻重缓急与菌群、菌量、机体状况及反应性有关。A群感染最重，D群感染最轻，B群介于两者之间，但易转为慢性。根据病情轻重和病程长短，可分为以下临床类型。

（一）急性菌痢

1. 普通型（典型）

起病急，畏寒发热，体温可达39℃左右，伴头痛、全身肌肉酸痛、食欲缺乏等，继而腹痛、腹泻。腹痛位于脐周或左下腹，多呈痉挛性、阵发性，便前加重，便后缓解，腹泻初为稀水样便，以后转为黏液脓血便，大便每日十余次至数十次，每次量少，多无粪质，里急后重明显。左下腹可有压痛，肠鸣音亢进。重症患者，尤其是年老体弱者，每日腹泻次数更多，可引起脱水、酸中毒及电解质紊乱，甚至发生休克。病程 1 ~ 2 周，多数患者自然缓解或恢复，少数转为慢性。

2. 轻型（非典型）

全身症状及毒血症状轻，无明显发热或低热，腹泻次数少，每日数次（一般不超过 10 次），为黄色稀便或水样便，可有黏液但无脓血，腹痛轻，无里急后重，病程 4 ~ 5 日后，可不治自愈，亦可演变成慢性。

3. 中毒型

多见于 2 ~ 7 岁儿童，起病突然，寒战高热，体温达 40℃以上，全身中毒症状重，伴精神萎靡、嗜睡、昏迷等，迅速发生呼吸和 / 或循环衰竭，肠道症状轻。灌肠或直肠拭子采集大便，镜检可见白细胞、红细胞。根据临床表现可分为以下三型。

（1）休克型（周围循环衰竭型）：主要表现为感染性休克，早期精神萎靡，面色苍白，四肢湿冷，脉细速，血压正常或偏低，继而出现口唇及指（趾）甲发绀，皮肤花斑，血压下降，少尿或无尿及不同程度的意识障碍等；肺循环障碍可引起肺水肿或呼吸困难。

（2）脑型（呼吸衰竭型）：因脑血管痉挛引起脑缺血、脑水肿、颅内压增高或脑疝，早期即有面色苍白、嗜睡、反复惊厥、很快进入昏迷、瞳孔大小不等或忽大忽小，对光反射迟钝或消失，呼吸节律不整，深浅不匀，双吸气、叹气样呼吸或呼吸暂停等，常因呼吸衰竭而死亡。

（3）混合型：兼有以上两型表现，病情最为严重。

（二）慢性菌痢

病程超过两个月以上者为慢性菌痢，可分为三型。

1. 慢性迁延型

腹痛、腹泻症状时轻时重，时有时无，或腹泻与便秘交替出现。大便常有黏液及脓血，左下腹可触及增生的条索状物并有压痛。因长期食欲缺乏，腹泻可导致贫血、营养不良及维生素缺乏等。

2. 急性发作型

慢性菌痢患者，因受凉、劳累、进食生冷食物等，可导致急性发作，表现为腹痛、腹泻、里急后重和黏液脓血便，但发热等毒血症症状少见。

3. 慢性隐匿型

一年内有菌痢史，无临床症状，但乙状结肠镜检查发现慢性菌痢的肠道病变或便培养有痢疾杆菌。

六、实验室及其他检查

（一）血常规

急性期白细胞总数及中性粒细胞数均增高，慢性期白细胞多正常，红细胞及血红蛋白可降低。

（二）粪便常规

外观为黏液脓血便，量少，可无粪质，无恶臭。镜检有大量脓细胞或白细胞（在高倍镜下每个视野超过 15 个）、少量红细胞，如发现巨噬细胞更有助于诊断。

（三）病原学检查

细菌培养出痢疾杆菌为确诊依据。用抗菌药物前取新鲜粪便的黏液脓血部分及时送检，勿与尿液相混，早期和反复多次培养，可提高阳性率，并应做菌群鉴定和药敏试验，为流行病学调查及治疗提供参考。采用核酸杂交或 PCR 检测病原体核酸，具有灵敏度高、特异性强、快速简便等优点，但检测条件要求较高，目前尚未广泛应用。

（四）乙状结肠镜检查

急性期一般不做，以免导致肠穿孔，慢性患者可见结肠黏膜轻度充血、水肿，黏膜粗糙呈细颗粒状，有浅表溃疡、息肉、瘢痕。取溃疡部位渗出物作细菌培养，阳性率高。

（五）血清学检查

近年来国内外采用荧光抗体染色法、玻片固相抗体吸附免疫荧光技术、对流免疫电泳法等，有助于早期诊断，但临床上尚未广泛应用。

七、并发症

（一）痢疾杆菌败血症

临床少见。多见于发病后 1 ~ 2 天，是痢疾杆菌感染的重要并发症，其主要表现为持续高热、腹痛、腹泻、恶心及呕吐，大便为黏液水样便或黏液脓血便，多有严重脱水。有嗜睡、昏迷、惊厥，也可有麻疹样、紫癜样皮疹，肝脾肿大。病死率高，确诊有赖于血培养。

（二）其他少见并发症

溶血尿毒综合征（HUS）、反应性关节炎、瑞特（Reiter）综合征（表现为眼炎、尿道炎和关节炎，其中关节炎症状长达数年）等。

八、诊断

（一）流行病学资料

夏秋季有菌痢患者接触史或不洁饮食史等。

（二）临床表现

起病急，发热、腹痛、腹泻、里急后重和黏液脓血便，易于诊断；不典型患者仅有黏液稀便，应取粪便镜检。有高热、反复惊厥、迅速出现休克或呼吸衰竭而肠道症状很轻，甚至无腹泻，肠鸣音亢进者应考虑中毒型菌痢，应及时作肛拭子或灌肠取粪便检查。

（三）实验室检查

1. 粪便检查

镜检有白细胞或脓细胞不低于 15/HP（400 倍），少量红细胞和巨噬细胞可诊断，确诊需依靠粪便细菌培养痢疾杆菌阳性。慢性患者可做乙状结肠镜检以助诊断。

2. 血象

急性期白细胞总数及中性粒细胞数均增高。

（四）其他检查

乙状结肠镜检查、钡剂灌肠 X 线检查或纤维结肠镜检查等。

九、鉴别诊断

（一）急性菌痢应与下列疾病鉴别

1. 急性阿米巴痢疾

呈散发，起病缓慢，少有发热，大便次数少，量中等，为暗红色果酱样粪便，有腐败腥臭味，无里急后重。粪便镜检红细胞成堆，白细胞少，可找到溶组织内阿米巴滋养体或包囊。乙状结肠镜检查肠黏膜有散在而边缘深切的溃疡，溃疡间黏膜正常。

2. 其他感染性腹泻

病毒性腹泻好发于秋冬季，婴幼儿多见，多数患者腹泻时已有呼吸道症状，水样便，或有少量黏液，大便镜检无红、白细胞。粪便标本用电镜或免疫学方法查到病毒或病毒抗原可确诊。其他细菌引起的腹泻，如侵袭性大肠杆菌、沙门菌、空肠弯曲菌、副溶血弧菌、耶尔森菌等，症状与菌痢相似，需依靠病原学进行确诊。

3. 急性出血性坏死性肠炎

儿童和青少年多见，起病急、发热、腹痛剧烈，多为持续性疼痛，阵发性加剧，位于脐周或上腹部。大便呈血性恶臭。短期可出现贫血、休克。粪便中常混有坏死组织，镜检以红细胞为主。

（二）中毒型菌痢

1. 脑型

应与流行性乙型脑炎鉴别。中毒型菌痢起病更为凶猛，发展快，迅速出现感染性休克或脑部症状，直肠拭子取便镜检有白细胞与红细胞，粪培养痢疾杆菌阳性。而流行性乙型脑炎多在发病 2～3 日后出现抽搐、昏迷等，常伴有脑膜刺激征，脑脊液检查异常。很少出现周围循环衰竭，乙脑特异性 IgM 抗体阳性。

2. 休克型

应与其他感染性休克相鉴别，如休克型流行性脑脊髓膜炎、败血症等。流行性脑脊髓膜炎常有皮肤瘀点和瘀斑，败血症常有原发病灶。

（三）慢性菌痢

应于下列疾病鉴别。

1. 直肠癌及结肠癌

多见于 40 岁以上的患者，常有腹泻、血性便、消瘦、贫血等，如继发感染，则可出现发热、脓血样便。抗菌药物治疗无效者，均应作直肠指诊及乙状结肠镜检查，高位者钡剂灌肠或纤维结肠镜检查可协助诊断。

2. 非特异性溃疡性结肠炎（克罗恩病）

病程迁延。反复发作，腹痛、腹泻、脓血便，以血为主，便培养无痢疾杆菌，抗菌治疗无效。乙状结肠镜检查可见肠黏膜松弛，脆性增强，极易出血，并可见深浅不一的散在溃疡。此外，慢性菌痢还应与慢性血吸虫病、肠道菌群失调、肠息肉等鉴别。

十、预后

急性菌痢大多 1～2 周痊愈，少数转为慢性或带菌者。婴幼儿及年老体弱者，病情一般较重，预后较差。中毒型菌痢可危及生命。

十一、治疗

（一）急性菌痢

1. 一般及对症治疗

急性期卧床休息，消化道隔离至症状消失后 1 周或粪便培养连续 2 次阴性。饮食以流质、半流质为主，忌食刺激性及多渣食物。症状重不能进食者可补充水分，鼓励患者多饮淡盐水或口服补盐液，必要时可静脉补液。高热时以物理降温为主，或给阿司匹林 0.5 g，3/d 口服。腹痛时可给解痉药如颠茄 8 mg，3/d 口服，或 654-2，每次 10 mg，3/d 口服，腹痛严重者给予阿托品 0.5 mg，即刻皮下注射。

2. 病原治疗

应根据当地菌株的药物敏感情况选择用药，并有计划地定期轮换，疗程 5～7 天，目前最常用的抗菌药物有以下几种。

（1）喹诺酮类：对痢疾杆菌有较强的杀菌作用，与各种抗菌药物无交叉耐药，可作为首选。诺氟沙星成人每次 0.2～0.4 g。2～3 次/d，口服；环丙沙星成人每次 0.2～0.4 g，2 次/d 口服或静脉注射；左旋氧氟沙星成人 0.2 g，2 次/d，口服或静脉注射。疗程为 5～7 天。喹诺酮类药物毒副作用小，但可有胃肠道反应及皮疹，且影响骨骼发育，故孕妇和哺乳妇女及儿童不宜应用。

（2）其他抗菌药物：庆大霉素成人每日 16 万～24 万 U，儿童每日 3 000～5 000 U/kg，分 2～3 次肌内注射或口服；阿米卡星成人 0.2～0.4 g，2 次/d，儿童每天 10 mg/kg，分两次肌内注射。毒副作用主要为肾及听神经损害，孕妇、婴幼儿及肾功能不全者忌用。重症患者如中毒型菌痢患者，可选用头孢噻肟、头孢曲松等三代头孢菌素静脉滴注。

（3）磺胺类：可选用复方磺胺甲基异噁唑（复方新诺明），成人每次 2 片，2/d，儿童酌减。孕妇、肝肾功能不全者慎用，对磺胺过敏或白细胞明显减少者禁用。

（二）中毒型菌痢

病势凶险，病死率高，必须立即采取以对症治疗和敏感抗菌药物大剂量及时使用为主的综合抢救措施。

1. 病原治疗

控制感染是救治中毒型菌痢的主要环节，选用敏感、较强的抗菌药物静脉滴注，成人抗菌药物同急性菌痢，可联合两种有效抗生素静点，病情好转后改为口服。儿童目前临床常用的第三代头孢菌素有头孢他啶及头孢噻肟，每日 30 ～ 100 mg/kg，分 1 ～ 2 次给予。

2. 抗休克治疗

（1）扩充血容量：是纠正休克的重要措施。扩容治疗原则上晶体、胶体交叉输注，常用扩容液体有低分子右旋糖酐、羟乙基淀粉（706 代血浆）、生理盐水、平衡盐液、葡萄糖液等。低分子右旋糖酐滴速宜较快（4h 内），每日用量不超过 1 000 mL。输液速度应先快后慢，液体量宜先多后少，先用等张液，以后逐渐减少电解质张力，有尿后补钾，力争在数小时内改善微循环，逆转休克，补液过程中如出现心率增快、肺底有湿啰音等，应限制输液量，减慢输液速度，并使用强心药和扩血管药。

（2）纠正酸中毒：休克常伴有代谢性酸中毒，而酸中毒又可加重微循环障碍。应及时纠正酸中毒，以提高心肌收缩力，改善微循环，防止 DIC 的发生。常用碱性溶液有 5% 碳酸氢钠为首选，先给成人每次 250 mL，儿童每次 5 mL/kg，静脉滴注，以后根据血气分析结果和临床资料合理调整。

（3）血管活性药物：经扩容、纠酸后，休克仍未纠正者，可用血管活性药物。休克早期给血管扩张药，以解除血管痉挛。常用药物有：①异丙肾上腺素 0.1 ～ 0.2 mg/100 mL。成人每分钟 2 ～ 4 μg，儿童每分钟 0.05 ～ 0.2 μg/kg，心率应维持在 120 次 / 分（儿童 140 次 / 分）以下。其不良反应为引起心律失常，故冠心病和心律失常者禁用。②多巴胺 10 ～ 20 mg/100 mL。静脉滴注，滴速每分钟 2 ～ 5 μg/kg，有时会引发心律失常、头痛、高血压。③阿托品每次成人 0.3 ～ 0.5 mg/ 次，儿童每次 0.03 ～ 0.05 mg/kg，每 10 ～ 30 分钟静脉注射 1 次，至面色发红、四肢转暖、血压回升后停药，如连用 10 次以上无效，改用他药。其不良反应是使瞳孔扩大致视力模糊、兴奋躁动、心律增快及尿潴留等，青光眼患者禁用。④山莨菪碱（654-2）每次 0.3 ～ 0.5 mg/kg，用法同阿托品，但毒副作用较轻。⑤苄胺唑啉（酚妥拉明）每次 5 ～ 10 mg（儿童 0.1 ～ 0.2 mg/kg），加入 500 ～ 1 000 mL 葡萄糖液体中，静脉滴注，开始宜慢，以后根据反应调整滴速，可解除小血管痉挛，改善肺循环，防治肺水肿。

缩血管药物多用于暖性休克或冷休克应用扩血管药物病情不见好转者，短期使用可以增加静脉回流量和心搏出量，以维持心、脑等重要脏器的血液供应，可用间羟胺（阿拉明）10 ～ 20 mg/100 mL 静脉滴注，滴速每分钟 20 ～ 40 滴，也可同时加多巴胺；去甲肾上腺素 0.5 ～ 1.0 mg/100 mL，滴速每分钟 4 ～ 8 μg；多巴酚丁胺每分钟 2.5 ～ 10 μg/kg，小剂量有轻度缩血管作用，肥厚型心肌病患者禁用，去甲肾上腺素与多巴酚丁胺联合应用是治疗感染性休克最理想的血管活性药物。临床可将血管收缩药物与血管扩张剂联合使用。

（4）肾上腺皮质激素：应用肾上腺皮质激素可减轻毒血症，解除小血管痉挛，改善微循环，增加心肌收缩力，对纠正休克有利。成人地塞米松每日 10 ～ 40 mg；或甲基泼尼松龙每日 160 ～ 320 mg，每隔 6 ～ 8 小时给药一次，静脉滴注。

3. 对症治疗

（1）高热惊厥：高热可用物理降温、口服小量阿司匹林等；惊厥可用地西泮，成人 10 ～ 20 mg/ 每次，小儿每次 0.1 ～ 0.3 mg/kg 肌内注射，或水合氯醛保留灌肠。效果不佳时，可用亚冬眠疗法，氯丙嗪和异丙嗪各 1 ～ 2 mg/kg 肌内注射，使体温在 2 小时内降至 37℃左右，以后每 4 ～ 6 小时给药 1 次。亚冬眠时间不超过 12 ～ 24 小时。

（2）脑型：呼吸衰竭由脑水肿、颅内压增高引起，应及时静脉滴注 20% 甘露醇，每次 1 ～ 2 g/kg，必要时每隔 6 ～ 8 小时重复 1 次，并保持呼吸道通畅、吸氧、给呼吸兴奋剂等。

（三）慢性菌痢

可采用全身与局部相结合的治疗原则。

1. 一般治疗

指导患者生活要有规律，适当锻炼，进食少渣、易消化、富营养、无刺激性的食物，并注意劳逸结合，积极治疗胃肠道慢性疾病和肠寄生虫病，对病情重、营养不良者可输血。

2. 病原治疗

根据药敏试验结果或以往用药史，选择有效抗菌药物联合治疗，疗程 10 ～ 14 日 / 疗程，必要时可重复 2 ～ 3 个疗程；或采用有效抗菌药物轮换疗法。肠黏膜病变若长期不愈者，可采用 0.5% 卡那霉素、0.3% 的黄连素、5% 大蒜浸液或喹诺酮类药 1 g/ 次，每次 100 ～ 200 mL，每晚保留灌肠 1 次，10 ～ 14 日为 1 个疗程，灌肠液内可加入泼尼松 20 mg 可减轻肠道刺激；加中药锡类散或绿袍散可促进溃疡愈合；加小量地塞米松可增加药物渗入减轻肠道过敏。治疗过程中应注意菌群失调症和肠功能紊乱的发生，并及时给予处理。

十二、预防

主要措施为切断传播途径。

（一）管理传染源

应尽早发现患者，隔离治疗至症状消失后 1 周或粪便培养两次阴性。从事饮食、供水等服务行业人员应定期作粪便培养，发现带菌者应积极治疗并暂时调离工作岗位。

（二）切断传播途径

做好三管一灭（饮水、食品、粪便的卫生管理和消灭苍蝇），改善环境及搞好个人卫生，防止病从口入。

（三）保护易感人群

口服多价痢疾减毒活菌苗，可刺激肠黏膜产生特异性分泌型抗体 IgA，免疫力可维持 6 ～ 12 个月。流行期间，口服大蒜、马齿苋、白头翁等也有一定预防效果。

第二节　霍乱

霍乱是由霍乱弧菌引起的急性烈性肠道传染病。临床表现轻重不一，轻者仅有轻度腹泻；典型病例剧烈吐泻大量米泔水样排泄物，并引起严重脱水、酸碱失衡、周围循环衰竭及急性肾衰竭。治疗不及时常容易引起死亡。霍乱属甲类传染病。

一、病原学

霍乱弧菌革兰染色阴性，菌体长 1.5 ～ 2.0 μm，宽 0.3 ～ 0.4 μm，弯曲如逗点状，有一根极端鞭毛，其长度为菌体的 4 ～ 5 倍。该菌运动活泼，在暗视野悬滴镜检中可见穿梭运动，粪便直接涂片检查可见呈"鱼群"样排列的弧菌。

霍乱弧菌在碱性（pH 8.8 ～ 9.0）肉汤或蛋白胨水中繁殖迅速，表面形成透明菌膜。弧菌在营养琼脂或肉浸膏琼脂培养过夜后，其菌落大、半透明、带灰色。在选择性培养基中弧菌生长旺盛，常用者有胆盐琼脂、硫代硫酸盐 – 枸橼酸盐 – 胆盐 – 蔗糖培养基（TCBS）、亚碲酸盐琼脂等。

霍乱弧菌有耐热的菌体（O）抗原和不耐热的鞭毛（H）抗原。H 抗原为霍乱弧菌属所共有；O 抗原有群特异性和型特异性两种抗原，是霍乱弧菌分群和分型的基础。群的特异性抗原可达 100 余种。以抗原性、致病性等特点，WHO 腹泻控制中心将霍乱弧菌分为三群。

1. O1 群霍乱弧菌

包括古典生物型霍乱弧菌（vibrio cholerde）和埃尔托生物型（vibrio cholerde ELTor biotype）。O1 群的特异抗原有 A、B、C 三种，其中 A 抗原为 O1 群所共有，A 抗原与其他 B 与 C 抗原结合则可分为三型，即：原型 –AC（稻叶，inaba）、异型 –AB（小川，ogawa）和中间型 –ABC（彦岛，hikojima）。

2. 非 O1 群霍乱弧菌

本群弧菌鞭毛抗原同 O1 群，而菌体（O）抗原则不同，不被 O1 群霍乱弧菌多价血清所凝集，依 O 抗原之异，本群可分为 137 个血清型。以往认为本群仅引起散发的胃肠炎性腹泻，一般此类弧菌感染不作霍乱处理，但 1992 年在印度及孟加拉等地发生霍乱暴发流行，后证实流行菌不被 O1 群和 137 个非 O1 群霍乱弧菌诊断血清所凝集。乃定为 O139 霍乱弧菌，并认定为真正的霍乱弧菌。

3. 不典型 O1 群霍乱弧菌

可被多价 O1 群血清所凝集，但该群菌不产生肠毒素，因此无致病性。霍乱弧菌能产生肠毒素、神经氨酸酶、血凝素、菌体裂解后能释放出内毒素。其中霍乱肠毒素（CT）在古典型、ET-Tor 型和 O139 型之间很难区别。O1 群霍乱弧菌和非典型 O1 群霍乱弧菌均能发酵蔗糖和甘露糖，不发酵阿拉伯糖。非 O1 群霍乱弧菌对蔗糖和甘露糖发酵情况各不相同。此外埃尔托生物型能分解葡萄糖产生乙酰甲基甲醇（即 VP 试验）。O139 型能发酵葡萄糖、麦芽糖、蔗糖和甘露糖，产酸不产气，不发酵肌醇和阿拉伯糖。

霍乱弧菌经干燥 2 h 或加热 55℃ 10 min 即可死亡，煮沸立即死亡。弧菌接触 1：2 000 ～ 3 000 升汞或 1：500 000 高锰酸钾，数分钟即被杀灭，在 0.1% 漂白粉中 10 min 即死亡。霍乱弧菌在正常胃酸中能生存 4 min，在未经处理的粪便中存活数天。在 pH 7.6 ～ 8.8 的浅水井中，古典霍乱弧菌平均存活 7.5 d，埃尔托霍乱弧菌为 19.3 d。埃尔托霍乱弧菌在海水和深水井中存活 10 ～ 13 d。氯化钠浓度高于 4% 或蔗糖浓度在 5% 以上的食物、香料、醋、酒等，均不利于弧菌的生存。霍乱弧菌在冰箱内的牛奶、鲜肉和鱼虾水产品存活时间分别为 2 ～ 4 周、1 周和 1 ～ 3 周；在室温存放的新鲜蔬菜存活 1 ～ 5 d。霍乱弧菌在砧板和布上可存活相当长时间，在玻璃、瓷器、塑料和金属上存活时间不超过 2d。

二、流行病学

（一）传染源

患者与带菌者是霍乱的传染源。典型患者的吐泻物含菌量甚多，每毫升粪便可含 10^7 ～ 10^9 弧菌，这对疾病传播起重要作用。轻型患者易被忽略，健康带菌者不易检出，两者皆为危险传染源。潜伏期带菌者尚无吐泻，恢复期带菌者排菌时间一般不长，两者作为传染源的意义居次要地位。海洋甲壳类生物表面可黏附埃尔托弧菌，后者分泌甲壳酶，分解甲壳作为营养而长期存活。当进食污染海产品后可形成霍乱流行。实验观察，EL-Tor 弧菌为人工饲养的泥鳅、鳝鱼吞食后，可在后者体内生长繁殖，然后排入水中。因此泥鳅、鳝鱼可成为弧菌的保存宿主，散播病原菌，造成霍乱流行。

（二）传播途径

本病主要借水传播，另外通过污染的食品、生活密切接触以及苍蝇媒介也可引起传播。患者吐泻物和带菌者粪便污染水源后易引起局部暴发流行。通常先发生于边疆地区、沿海港口、江河沿岸及水网地区，然后再借水路、陆路、空中交通传播。

（三）易感人群

男女老幼均对本病易感。新疫区成人发病多。在地方流行区，儿童发病率较成人为高，后者对感染的抵抗力随着对霍乱弧菌抗体滴度的升高而增加。病后再次发生严重感染者少见。霍乱患者虽然对新感染的保护免疫可达数年，但对霍乱毒素和细菌的肠抗体仅维持一致数月。

（四）流行特征

自 1817 年古典型弧菌引起世界大流行以来，已先后波及一百多个国家和地区。特别是 1991 年初发生在南美洲的大流行，至今仍未熄灭，仅 1991 年全世界已累计发病 50 余万人，成为世人瞩目的生物公害。

1. 地区分布

两型弧菌引起的霍乱均有地方性疫源地，印度素有"人类霍乱的故乡"之称，印度尼西亚的苏拉威西岛则是 EL-Tor 弧菌的疫源地，每次世界大流行都是从上述地区扩散而来。我国是外源性，历次世界大流行均受其害。

2. 季节分布

我国发病季节一般在 5 ～ 11 月份，而流行高峰多在 7 ～ 10 月份。

3. 流行方式

有暴发及迁延散发两种形式，前者常为经水或食物传播引起暴发流行，多见于新疫区，而后者多发生在老疫区。

三、发病机制

霍乱弧菌经口侵入人体后，人体存在非特异性免疫，胃酸起主要作用，若胃酸分泌减少或被中和，导致霍乱所需的弧菌数量比胃酸正常者少 100 万倍。胃大部切除后、大量饮水、大量进食使胃酸稀释均降低对霍乱弧菌的抵抗力。

人体的其他屏障如肠道动力、肠腔黏液、酶及胆盐等，霍乱弧菌却可以适应。霍乱弧菌通过鞭毛活动、黏蛋白溶解酶、黏附素以及细菌的化学趋化作用等，使弧菌能成功地黏附于肠黏膜上皮细胞，但不侵入细胞，继续繁殖，肠毒素继而起重要作用。

霍乱肠毒素是一种蛋白质，有 A、B 两个亚单位，具有毒素活性的亚单位 A 又可分为由二硫化物联结的 A1 和 A2 两个多肽，相对分子质量分别为 23 ~ 24 kD 和 5 ~ 6 kD。B 亚单位有 5 个部分，每个相对分子质量为 11.5 kD，可各自与肠黏膜上皮细胞刷状缘细胞膜的受体（Gm1 神经节苷脂）结合。亚单位 B 与肠黏膜细胞结合后，亚单位 A 与毒素整个分子脱离，并移行至细胞膜内侧，其 A 部分被释放至胞液内，激活腺苷环酶，后者使三磷酸腺苷变成环磷酸腺苷。大量的环磷酸腺苷积聚在黏膜细胞内，发挥第二信使作用，刺激隐窝细胞分泌氯离子并可能分泌碳酸氢根离子，同时抑制绒毛细胞对氯和钠离子的正常吸收。由于肠黏膜分泌增强，回收减少，因而大量肠液聚集在肠腔内，形成本病特征性的剧烈水样腹泻。

霍乱弧菌的内毒素来自弧菌细胞壁，耐热，具有弧菌 O 抗原的特异性，与霍乱发病关系不大。弧菌产生的酶（如黏蛋白酶）、代谢产物或其他毒素（如血管渗透因子、溶血素等）对人体有一定损害作用。

剧烈腹泻和呕吐，导致水和电解质大量丢失，迅速形成严重脱水，因而出现微循环衰竭。钾、钠、钙及氯化物的丧失，可发生肌肉痉挛、低钠、低钾和低钙血症等。由于胆汁分泌减少，肠液中有大量水、电解质和黏度，所以吐泻物呈米泔水样。碳酸氯盐的丢失，形成代谢性酸中毒。由于循环衰竭成的肾缺血、低钾及毒素对肾脏的直接作用，可引起肾功能减退或衰竭。

四、病理改变

病理解剖可见患者小肠活检仅显示轻微炎症。绒毛细胞有变形的微绒毛或无微绒毛相伴的大伪足样胞质突起，自尖端细胞表面伸入肠腔。隐窝细胞也有伪足样突起伸到隐窝腔内。上皮细胞有线粒体肿胀和嵴垢消失、高尔基体泡囊数增加及内质网的扩张和囊泡形成。死亡患者的主要病理变化为严重脱水现象：尸僵出现早，皮肤干而发绀，皮下组织及肌肉干瘪。内脏浆膜无光泽，肠内充满米泔水样液体，胆囊内充满黏稠胆汁。心、肝、脾等脏器均见缩小。肾小球及间质的毛细管扩张，肾小管肿胀、变性及坏死。其他脏器也有出血、变性等变化。

五、临床表现

潜伏期 1 ~ 3 d，短者数小时，长者 7d。大多急性起病，少数在发病前 1 ~ 2 d 有头晕、疲劳、腹胀、轻度腹泻等前驱症状。古典生物型与 O139 型霍乱弧菌引起的疾病，症状较严重。埃尔托型所致者，轻型较多，无症状者也多。

（一）典型病例的病程

1. 泻吐期

绝大多数患者以急剧腹泻、呕吐开始。腹泻为无痛性，排便后自觉轻快感。少数患者可因腹直肌痉挛而引起腹痛，但不伴里急后重。大便开始为泥浆样或水样，尚有粪质。迅速成为米泔水样或无色透明水样，无粪臭，微有淡甜或鱼腥味，含大量片状黏液。少数重症患者偶有出血，则大便呈洗肉水样，出血多可呈柏油样，以 EL-Tor 弧菌所致者为多。大便量多，每次可超过 1 000 mL，每日十余次，甚至难以计数。呕吐多在腹泻后出现，常为喷射性和连续性，呕吐物先为胃内容物，以后为清水样。严重者可为"米泔水"样，轻者可无呕吐。本期持续数小时至 1 ~ 2 d。

2. 脱水期

由于剧烈腹泻和呕吐导致大量水和电解质丧失，患者迅速出现脱水、电解质紊乱和代谢性酸中毒，严重者出现循环衰竭。严重脱水时，患者神志淡漠、表情呆滞或烦躁不安，儿童可有昏迷；伴口渴、声音嘶哑、呼吸增快、耳鸣、眼球下陷、面颊深凹、口唇干燥、皮肤凉、弹性消失、手指皱瘪等。肌肉痉挛多由严重低钠引起，多见于腓肠肌和腹直肌。脉细速或不能触及，血压低。此期一般为数小时至 2 ~ 3 d。

3. 恢复期

患者腹泻停止，脱水得到及时纠正后，多数症状消失而恢复正常。约 1/3 患者有反应性发热，极少数患者，尤其是儿童可有高热。

（二）根据临床表现可分为 5 型

1. 无症状型

感染后无何症状，仅呈排菌状态，称接触或健康带菌者，排菌期一般为 5 ~ 10 d，个别人可迁延至数月或数年，成为慢性带菌者。

2. 轻型

患者微感不适，每日腹泻数次，大便稀薄，一般无呕吐无脱水表现，血压、脉搏均正常，血浆比重在 1.026 ~ 1.030，尿量无明显减少。

3. 中型

吐泻次数较多，每日达 10 ~ 20 次。大便呈米泔水样，有一定程度的脱水。血压降低（收缩压为 9.31 ~ 12 kPa）（70 ~ 90 mmHg），脉搏细速，血浆比重为 1.031 ~ 1.040，24 h 尿量在 500 mL 以下。

4. 重型

吐泻频繁，脱水严重，血压低，甚至不能测出，脉速弱常不能触及，血浆比重超过 1.041，尿极少或无尿。

5. 暴发型

亦称干性霍乱，甚罕见。起病急剧，不待泻吐出现，即因循环衰竭而死亡。

六、并发症

（一）肾衰竭

由于休克得不到及时纠正和低血钾所引起，表现为尿量减少和氮质血症，严重者出现尿闭，可因尿毒症而死亡。

（二）急性肺水肿

代谢性酸中毒可导致肺循环高压，后者又因补充大量不含碱的盐水而加重。

（三）其他

低钾综合征、心律失常及流产等。

七、诊断和鉴别诊断

（一）诊断标准

具有下列之一者，可诊断为霍乱。

（1）有腹泻症状，粪便培养霍乱弧菌阳性。

（2）霍乱流行期间，在疫区内有典型的霍乱腹泻和呕吐症状，迅速出现严重脱水，循环衰竭和肌肉痉挛者。虽然粪便培养未发现霍乱弧菌，但并无其他原因可查者。如有条件可做双份血清凝集素试验，滴度 4 倍上升者可诊断。

（3）病原检查中发现粪便培养阳性前 5 d 内有腹泻症状者，可诊断为轻型霍乱。

（二）疑似诊断

具有以下之一者。

（1）具有典型霍乱症状的首发病例，病原学检查尚未肯定前。

（2）霍乱流行期间与霍乱患者有明确接触史，并发生泻吐症状，而无其他原因可查者。疑似患者应进行隔离、消毒. 作疑似霍乱的疫情报告，并每日做大便培养，若连续 2 次大便培养阴性，可否定诊断，并作疫情订正报告。

典型霍乱的临床表现也可由非 O1 群弧菌和产生肠毒素的大肠杆菌（ETEC）引起。前者多数患者的腹泻伴剧烈腹痛和发热；1/4 的患者粪便呈血性。大肠杆菌引起的腹泻一般病程较短。两者与霍乱的鉴别有赖于病原学检查。

霍乱应与各种细菌性食物中毒相鉴别，如金黄色葡萄球菌、变形杆菌、蜡样芽孢杆菌及副溶血如金黄色葡萄球菌、变形杆菌、蜡样芽孢杆菌及副溶血弧菌引起者。各种食物中毒起病急，同食者常集体发病，常－先吐后泻，排便前有阵发性腹痛，粪便常为黄色水样，偶带脓血。部分副溶血弧菌食物中毒的患者的粪便呈洗肉水样或痢疾样。

八、治疗

包括严格隔离、补液、抗菌及对症治疗。

（一）隔离

患者应进行严格隔离。确诊及疑诊病例应分别隔离，彻底消毒排泄物。患者症状消除后，粪便连续 2 次培养阴性方可解除隔离。

（二）补液

及时补充液体和电解质是治疗该病的关键。

1. 口服补液

霍乱患者肠黏膜由于霍乱肠毒素影响钠离子和氯离子的吸收受到抑制，故口服氯化钠溶液后不能吸收，但钾盐和碳酸盐可以吸收，对葡萄糖的吸收能力也无改变，且葡萄糖可促使氯化钠和水分的吸收。因此，对轻、中型患者可予口服补液，对重症患者先予以静脉补液，待休克纠正、情况改善后，再改为口服补液。口服补液配方较多，皆大同小异。补液加温后口服或经鼻饲管注入。在第 1 个 6h，成人口服液量为 700 mL/h，儿童每小时 15 ～ 25 mL/kg，腹泻严重时入液量可适当增加。呕吐并非口服补液的禁忌，但呕吐物量应计算在液量中。碳酸氢盐可为柠檬酸盐代替，后者较为稳定，不易潮解，也有良好纠酸作用，且能促进钠离子在小肠的吸收。蔗糖代替葡萄糖也可获得满意的疗效，但蔗糖用量为葡萄糖的 1 倍。甘氨酸也能促进水和电解质的吸收，可加入口服补液中，每 1 000 mL 溶液含 110 mmol 甘氨酸。经甘氨酸治疗的患者粪便量、腹泻天数及口服液用量均显著减少。

2. 静脉补液

适应证为难以接受口服补液的严重吐泻患者。原则为先快后慢、先盐后糖、见尿补钾、适时补碱。补液量包括治疗前累积丢失量、继续丢失量和生理需要量。通常选择与患者所失去的电解质浓度相似的 541 液，其每升含 Nacl 5 g，$NaHCO_3$ 4 g，KCl 1 g，为防低血糖，常另加 50% 葡萄糖液 20 mL，配制时可用 0.9%NaCl 500 mL，1.4%$NaHCO_3$ 300 mL，10% KCl 10 mL，10% 葡萄糖液 140 mL 比例配制。各种液体的电解质含量以及患者粪便中所含电解质的量，见表 5-1。

静脉输液的量与速度应根据病情轻重、脱水程度、血压、脉搏、尿量与血浆比重而定。根据失水程度而定，24 h 的补液量依病情轻重而定，轻度失水者应以口服补液为主，若有呕吐无法口服者给予静脉补液 3 000 ～ 4 000 mL/d，初 1 ～ 2 h 宜快速，5 ～ 10 mL/min；中度失水补液 4 000 ～ 8 000 mL/d，最初 1 ～ 2 h 快速滴入，至血压、脉搏复常后，减至 5 ～ 10 mL/min；重度失水需每日补 8 000 ～ 12 000 mL，以两条静脉管道，先以 40 ～ 80 mL/min，以后减至 20 ～ 30 mL/min 直至休克纠正后减速，直至脱水纠正。

儿童患者病情发展较快，粪便含钠量较低而含钾量较高，失水较严重，易发生低血糖、昏迷、脑水肿和低血钾症，故应及时纠正失水和补充钾盐。轻者 24 h 补液量为 100 ～ 150 mL/kg，中、重型患儿 24 h 静脉补液各为 150 ～ 200 mL/kg 和 200 ～ 250 mL/kg，可用 541 液。婴幼儿可适当增加。最初 15 min 内 4 岁以上儿童每分钟补液 20 ～ 30 mL，婴幼儿 10 mL/min。根据血浆比重计算，比重每升高 0.001 婴幼儿的补液量为每千克体重 10 mL，其总量的 40% 于 30 min 内输入，余量于 3 ～ 4 h 输完。

碱性药物的补充使代谢性酸中毒迅速得到纠正也是治疗成功的重要条件。碳酸氢钠能迅速纠正酸中毒，乳酸盐和醋酸盐则于 1 ～ 2 h 内使酸中毒徐缓得到纠正。钾盐也需及时适当补充，可由静脉或口服给予。

表 5-1　补液中电解质含量及其与粪便、血浆含量对比（浓度 mmol/L）

	钠	钾	氯化物	碱（碳酸氢盐）	葡萄糖	备注
541 液	134	13	99	48		每升含氯化钠 5 g，碳酸氢钠 *4 g，氯化钾 1 g
腹泻治疗液	118	13	83	48	44.8	每升含葡萄糖 8 g，氯化钠 4 g，醋酸钠 6.5 g，氯化钾 1 g
林格乳酸钠液	131	5	111	29		此液内尚有钙 4 mmol/L，用于早期快速补液时
2∶1 液	154	–	103	51		碱性液可用碳酸氢盐或乳酸盐
口服补液	93	21	80	30	11.2	每升含葡萄糖 20 g，氯化钠 3.5 g，碳酸氢钠 2.5 g，氯化钾 1.5 g
患者粪便成分						
成人	135	15	100	45		每日粪便量不低于 500 mL/kg
儿童	105	25	90	30		
正常血浆含量	136 ~ 148	3.8 ~ 5.0	98 ~ 106	24 ~ 32		

＊碳酸氢盐可用醋酸盐代替（比较稳定）

（三）抗菌治疗

抗菌药物控制病原菌后可缩短病程，减少腹泻次数。但仅作为液体疗法的辅助治疗。近年来已发现四环素的耐药菌株，但对多西环素仍敏感。目前常用药物：复方磺胺甲基异噁唑成人每次 2 片，2 次 /d；小儿 30 mg/kg，分 2 次口服。多西环素成人每次 200 mg，2 次 /d；小儿每日 6 mg/kg 分 2 次口服。诺氟沙星成人每次 200 mg，每日 3 次；或环丙沙星成人每次 250 ~ 500 mg，2 次 /d，口服。以上药物任选一种，连服 3d。不能口服者可应用氨苄西林肌内或静脉注射。

（四）抗肠毒素治疗

目前认为氯丙嗪对小肠上皮细胞的腺苷环化酶有抑制作用，临床应用能减轻腹泻，可应用 1 ~ 2 mg/kg 口服或肌内注射。小檗碱（黄连素）亦有抑制肠毒素和具有抗菌作用，成人每次 0.3 g，3 次 /d，口服。小儿 50 mg/kg，分 3 次口服。

（五）并发症的处理

少数患者经补液后血容量基本恢复，皮肤黏膜脱水表现已逐渐消失，但血压未复常者，可用地塞米松 20 ~ 40 mg 或氢化可的松 100 ~ 300 mg，静脉滴注，并可加用血管活性药物多巴胺和间羟胺（阿拉明）静脉滴注。如出现心衰、肺水肿，则应暂停或减慢输液速度，应用毛花苷 C（西地兰）0.4 mg 或毒毛花苷 K0.25 mg 加葡萄糖液 20 mL，缓慢静脉注射，必要时应用速尿 20 ~ 40 mg 静脉注射，亦可应用哌替啶（杜冷丁）50 mg 肌内注射镇静。

九、预防

（一）控制传染源

患者按甲类传染病强制管理，尽早予以隔离治疗至症状消失后 6d、连续 2 次大便培养阴性才可解除隔离。对密切接触者应严密检疫 5d，同时进行粪便检查和药物治疗，粪便培养应每日 1 次，连续 2 d，每 1 次粪检后给予服药可减少带菌者，一般应用多西环素 200 mg 顿服，次日口服 100 mg。儿童每日 6 mg/kg，连服 2d。亦可应用诺氟沙星，每次 200 mg，3/d，连服 2d。加强国境卫生检疫和国内变通检症，一旦发现患者或疑似患者，应立即进行隔离治疗，并对交通工具进行彻底消毒。

（二）切断传播途径

执行"三管一灭"，即管理饮食、水源和粪便，消灭苍蝇。加强饮水消毒和食品管理，对患者和带菌者的排泄物进行彻底消毒，强调个人卫生。

（三）提高人群免疫力

以往应用全菌体死菌菌苗或并用霍乱肠毒素的类毒素疫苗免疫人群，由于保护率低，保护时间短，且不能防止隐性感染和带菌者，因而已不提倡应用。目前国内外应用基因工程技术制成的减毒口服活菌苗 CVD103-HgR 保护率有所提高，但不能作为预防本病的唯一措施。

第三节　急性出血坏死性肠炎

急性出血坏死性肠炎是由产生 B 毒素的 C 型产气荚膜梭状芽孢杆菌感染所致的肠道急性炎症，病变主要累及空、回肠，偶尔累及十二指肠、结肠。夏秋季发病多见，儿童多发，其次为青少年，常见于食用变质肉食之后。

一、诊断

1. 急性腹痛

突发性左上腹、脐周疼痛、阵发性绞痛，逐渐转为持续性腹痛伴阵发性加重，常伴有恶心、呕吐，病情严重者局部有压痛、反跳痛与腹肌紧张。

2. 腹泻及便血

每日腹泻数次，有时达 10 次以上，初为糊状，带有粪质，继而发展为果酱样、鲜红或暗红色血便，具有腥臭味，有时混有腐肉状坏死黏膜。发生肠麻痹时可无腹泻，但肛门指检时可发现血便。

3. 发热

体温可达 38℃～39℃，甚至 40℃，伴有畏寒、乏力，白细胞升高，明显核左移，不同程度贫血。

4. 毒血症状

面色苍白、冷汗、口唇发绀，甚至谵语、嗜睡及休克。并有明显腹胀、肠麻痹，幼儿可出现高热抽搐。

5. 大便镜检

可见大量红、白细胞，需做厌氧菌培养。腹部平片见小肠胀气、肠腔扩张、肠间隙增宽，坏死肠段可呈不规则致密阴影团。

二、治疗

绝大多数内科治疗后康复，甚少复发。

1. 非手术治疗

（1）一般治疗：禁食、休息，待呕吐停止，便血减少，腹痛减轻予流质饮食，逐步过渡至正常饮食。

（2）支持疗法：输血、补液、补充白蛋白、各种维生素。注意水、电解质平衡。

（3）抗休克：补充血容量，纠正酸中毒，酌情应用血管活性药物间羟胺、多巴胺。短程静脉滴注肾上腺皮质激素，成人每日给予氢化可的松 200～300 mg，或地塞米松 5～10 mg。

（4）抗感染治疗：可选用头孢菌素、甲硝唑等联合使用。

（5）中药治疗：可予清热、解毒、行气、止血中药辨证施治。

2. 手术治疗

大部分病例非手术疗法而痊愈，仅有少数病例需手术治疗，手术探查的指征是：①反复大量便血，内科治疗无效；②有明显腹膜炎表现者，腹腔诊断性穿刺有脓性或血性渗液；③中毒性休克治疗后，病情仍不稳定，提示肠道毒素持续吸收者；④未能排除其他需手术的急腹症患者。

第四节　溃疡性结肠炎

溃疡性结肠炎是少见的以结肠黏膜广泛溃疡形成特点的结肠慢性炎症。常累及直肠和乙状结肠，也可累及全结肠，甚至末端回肠。有甚者可并发肠穿孔、肠狭窄梗阻或癌变。

一、病因

有自身免疫、遗传因素、胆管感染、肠型变态性反应、神经精神因素等。

二、临床表现

（一）消化系统

1. 腹泻

常为黏液血便，或腹泻与便秘交替。

2. 腹痛

一般为轻中度，可为绞痛，多限于左下腹或下腹，有疼痛－便意－便后疼痛缓解的规律，伴有腹胀。

3. 其他

常有里急后重。少数可并发肛瘘、肛裂及肛周感染。严重者可有食欲不振、恶心呕吐。

4. 体征

左下腹压痛，部分患者可触及乙状结肠或降结肠，重者可伴肌紧张、反跳痛。直肠指检有脓血，慢性期可触及结节感或假性息肉。

（二）全身表现

急性期可有发热，重型可有高热、心率加快等中毒症状。慢性病例可出现贫血、消瘦、水电解质紊乱、低蛋白血症等。

（三）肠外表现

伴有其他自身免疫性疾病的表现，如结节性红斑、关节炎、眼炎、口腔炎、肝炎、硬化性胆管炎、溶血性贫血等。

三、诊断要点

（1）本病好发于 20 ~ 40 岁。

（2）以腹痛、腹泻和黏液血便为主要症状。

（3）可有全身中毒症状及营养不良表现，可伴有其他自身免疫性疾病的表现。

（4）左下腹压痛，直肠指诊有脓血且有结节感。

（5）钡灌肠 X 线表现可有肠轮廓呈锯齿状、肠狭窄、僵硬、缩短、结肠袋消失及假息肉样改变。急性期疑有中毒性结肠炎时可拍腹部平片。

（6）内镜可了解病变范围和病程，但急性期特别是重型者应慎用。

四、治疗

（一）一般治疗

适当休息、易消化富营养饮食、必要时静脉营养。对症治疗。

（二）药物治疗

根据病情轻重及病变范围不同，可选用不同的药物及给药途径。如水杨酸类（SASP 或 5-ASA）、糖皮质激素（地塞米松、氢化可的松、泼尼松或泼尼松龙等）或免疫抑制药等，经静脉、口服或经肛门给药。

1. 轻型患者

SASP 3 ~ 4g/d，分 3 ~ 4 次口服。病变部位较低者可用 5-ASA 栓剂塞肛，如无效可改用氢化可的松保留灌肠。如灌肠效果不好或病变范围较广者，口服泼尼松或泼尼松龙 30 ~ 40mg/d。

2. 中型患者

口服泼尼松或泼尼松龙 40mg/d，症状控制后逐渐减量。

3. 重型患者

静脉滴注氢化可的松 300mg/d 或地塞米松 10mg/d，并加用广谱抗生素以控制继发感染。

4. 维持治疗

病情稳定后以水杨酸类药或免疫抑制药维持治疗，一般需维持 1 ~ 2 年。

（三）外科治疗

出现肠穿孔、严重出血、肠梗阻、癌变或多发性息肉、并发中毒性巨结肠、结肠周围脓肿或瘘管形成、长期内科治疗无效等，需手术治疗。

第五节　假膜性肠炎

假膜性肠炎是主要发生于结肠的急性黏膜坏死性炎症，并覆有假膜。此病常见于应用抗生素后，肠道菌群失调，难辨梭状芽孢杆菌异常繁殖产生毒素，造成肠黏膜血管壁通透性增加，组织缺血坏死，并刺激黏液分泌，与炎性细胞等形成假膜。

一、病因和发病机制

本病大多数发生于应用广谱抗生素之后，亦见于腹部手术之后。过去因发现粪便中或假膜中有凝固酶阳性的金黄色葡萄球菌，而认为是金黄色葡萄球菌增生过度所致。但该菌引起的肠炎不一定有假膜，患者粪便及假膜中仅部分查及此菌。1977 年 Lowson 首次发现假膜性肠炎大便中存在难辨梭状芽孢杆菌，并证实其滤液对实验动物有致病作用。此后研究表明，该菌存在于约 3% 的正常人及 50% 的婴儿肠内，在污染物中可存活达数月之久。在监护病房获得该菌感染者可高达 22%，因此，常为一种院内感染疾病。

抗生素特别是林可霉素（洁霉素）、氯林可霉素（氯洁霉素）、庆大霉素、头孢菌素使用之后，在老年、体弱及手术后的患者，均可能由于正常菌群的抑制，有利于 Cd 的定植。该菌产生两种毒素：毒素 A 为肠毒素，主要刺激肠黏膜上皮的环磷腺苷（cAMP）系统，引起分泌性腹泻，亦可使黏膜细胞变性坏死；毒素 B 为细胞毒素，可引起细胞内细微结构的破坏及纤维素性渗出，形成假膜。推测此毒素尚可引起肠黏膜局部的 Schwartzman 反应，致血管内凝血及血管壁坏死，导致黏膜缺血性损害。肠黏膜损伤后肠道气体得以通入肠壁，形成肠气囊肿，提示预后严重。

二、临床表现

（1）患者常有使用广谱抗生素、外科大手术史或其他严重的全身疾病等病史。

（2）腹泻：多在应用抗生素 4 ~ 10d 内，或在停药后的 1 ~ 2 周内，或于手术后 5 ~ 20d 发生。轻者大便每日 2 ~ 3 次，停用抗生素后可自愈。重者大便每日达 30 余次，可持续 4 ~ 5 周，少数病例可排出假膜。

（3）腹痛、腹胀：较多见，可伴恶心、呕吐等。

（4）其他表现：可出现发热等毒血症表现，重者可有低血压休克、电解质失平衡以及代谢性酸中毒、少尿，甚至急性肾功能不全等表现。

（5）外周血象白细胞升高，多在（10 ~ 20）× 10^9/L 以上，以中性粒细胞增多为主。

三、辅助检查

（1）粪便检查：常规检查仅有白细胞。粪便细菌特殊条件下（厌氧）培养，多数病例可发现有难辨梭状芽孢杆菌生长。

（2）粪细胞毒素检测有确诊价值。

（3）内镜检查：病变早期或治疗及时者，内镜可无典型表现；严重者黏膜脆性增加、溃疡形成，表面覆有黄白或黄绿色假膜。病变多累及左半结肠。

（4）X 线检查：腹部平片可显示肠扩张。钡剂灌肠可见肠壁水肿增厚，结肠袋消失。如见到肠壁间有气体，提示有部分肠壁坏死，结肠细菌侵入所致。或可见到溃疡或息肉样病变。

四、治疗

（1）及早停用所有正在使用的抗生素。加强支持疗法，纠正休克及水电解质、酸碱失衡。

（2）抗菌治疗：①甲硝唑（灭滴灵）：首选药物，250 ~ 500mg/ 次，3/d，7 ~ 10d，重症病例可静脉滴注给药，但疗效低于口服给药；②万古霉素：有效率和复发率与甲硝唑（灭滴灵）相似，口服125 ~ 250mg/ 次，4/d，7 ~ 10d；③杆菌肽：25000U/ 次，4 次 /d，7 ~ 14d。多用于上述两种药无效或复发者。

（3）考来烯胺（消胆胺）可吸附毒素，减少毒素吸收。特异性抗毒素可中和毒素。

（4）恢复肠道正常菌群，轻者停用抗生素后可自行恢复。严重病例可口服乳酸杆菌制剂、维生素 C 以及乳糖、麦芽糖等扶植大肠杆菌。口服叶酸、复合维生素 B、谷氨酸及维生素 B_{12} 以扶植肠球菌。

（5）手术治疗

暴发型病例内科治疗无效，或有肠梗阻、中毒性巨结肠、肠穿孔时，可考虑手术治疗。

微信扫码
◆临床科研
◆医学前沿
◆临床资讯
◆临床笔记

第六章 心脏及纵隔感染

第一节 急性风湿热

风湿热（rheumatic fever，RF）是 A 组乙型溶血性链球菌感染后发生的一种自身免疫性疾病。可引起全身结缔组织病变，尤其易侵犯关节、心脏、皮肤，偶可累及神经系统、血管、浆膜及肺、肾等内脏。临床多表现为关节炎、心炎症、皮下结节、环形红斑、舞蹈病。本病有反复发作倾向。瓣膜炎症的反复发作可导致慢性风湿性心脏病。

一、流行病学

本病多发于冬春季节，潮湿和寒冷是重要的诱发因素。过去认为北方气候严寒地区发病率高，近年的报道显示，我国南方患病率高于北方某些地区，可能与天气潮湿有关。男女患病比例相当。初次发病常侵犯儿童及青少年，以 9 ~ 17 岁比较多见。

本病的发病与人群的生活条件有密切关系。居住环境过于拥挤、营养低下、医疗条件缺乏，均有利于溶血性链球菌的生长繁殖和传播，导致本病的流行。

本病在西方发达国家流行曾相当严重，在 20 世纪三、四十年代，美国儿童风湿热的发病率为 710/10 万，风湿性心脏病患病率高达 3‰ ~ 4‰，成为一个严重的医疗保健和社会问题。进入 50 年代后，风湿热的发病率大幅度下降，1950—1969 年儿童和青少年风湿热的年总发病率在 17/10 万 ~ 35/10 万，而 1971—1981 年为 0.2/10 万 ~ 1.88/10 万。随着风湿热发病率的下降，学龄儿童风湿性心脏病的患病率也下降至 0.5‰。西欧和日本也有类似的情况。下降的原因多认为是由于社会经济的进步带来了居住和营养条件的改善，医疗技术水平的提高减少了临床的误诊，抗生素的普遍应用减少了链球菌感染的机会，与近年来流行的链球菌菌株发生了变异（致风湿菌株减少）等也有关系。

20 世纪 70 年代以来，本病在西方发达国家的发病率有大幅度下降，但在发展中国家，如印度、东南亚、非洲和南美洲的广大地区，风湿热和风湿性心脏病仍然是一个相当严重的问题。1978 年报道，这些地区风湿热的发病率为 100/10 万 ~ 150/10 万，由于风湿热的发病率维持在高水平，风湿性心脏病的患病率为 1‰ ~ 15‰，估计发展中国家每年风湿热的初发病例在 100 万 ~ 200 万，其中相当比例的患者以后会发展为风湿性心脏病。

在我国内陆地区，有关风湿热和风湿性心脏病的调查研究，新中国成立前仅限于少数医院的临床分析，缺乏完整的资料。新中国成立后，随着生活和医疗条件的改善，本病明显减少。据广东省心血管病研究所 1980 年在广东省番禺的调查，学龄儿童风湿热的检出率为 83/10 万，风湿性心脏病的患病率为 1.09‰。该所 1986—1990 年大规模调查的情况显示，风湿热发病率从 33.74/10 万下降至 22.3/10 万。1992—1995 年，我国中小学生风湿热流行状况调查结果显示：本病年发病率为 20.05/10 万，其中四川省高达 34.68/10 万。在台湾，1969—1970 年学龄儿童风湿性心脏病的患病率为 1.3‰ ~ 1.4‰，1983 年下降为 0.7‰。以上数据表明，我国风湿热的发病率和风湿性心脏病的患病率虽低于其他发展中国家，但仍明显高于西方发达国家，值得继续重视。

值得注意的是，20 世纪 80 年代中期以后，本病在西方国家出现新的局部地区性流行。如 1986 年美国盐湖城出现了暴发性流行后，相继又有 7 个以上的地区发生了新的局部流行。1986—1987 年，意大利米兰郊区一个管辖 13 万人的医院发现新发病例比过去 10 年呈 6 倍增长。

二、病因

（一）链球菌咽部感染是诱发风湿热的病因

本病是继发于 A 组溶血性链球菌咽喉部感染的一种免疫性疾病的观点已得到广泛地接受。其根据是：①A 组溶血性链球菌感染与风湿热的流行季节和地域性分布相一致；②只有咽喉部的上呼吸道链球菌感染才会诱发风湿热；③风湿热发生在链球菌感染之后 2 ~ 5 周，有时在发病初期患者咽部培养出 A 组溶血性链球菌并可测到患者血清链球菌的抗体效价升高；④在链球菌感染初期用抗生素治疗可避免风湿热的发作，应用青霉素预防可降低风湿热的发病率和复发率。

为什么 A 组溶血性链球菌能诱发风湿热，目前尚未有很确切的解释，一般认为与该菌的特殊结构成分及细胞外产物的高度抗原性有关。

1. A 组乙型溶血性链球菌的结构

A 组乙型溶血性链球菌的结构由外而内依次为荚膜、细胞壁、细胞膜和细胞质。

（1）荚膜：由透明质酸组成，与人体滑膜和关节液的透明质酸蛋白之间存在共同抗原。

（2）细胞壁共分三层：外层，由蛋白质组成，含 M、T、Ⅱ型蛋白。M 蛋白与 T 蛋白同为 A 组溶血性链球菌的免疫学亚型标记，是决定细菌毒力的主要物质，有保护细胞和抗拒吞噬抗原的能力。目前已知有 80 多种不同血清型的 M 蛋白中，第 1、3、5、14、18、19、24、27 和 29 型等属致风湿源型。每一菌株具有其型特异性的 M 蛋白，已证明某些型的 M 蛋白与人心肌纤维膜有交叉抗原性。中层，由糖类（C- 多糖）组成，含组织特异性抗原，其抗原性取决于所含的 N- 乙酰葡萄糖胺。人类和哺乳动物结缔组织的糖蛋白和黏多糖亦含有 N- 乙酰葡萄糖胺。已证明心瓣膜、软骨、角膜的糖蛋白与 A 组链球菌的多糖之间存在共同抗原。内层，由黏肽组成。用黏肽和多糖类复合物注射家兔，可产生类似风湿性心脏炎症的病理改变。

（3）细胞膜的抗原性结构是脂蛋白。A 组溶血性链球菌的细胞最少含有一种与别组（除 C ~ G 组外）溶血性链球菌细胞膜不同的特异性抗原。此抗原与哺乳动物的组织如肾基膜、肌浆膜（包括心肌肌膜）、胸腺细胞、脑视丘下部和尾核的神经元有共同的抗原决定簇。

（4）细胞质为细胞原生质，含 DNA 和 RNA。

2. A 组乙型溶血性链球菌的细胞外产物　已知其有 20 种以上的细胞外产物，包括毒素和酶。其中链球菌溶血素"O"、链激酶、透明质酸酶、DNA 酶 –B 和核苷酶等具有抗原性，均可产生抗体。通过对上述抗体的测定可有助于确定链球菌感染是否存在。

（二）病毒感染与风湿热的关系

有些作者如 Butsh 等提出，病毒可能是风湿性心瓣膜病和风湿热的病因，也可能是细菌与病毒协同作用诱发风湿热。其根据是：在动物实验中，柯萨奇 B_4 病毒接种于小鼠或经静脉注入狒狒后，可产生类似风湿性心瓣膜炎病变，并在组织中发现特异性病毒抗原。如将链球菌和柯萨奇 B_4 病毒同时感染小白鼠，可使心肌炎发生率增多，病变加重。在一组风湿性瓣膜患者的活体组织中，40% 可发现病毒抗原，尸体解剖中亦发现二尖瓣和心肌损害与柯萨奇 B_4 病毒抗原同时存在，但以上仅属初步发现。

三、发病机制

A 组乙型溶血性链球菌咽部感染可以诱发风湿热的论点虽已被公认，但是众多 A 组乙型溶血性链球菌感染中，只有少数（1% ~ 3%）发生本病，在患者血液中又不能培养出链球菌。关于链球菌如何诱发风湿性关节炎和心脏炎症，其机制至今尚未明了，已知和下列三方面有关。

（一）免疫发病机制

A 组乙型溶血性链球菌入侵咽部后，经 1 ~ 6 周的潜伏期而发病，被认为是机体对链球菌的一种迟发型变态反应。风湿热的免疫发病机制研究近数十年来有很大的进展。

1. 体液免疫

早在 20 世纪 60 年代，Zabriskie 及 Freimer 等就发现风湿热和风湿性心脏病患者血清中存在有抗心肌抗体，并证明此抗体能在体外与心肌结合。不少研究发现，链球菌结构成分与哺乳动物机体组织存在有多种交叉抗原，可诱发交叉抗体。如 Kaplan 发现，溶血性链球菌 5 型和 19 型的 M 蛋白与人的心肌有交叉抗原性。Dale 和 Beachey 等证实，5 型 M 蛋白的胃蛋白酶分解片段与心肌纤维膜有交叉抗原性。Moll 等发现，抗 M 蛋白 C 区抗体在风湿热患者中有较高的浓度，且在以往引起风湿热暴发流行的 A 组链球菌致风湿热菌株均存在 M 蛋白 C 区片段，而在急性肾炎、单纯化脓性扁桃体炎患者咽喉部培养的 A 组链球菌均缺乏 M 蛋白 C 区片段，从而提出 M 蛋白 C 区可能是 A 组链球菌致风湿热菌株引起风湿热和风湿性心脏病的共同抗原决定簇。Goldstein 等发现，链球菌细胞壁的 C- 多糖与牛心瓣膜的糖蛋白有交叉抗原性。Husby 发现，风湿热舞蹈病患者体内有能与丘脑下和尾核神经元胞质起反应的抗体，此抗体能被链球菌膜所吸收，说明上述神经元胞质与链球菌胞膜具有交叉抗原。目前认为，链球菌菌体的多种结构成分（如细胞壁、细胞膜或胞质）的分子结构和人体某些组织的分子结构相同或极相似，因而出现交叉免疫反应，此即所谓"分子模拟"现象。分子模拟现象在风湿热的发病中有重要意义。

从以上事实，可认为风湿热的发病和引起心脏炎症，是由于溶血性链球菌侵入人体，产生相应的抗体，此种抗体与心肌和关节组织产生抗原抗体反应而产生病变。

有研究发现，风湿性瓣膜炎患者血清中抗 A 组链球菌多糖抗体水平在换瓣术后迅速下降，但在瓣膜成形术后则否，说明患者的瓣膜具有抗原性。由于它的存在可刺激抗体的产生，也提示本病为一种自身免疫性反应。

2. 细胞免疫

以下事实证明在风湿热的发病中有细胞免疫参与：应用单克隆抗体分析患者的 T 淋巴细胞及其亚群，发现有 CD4$^+$ T/CD8$^+$ T 增高。风湿热发作多年的二尖瓣，显示有以 CD4 阳性辅助细胞为主的 T 淋巴细胞浸润。风湿热时，可测出多种细胞免疫激活的标记物，如 IL-1、IL-2、IL-2R 和肿瘤坏死因子 γ 受体增高。应用链球菌膜作为刺激物，可使风湿热患者外周血淋巴细胞和心脏组织细胞促凝血活性增高。应用白细胞移动抑制试验，发现风湿热患者对链球菌抗原有细胞免疫增高现象。

3. 体液免疫和细胞免疫综合发病机制

张书刚等用原代培养的人胚心脏细胞分别加入风湿热患者的血清和外周血淋巴细胞，发现急性风湿性心脏炎症组患者血清和外周血淋巴细胞对心肌细胞和心肌间质细胞有毒性作用（细胞坏死），迁延活动组患者的外周血淋巴细胞对心肌细胞和心肌间质细胞有毒性作用，但血清对上述两种细胞则无毒性作用，提示体液免疫和细胞免疫均参与风湿性心脏炎症的发病机制，而在迁延活动风湿性心肌炎的发病中则以细胞免疫为主，体液免疫作用较小。

4. 动物实验研究

Murphy、Merse 和国内余步云等通过皮内、咽喉和眼结膜等不同途径注射链球菌，诱发家兔产生类似人类风湿性心脏炎症病理变化，在心脏组织上可见心肌间质有类似 Aschoff 结节，在瓣膜上有纤维素样变性和风湿性赘生物。实验结果均提示风湿热的免疫发病机制。

（二）超抗原的作用

近年来的研究发现，A 组链球菌胞壁 M 蛋白具有"超抗原"的性质，超抗原的递呈与识别不严格受 MHC 限制，也不需经过抗原提呈细胞（APC）的处理可直接激活 CD4$^+$ T 细胞，具有类似致分裂原的作用。

M 蛋白分子一端与人类 T 细胞的 TCRβ 链 V 区 Vβ 基因片段所编码的肽段结合，激活大量 T 细胞，当激活了自身反应性 T 细胞时，就会引起人体内的自身免疫反应，而导致风湿热的发生，这在某些临床类型的风湿热发病机制中可能起着较重要的作用。关于 M 蛋白的超抗原性，尚有待于进一步研究。

（三）遗传易感性

近年来 Patarroyo 等发现，风湿热患者 B 细胞表面带有遗传标记 883$^+$，应用这种抗原的抗血清检测纽约和波哥大（哥伦比亚）的风湿热患者，约有 72% 出现阳性反应。后来 Zabriskie 等应用杂交瘤技术，成功地培育出 83S19.23 单克隆抗体，能鉴定出所有是 883$^+$ 的患者。随后，又培育出 256S10 单克隆抗体，能鉴定出 883⁺ 的风湿热患者。两种单克隆抗体联合应用，能正确鉴定 92% 不同地区的风湿热患者。经检测，这一遗传标记存在于 20% 的健康人群中，这些人被认为是风湿热易感者。近年又发现一种称为 D8/17 的单克隆抗体，能对抗 B 细胞同种抗原。在不同人口和国家中进行检测，结果有 80% 的风湿热患者周围血淋巴细胞与此单克隆抗体起反应，在患者的双亲和兄弟中只显示 15% 阳性反应，而急性链球菌感染后肾炎患者及其兄弟、双亲不与此单克隆抗体起反应。

20 世纪 80 年代以来，对风湿热和风湿性心脏病与 HLA 之间的关系进行了研究。对 I 类抗原与风湿热的关系仍有不同意见，有些作者认为风湿热患者无特异性的 HLA 表型，但在某些国家认为有特殊 HLA 位点，如美国白人中，风湿性心脏病与 HLA-A11、A29 和 B17 的频率增高有关；广东籍汉人风湿性心脏病患者中 HLA-A10、A28、和 A23 的频率明显增高。II 类抗原与风湿热和风湿性心脏病有很强的关联，在美国黑人、高加索人及土耳其人的风湿热患者 HLA-DR7、DR3、DR4 和 DR7 的频率明显增高，而 DR5、DR6 的频率明显减少；巴西的风湿热患者 HLA-DR7、DRW53 的频率明显增高；广东籍汉人风湿性心脏病患者中 HLA-DR4 的频率明显增高，而 DR2 明显减少。从 DNA 水平上研究人群 HLA-DQA1 等位基因与风湿热和风湿性心脏病遗传易感性的相关性，发现广东汉人风湿热和风湿性心脏病患者 HLA-DQA1 的 * 0102/0301 基因型明显下降。

上述结果提示种族和地域上的差异，可能造成遗传学的区别，说明宿主的易感性在风湿热的发病机制中可能起一定的作用。而宿主的易感性又可能受多种因素如遗传基因、免疫功能、气候环境、营养状况等所影响。

四、病理

风湿热是以侵犯心脏、关节为主少数情况也可同时侵犯皮肤、脑及其他脏器。根据其病变发展过程可分为三期。

（一）变性渗出期

本期病变是从结缔组织的基质改变开始。由于酸性黏多糖增加，胶原纤维首先出现黏液样变性，继之出现胶原纤维肿胀、断裂及纤维素样变性，病灶内可同时有浆液渗出，周围有淋巴细胞和单核细胞浸润。此期一般持续 1 ~ 2 月，然后恢复或进入第二、三期。

（二）增殖期

此期的特点为 Aschoff 小体（风湿小体）的形成。此小体多位于心肌间质的血管周围，是在一期病变的基础上发展的。病灶中央有纤维素样坏死，边缘有淋巴细胞、浆细胞和风湿细胞浸润。风湿细胞体积巨大，可呈圆形或椭圆形，含有丰富的嗜碱性胞质。胞核有明显的核仁可出现双核或多核。风湿小体为风湿热的病理特征性改变，并且是风湿活动的标志，此期持续 3 ~ 4 个月。

（三）硬化期

风湿小体中央的变性和坏死物质被吸收，炎症细胞减少，风湿细胞变为成纤维细胞，纤维组织增生，局部形成瘢痕灶。此期一般持续 2 ~ 3 个月。

风湿热常反复发作，每次发作持续 4 ~ 6 个月。上述各期病理变化常常交错存在，其病理变化对临床症状起决定性作用。如关节和心包的病理变化是以渗出性为主，故临床上不发生关节畸形和缩窄性心包炎；而心肌、心内膜（瓣膜）的病理变化一般均经历上述三期，故常有瘢痕形成，造成永久性损害。

五、临床表现

（一）前驱症状

在风湿热的典型临床症状出现之前 2 ~ 5 周，常有咽喉炎或扁桃体炎等上呼吸道链球菌感染的临床表现，如发热、咽喉痛、颌下淋巴结肿大、咳嗽等症状。经治疗症状消失后，可无任何不适。感染轻者可无明显临床症状。有时轻症患者会完全遗忘此病史。临床上仅 1/3 ~ 1/2 的风湿热患者能主诉出近期上呼吸道感染的病史。

（二）典型的临床表现

风湿热最常见的临床表现为发热、关节炎和心脏炎症，环形红斑、皮下结节和舞蹈病也偶尔见。

1. 发热

50%～70%的患者有发热，热型不规则。高热多见于少年儿童，成人多中等度发热。轻症病例往往仅有低热，甚至无发热。低热有时仅在常规定期测温时才被发现。

2. 关节炎

典型的关节炎呈游走性、多发性，同时侵犯数个大关节，以膝、踝、肘、腕、肩关节较常见。急性发作时受累关节呈红肿、灼热、疼痛和压痛，活动受限制。急性期过后不遗留关节变形。典型的风湿性游走性关节炎系指在较短时间内，如24～48小时，关节炎（痛）可从一个部位转移到另一位置。关节症状受气候影响较大，对天气变化甚为敏感，常在天气转变前（尤其是变冷及雨天）出现明显关节痛，气候稳定后症状减轻。水杨酸制剂对风湿性关节炎有极好的疗效，用药后多于48小时内病情得到缓解。对轻症的关节炎患者，常需要仔细检查，逐个关节进行触诊才能发现关节炎的存在。轻症患者可仅有关节痛，偶尔表现髋关节、指趾关节、颈椎、下颌关节或胸锁关节痛，胸肋关节痛常被误诊为心肌炎、心脏神经官能症、肋间神经痛。近年的病例，关节炎约占57%，关节痛约占70%。

3. 心脏炎症

典型的心脏炎症患者常主诉有心悸、气短、心前区不适、疼痛等。瓣膜炎时可有新的心尖区高调、收缩期吹风样杂音，疾病早期此杂音响度呈易变性，但不随体位和呼吸变化；亦可有心尖区短促低调舒张中期杂音，此舒张期杂音称为 Carey-Coombs 杂音。该杂音与二尖瓣狭窄杂音的区别为前者不存在左心房与左心室之间的明显压力阶差。如心底部（胸骨左缘）主动脉瓣区新出现舒张中期柔和的吹风样杂音，尤其在急性风湿性心脏炎症无二尖瓣杂音时应考虑主动脉瓣炎所致。心肌炎常伴有心尖区收缩期及舒张期杂音。心动过速（入睡后心率仍超过100次/min）是心肌炎的早期表现。对上呼吸道链球菌感染后出现进行性心悸、气促及心功能减退，应予严密追踪，以排除早期心肌炎。病情严重时可有充血性心力衰竭的症状和体征如心动过速、呼吸困难、咳嗽、端坐呼吸，甚至出现肺水肿，这是由于左心室容量超负荷所致。X线或超声心动图可显示心脏增大。心包炎可表现为心音遥远，心包摩擦音或胸痛。二尖瓣关闭不全的杂音有时可被心包摩擦音遮盖，至心包炎消退后才被发现。X线可有心影增大，坐立位时心影下部增大呈烧瓶样；平卧时心底部明显增宽，心腰消失。近年报道心脏炎症发生率约占45%。

4. 环形红斑

环形红斑在临床上少见。其在风湿热的出现率报道不一，为6%～25%。红斑为淡红色的环状红晕、中央苍白，多分布在躯干或肢体的近端，时隐时现。有时几个红斑互相融合成不规则环形。其大小变化不一，痒不明显，压之褪色。

5. 皮下结节

皮下结节亦属少见，据统计其出现率为2%～16%。为稍硬、无痛的小结节，多发现于关节伸侧的皮下组织，尤其在肘、膝、腕、枕或胸腰椎棘突处，与皮肤无粘连，无红肿、炎症，常在心脏炎症时出现。

6. 舞蹈病

舞蹈病发生在儿童期，4～7岁儿童多见，成人几乎不发生。一般出现在初次链球菌感染后2个月或以上，由风湿热炎症侵犯基底节所致，为一种无目的、不自主的躯干或肢体动作。如面部表现为挤眉目、眨眼、摇头转颈、努嘴伸舌；肢体表现为伸直和屈曲、内收和外展、旋前和旋后等无节律的交替动作，激动兴奋。时加重，睡眠时消失，情绪常不稳定是其特征之一。须与其他神经系统的舞蹈症鉴别。由于其在风湿热的后期出现，故常不伴有其他明显的风湿热临床表现。国内报道其发生率在3%左右，国外报道可高达30%。

7. 其他表现

进行性疲倦、乏力、贫血、肌痛、多汗、鼻出血、瘀斑等也相当常见。皮肤的不典型表现可为结节性红斑和多形红斑。有时可有严重腹痛，酷似急性阑尾炎和急腹症。此可能是由于风湿性血管炎所致。若发生风湿性肾炎，可有尿红细胞和蛋白。至于风湿性肺炎、胸膜炎和脑炎，近年已比较少见。

（三）风湿热的临床分型

根据风湿热的疾病过程，可分为下列四型。

1. 暴发型

本型多见于儿童，急性起病，病情凶险，常因严重心脏炎症、充血性心力衰竭、风湿性肺炎等于短期内死亡。此型在国内已少见。但在西方国家，由于过去很长时间无新发病例，人群免疫力下降，近年报道有衣型病例发生。

2. 反复发作型

本型最常见。在复发时具有重复以往临床表现的特点。复发常在初发风湿热后 5 年内可能性最大。有下列情况者复发率较高：①既往有风湿性心脏病者；②有风湿热复发病史者；③咽部链球菌感染后症状明显，免疫反应较强者（如 ASO 等抗体效价较高者）；④本次链球菌感染距离前次风湿热发作时间少于 2 年者；⑤年龄较轻者；⑥不能坚持继发性预防者。有上述一种或多种情况者，其复发率为 18% ~ 58%。

单纯关节炎患者预后良好，无关节畸形发生。心脏炎症患者的预后与反复发作次数、每次发作的严重程度、能否坚持继发性预防和早期抗风湿治疗有关。

3. 慢性型（迁延型）

病程持续半年以上，常以心脏炎症为主要表现，在疾病过程中，症状缓解和加剧反复交替出现。既往有心脏受累，特别是有心脏增大或瓣膜病者发生率较高，但亦有为初发风湿热者。能坚持继发性预防和足够疗程抗风湿治疗者预后较好，放弃预防及治疗者预后较差。据统计，约 1/3 瓣膜受累的慢性型患者，因放弃预防或治疗不坚持而于 6 年内死亡。

4. 亚临床型（隐性风湿热）

本型一般无特征性临床表现，有时仅有疲倦乏力、面色苍白、低热、肢痛，可有咽痛或咽部不适史。查体仅发现有颌下淋巴结压痛（提示近期有过扁桃体炎）。化验室检查常有 ESR 加速、α - 糖蛋白增高，ASO 效价增高，血清循环免疫复合物（CIC）持续增高，抗心肌抗体阳性。心电图正常或有轻度 P-R 间期延长，维持一段时间后可因风湿热活动加剧而出现典型临床表现，或病情呈隐匿进行，若干年后出现慢性风湿性心脏病。

六、辅助检查

传统的观点认为，无一项临床或实验室检查方法对风湿热有特异性诊断价值，因而过去的实验室检查方法多局限于对病因学和风湿热活动性的检测。随着免疫学、细胞生物学和分子生物学的发展，研究新的具有特异性的实验室检测方法有了新的突破；由于近年链球菌毒力和风湿热临床表现的变化，已有的化验室检测项目的意义和价值亦有所变化。本节着重针对近年本病的流行特点，对风湿热病原学的检测、疾病的活动性和特异检查方法及其优缺点上做一阐述。

（一）链球菌感染检测方法

检测方法主要有下列几项。

1. 咽拭子培养

本法的优点是简单可行，对近期的链球菌感染有较高的阳性率。但对发病时间较长，或就诊前已用抗生素者，结果常为阴性。近年报道，其阳性率为 20% ~ 25%。有作者认为，在应用抗生素前 24 小时内做三次咽拭子培养有助于提高阳性率。

2. 抗链球菌溶血素 O（ASO）试验

本法是最常用的链球菌抗体血清试验，高于 500 U 为异常。其优点为方法简便，重复性好，易于标准化，费用较低。但由于近年国内轻症和不典型病例占相当比例，加以抗生素的普遍使用，就诊时 ASO 的效价高峰期常已过，故阳性率仅为 40% ~ 60%，远较以往的报道为低。

3. 抗去氧核糖核酸酶 B（ADNA-B）试验

其正常上限在不同地区、年龄和方法之间有较大差异，普遍认为高于 240 U 为异常，有些地区（如广东）以高于 120 U 为异常。其高峰维持时间较长，发病后 4 ~ 6 周达高峰，可持续增高数月之久。对就诊较晚或迁延活动的病例，或舞蹈病患者意义较大。但由于其持续阳性时间较长，作为病因学的判断亦要注意假阳性可能。

4. 抗链激酶（ASK）试验

高于 80 U 为异常。

5. 抗透明质酸酶（AH）试验

高于 128 U 为异常。

6. 抗核苷酶（ANAD）试验

正常值为 275 U。

7. 链球菌酶（SZ）试验

本试验是一快速、简单、可同时测定多种链球菌抗体（包括 ASO、ADNA-B、AH、ASK 等）的凝集试验。有较高的灵敏性，但特异性较低，国外亦用于链球菌感染的过筛试验。国内尚未有该试剂生产。

以上后四项的试剂、制备较为复杂，尚未标准化，费用亦相对昂贵，目前临床上较广泛应用 ASO 和 ADNA-B 两试验，如同时测定两者，阳性率可在 90% 以上。应该提醒的是：以上各项检测的阳性发现仅代表风湿热的病因——链球菌感染可能存在，并不是风湿热的直接证明。

（二）急性期反应物的检测

传统上最常用的检测指标为红细胞沉降率（ESR）、C 反应蛋白（CPR）和外周血白细胞数。但由于近年急性风湿热的临床表现趋向于轻症和不典型，上述指标的阳性率较过去有较大幅度下降，未能取得理想的结果。

1. 血沉的灵敏性问题

在 20 世纪 60 年代，急性风湿热 ESR 增快的病例占 80% 以上。而近年来，由于约有 40% 患者临床表现较轻或不典型，真正早期和急性发病时就诊的不多，容易造成检测时间的延误。其次，心瓣膜病合并心功能不全时，血沉亦可不快，故近年统计风湿热活动时血沉增快者，仅占 60% 左右。

2. 测定 C 反应蛋白最合适的时间

近 20 年统计发现，C 反应蛋白阳性率有所下降。笔者亦曾进行过风湿热的 C 反应蛋白的动态观察，发现风湿热时，C 反应蛋白仅呈短暂的一过性增高，以起病 2 周内阳性率最高，可达 80%，但随着时间推移，病情活动性下降，其阳性率逐步下降，在发病 4 周后，可下降至 15% ~ 30%。可见其阳性率受检测时间早晚的影响，故最佳的检测时间，应是发病后 2 周内，愈早愈好。

3. 外周血白细胞数的测定

由于干扰因素太多，近年很少单凭此项检测作为活动性指标。

4. 血清糖蛋白或黏蛋白的检测

患风湿热时，由于有心脏、关节等组织的胶原纤维变性，基质溶解，故外周血浆糖蛋白增高。如做血清糖蛋白电泳，可能有 α_1 及（或）α_2 糖蛋白的增高，在急性发作早期以 α_1 糖蛋白增高明显，急性发作的后期或迁延活动期，则以 α_2 糖蛋白最为显著，故前者是一个急性活动期的炎症指标，后者是一个急性修复或慢性增殖期的炎症指标。对不典型、轻症或迁延病例，尤其是瓣膜病风湿活动，糖蛋白或黏蛋白的测定较之血沉、C 反应蛋白更有意义，其阳性率可达 76%。值得注意的是，上述各项检测方法都属急性炎症产物的检测，对风湿热的判断无特异性意义，只有在无并发症的情况下，对风湿热活动性的判断才有价值。因为在多种情况下，如机体发生感染、肿瘤、血液系统疾病和结缔组织病时均可出现阳性的结果。

（三）免疫学的检查

1. 非特异性试验

（1）免疫球蛋白的测定：风湿热时有免疫球蛋白 IgM 和 IgG 的增高，其阳性率为 53% ~ 59%。

（2）补体系统的测定：风湿热早期（可在临床症状出现第二天）有补体 C3c 的出现，阳性率可达 61.1%。

C3c 是 C3 的裂解产物之一，只有在补体激活时才出现阳性，它的出现是补体激活的直接证据，较之测定 C3、C4 更有意义。

（3）循环免疫复合物（CIC）的测定：由于风湿热时，有较强的抗原抗体反应和免疫复合物的形成，故测定循环免疫复合物是有意义的。笔者曾对 50 例无并发症的风湿热，按疾病严重程度分组测定，并对其中 26 例进行动态观察。发现循环免疫复合物增高的阳性率达 66%，其增高程度与病情轻重相一致，且随病情的好转而逐步下降。因此认为循环免疫复合物可反映风湿热的活动性及病情的轻重程度。

（4）细胞免疫的测定：应用单克隆抗体分析急性风湿热患者外周血 T 淋巴细胞及其亚群，可发现有 CD4 阳性细胞增高，CD8 下降，CD4/CD8 比例增高。如加用链球菌抗原刺激，此反应可进一步加剧。我们还观察过白介素 –2 受体（IL–2R）的变化，发现在 RF 时 IL–2R 明显增高，其增高水平随病情的活动程度及心脏受累的严重程度而异，阳性率达 90% 以上，在判断病情的活动性较之血沉和 CRP 及上述其他体液免疫指标更为敏感。

2. 特异性试验

（1）抗心肌抗体的测定：研究者应用间接免疫荧光法及 ELISA 法分别检测了 137 例有心脏炎症患者的血清抗心肌抗体，发现检出率分别为 48.3% 和 70%，其他对照组病例：病毒性心肌炎 25.7% 及 18.8%，冠心病（主要为急性心肌梗死后期）17.8% ~ 8.11%，慢性心瓣膜病 1.1%（78 例中仅 1 例换瓣术后阳性），其他心脏病如先天性心脏病、肺源性心脏病、原发性心肌病、原因不明心律失常等均无阳性发现。53 例结缔组织病中只 2 例有心脏受累的系统性红斑狼疮出现阳性。风湿性心脏炎症组阳性率均显著高于其他心脏病组（P<0.05），主要鉴别对象为病毒性心肌炎，可见本试验具有一定特异性，尤其在判断心脏有无受累方面的意义较大。抗心肌抗体在病情活动期持续阳性（包括迁延型病例），随病情控制而转阴，故认为本试验还有指导治疗，监测预后的意义。本试验方法优点是较简便，应用间接免疫荧光法结果甚稳定，1/20 滴度为阳性，一般医疗单位均可开展。

（2）抗 A 组链球菌胞壁多糖抗体（ASP）测定：本试验系根据 A 组链球菌胞壁多糖与人心脏瓣膜糖蛋白有共同抗原性原理设计。近年来，研究者等通过提取致风湿的 A 组链球菌胞壁多糖最具生物活性部分作包被抗原，应用 ELISA 法测定患者的 ASP–IgG、IgM 两个亚型，风湿性心瓣膜炎的阳性率在 80% 以上，其他对照疾病包括非风湿性心瓣膜病、链球菌感染后状态、急性肾炎、病毒性心肌炎等的阳性率在 10% ~ 13%，对风湿性心瓣膜炎动态观察结果，ASP–IgM 水平随病情改善较快下降，ASP–IgG 则持续高水平时间较长，故 ASP–IgM 可作为监测病情，指导治疗的较敏感指标。与其他传统指标比较，ASP 在反映风湿性心脏炎症活动性方面远优于 ESR、CRP，在反映链球菌感染后的免疫反应方面远优于 ASO。可见本试验既具有特异性也具有活动性的诊断价值。

（3）抗 A 组链球菌胞壁 M 蛋白抗体测定：有研究发现，风湿热和风湿性心脏病患者的抗 M1、M3、M5、M6、M19、M24 抗体的阳性率明显升高。但由于各型 M 蛋白不同，一直以来，没有找到一个标准的抗原来检测所有致风湿热型的抗 M 蛋白抗体。近年来国外研究发现，A 组链球菌（GAS）致风湿热型菌株和致肾炎型菌株之间的基因模式不同，又发现 M 蛋白 C 区是 GAS 致风湿热型菌株引起风湿热和风湿性心脏病的共同抗原决定簇。有研究以重组的 M 蛋白 C 区做包被抗原，ELISA 法测定患者血清中的抗 M 蛋白 C 区抗体，风湿热患者达 43μg/mL。说明在风湿热患者体内存在较高的抗 M 蛋白 C 区抗体，本抗体检测方法尚在实验研究阶段。

（4）D8/17 阳性 B 细胞的测定：本试验是应用 D8/17 单克隆测定 D8/17 阳性 B 细胞，这种 B 细胞抗原在不同人种的风湿热患者几乎 100% 被异常表达，特别在急性发作期水平更高，而在正常人仅 10% 阳性。这种抗原不同于任何已知的 MHC 单倍型。应用 D8/17 单克隆抗体测定 D8/17 阳性 B 细胞，对有怀疑的风湿热患者，可起到与其他疾病的鉴别作用。

（5）外周血淋巴细胞促凝血活性试验：本试验系根据已致敏的淋巴细胞，再次接触相同抗原时，其表面可出现凝血酶样物质，可促进凝血的原理。研究者应用 A 组溶血性链球菌胞膜作为特异抗原，刺激患者外周血淋巴细胞，发现其凝血活性增高，阳性率达 80%，而健康人和其他对照疾病（包括链球菌感染、病毒性心肌炎、冠心病、结缔组织病等）阳性率仅 9% ~ 14%。经观察，本试验对风湿性心脏炎症的各种临床病型都有较高的敏感性，对关节炎型则较不敏感。此可能与所应用的链球菌特异抗原是针对心脏的有关，即此抗原与心脏组织有共同抗原性，对关节则无共同抗原性。

以上 5 项试验中，第 1 ~ 4 项属体液免疫试验，第 5 项属细胞免疫试验，均具有不同程度的诊断特异性，可见现代免疫学、细胞生物学和分子生物学的迅猛发展，将有可能突破传统观念，解决长期以来风湿热无特异性诊断的大难题。

（四）心电图检查

风湿性心脏炎症患者典型变化为房室传导阻滞（P-R 间期延长较多见）、房性及室性早搏，亦可有 ST-T 改变，心房纤颤和心包炎也偶可发生。过去认为 P-R 间期延长常见，甚至可高达 70% ~ 80%，近年仅见于 1/3 左右的病例。

（五）超声心动图检查

20 世纪 90 年代以来，应用二维超声心动图和多普勒超声心动图检查风湿热和风湿性心脏炎症的研究有较大的进展。不但对临床症状明显的心脏炎症，心瓣膜超声改变有较高的阳性率，VasanRS 等还发现 2 例急性风湿热，虽无心脏炎症临床症状（有多关节炎和舞蹈症），也有二尖瓣超声的改变，二尖瓣前叶出现小结节。经治疗后追踪复查，此结节样改变消失，故其认为此等变化应届急性风湿热的一种超声心脏炎症表现。目前认为，最具有诊断意义的超声改变如下。

1. 瓣膜增厚

可呈弥漫性瓣叶增厚或局灶性结节样增厚。前者出现率可高达 40%，后者可高达 22% ~ 27%，均以二尖瓣多见，其次为主动脉瓣。局灶性结节大小为 3 ~ 5mm，位于瓣膜小叶的体部和（或）叶尖。此等结节性增厚是最特征的形态学改变，多认为与风湿性赘生物形成有关，其形态和活动度与感染性心内膜炎的赘生物不同。

2. 二尖瓣脱垂

其发生率的报道差异甚大，可高达 51% ~ 100%，低至 5% ~ 16%，此种差异被认为与检查者的技术熟练程度和警惕性有关。瓣膜脱垂以二尖瓣前叶多见（占 51% ~ 82%），单纯二尖瓣后叶（占 7%）和主动脉瓣（15%）脱垂则较少见。

3. 瓣膜反流

这是最常见的瓣膜改变，二尖瓣反流远较主动脉瓣和三尖瓣反流常见，对操作熟练者来说能准确区别生理和病理范围的反流，如结合彩色多普勒超声准确性更高，据统计二尖瓣反流发生率高达 84% ~ 94%，其中重度反流在复发性风湿热可达 25%。

4. 心包积液

多属小量积液，发生于初发风湿热占 7%，复发性风湿热占 29%。值得注意的是，尽管风湿热时，可有上述多种超声心动图的表现，但在无心脏炎症临床证据时，不可轻易单凭超声心动图的某些阳性改变而作出风湿热或风湿性心脏炎症的诊断，以免与其他病因如原发性二尖瓣脱垂、各种非风湿性心瓣膜病、心肌病、心包炎所致的超声变化混淆。

（六）X 线胸部检查

临床上只有严重的心脏炎症，心脏明显增大时才能在体检时查出。大多数风湿性心脏炎症的心脏增大是轻度的，如不做 X 线胸片检查难以发现。有时还须通过治疗后心影的缩小来证实原有心脏炎症的心脏增大曾经存在。

七、诊断

（一）诊断标准

针对近年国外风湿热流行特点，美国心脏病学会于 1992 年对 Jones 标准又进行了修订。新的修订标准主要针对初发风湿热的诊断，见表 6-1。

表 6-1 初发风湿热的诊断指标

主要表现	次要表现	有前驱的链球菌感染证据
心脏炎症	关节痛	咽喉拭子培养或快速
多关节炎	发热	链球菌抗原试验阳性
舞蹈症	急性反应物（ESR、CRP）增高	链球菌抗体效价升高
环形红斑	P-R 间期延长	
皮下结节		

* 如有前驱的链球菌感染证据，并有 2 项主要表现或 1 项主要表现加 2 项次要表现者，高度提不可能为急性风湿热。

该指标还做了如下补充，有下列三种情况，又无其他病因可寻者，可不必严格执行该诊断指标：①以舞蹈病为唯一临床表现者；②隐匿发病或缓慢发生的心脏炎症；③有风湿热史或现患风湿性心脏病，当再感染 A 组链球菌时，有风湿热复发的高度危险者。

该指标比过去的修订标准又前进了一步，特别适用于初发风湿热和一些特殊情况的风湿热患者，但对近年流行的不典型初发风湿热和复发性病例，尚存在较高的漏诊和误诊率，据统计可高达 39% ~ 70%。

应该强调的是，在应用上述指标时，必须结合临床情况，尤其是患者的具体病情进行综合分析，并对有可疑的疾病作出鉴别诊断后才可作出风湿热的诊断。

（二）"可能风湿热"的判断方案

上述 6-1 指标，对近年来某些不典型、轻症和较难确定诊断的复发性风湿热病例，尚没有提出进一步的诊断指标。过去，一些国外学者曾建议制订一个"可能风湿热"的诊断标准，但尚未见具体的阐明。根据作者多年的临床工作经验，采用下列"可能风湿热"的判断方案，在减少漏诊方面可收到较好的效果。

"可能风湿热"标准：这主要针对不典型、轻症和复发性病例。凡具有以下表现之一并能排除其他疾病（尤其亚急性感染性心内膜炎、系统性红斑狼疮、类风湿关节炎、结核病等），可作出"可能风湿热"的诊断。

（1）风湿性心瓣膜病有下列情况之一者：①无其他原因短期内出现进行性心功能减退或顽固性心力衰竭，或对洋地黄治疗的耐受性差。②进行性心悸、气促加重，伴发热、关节痛或鼻出血。③新近出现心动过速、心律失常、第 1 心音减弱，或肯定的杂音改变，或有新杂音出现，或进行性心脏增大；以上情况伴有有意义的免疫指标或急性期反应物出现。④新出现心悸、气促、容易出汗，伴有有意义的心电图、超声心动图或 X 线改变；或伴有有意义的免疫指标或急性期反应物出现。⑤新近出现心脏症状，抗风湿治疗后改善。

（2）上呼吸道链球菌感染后，有下列情况之一者：①多发性、游走性关节炎伴心悸、气促进行性加重；②多发性、游走性关节痛伴发热、心悸、气促，有急性期反应物，经青霉素治疗 2 周无效；③心脏症状进行性加重伴有急性期反应物出现和有意义的免疫指标，或伴有有意义的心电图、超声心动图或 X 线改变。应该强调的是，在应用上述标准时，必须结合临床情况，尤其是患者的具体病情进行综合分析，并对有可疑的疾病作出鉴别诊断后才作出风湿的诊断。

（三）风湿热活动性的判断

风湿热活动性的判定，对指导治疗、判断预后有很重要的意义。但迄今为止，风湿热活动性的判断仍是一个困难的问题。特别是对一些特殊的临床病型如迁延型、亚临床型患者进行活动性判断时情况更是如此。采用传统的指标血沉和 C 反应蛋白，远不能满足实际需要。因为血沉常在心力衰竭时，或在激素治疗后迅速下降至正常，而 C 反应蛋白仅在疾病早期呈一过性的阳性，这说明它们对判断风湿活动性价值有限。笔者建议从下面几个方面来综合分析判断疾病的活动情况：①回顾近期有无上呼吸道链球菌感染；②详询病史及细致检查以发现轻症的关节炎或关节痛；③系统地监测体温以发现有无发热（尤其是低热）；④检查有无心脏炎症的存在，注意是否有心音、心率、心律和心脏杂音性质有无发生肯定的变化或出现新的病理性杂音。如收缩期杂音在 Ⅱ 级以上或新出现的舒张期杂音意义较大；⑤注意短期内心功能有无出现进行性减退或不明原因的心力衰竭；⑥实验室指标如血沉、C 反应蛋白阴性时应进行其他化验室检查，如糖蛋白电泳（或黏蛋白），各种非特异性和特异性免疫试验，如条件许可，最好能测定抗心肌抗体、ASP 和 PCA 试验。抗心肌抗体在急性期或慢性期风湿活动性增高时可呈阳性，ASP-IgM 增高示病情活动，PCA 试验对风湿热活动期细胞免疫反应的存在有较高的特异性意义；⑦通过上述各步骤，如风湿活动存在很大的疑点时，可进行抗风湿治疗 2 周，如病情改善，提示有风湿活动的存在。

八、鉴别诊断

（一）类风湿关节炎

其特点为对称性，以指关节等小关节受累为主，早期有时亦会表现为游走性关节炎，但其关节炎往往是持续在某些部位数天至数周。以药物治疗后才会迁移到别的关节；而风湿性关节炎的游走性是非常特征性的，持续时间十分短暂，在 1 ~ 2 天内可以游走到 1 ~ 3 个不同关节部位。类风湿关节炎病程持续时间长，后期可有关节结构及其附近骨质破坏，以致发生关节畸形，非甾体类抗炎药物治疗效果不大明显。风湿性关节炎无关节畸形，对水杨酸类药物治疗效果甚佳。

（二）强直性脊柱炎

本病早期可有外周关节炎及有时伴血沉加速、C 反应蛋白阳性，但其外周关节炎症较持续，且常有腰骶部疼痛和肌腱附着点痛，X 线示双骶髂关节炎，HLA-B27 阳性。

（三）系统性红斑狼疮

本病可有发热、关节炎、心脏炎症、血沉加速，但同时伴有面部蝶形红斑、光过敏、口腔溃疡、雷诺现象，血中有抗核抗体滴度增高，抗双链 DNA 抗体、抗 SM 抗体阳性，白细胞和血小板减少，补体 C3 下降等，有助于排除本病。

（四）结核感染过敏性关节炎（Poncet 病）

本病虽有反复关节炎，亦可伴低热、红细胞沉降率加快等表现，但一般情况良好。水杨酸治疗不能完全控制症状。抗结核治疗有效。

（五）其他反应性关节炎

反应性关节炎是继发于细菌、病毒或其他病原体感染的一种关节局部反应，病原体可以是沙门菌、志贺菌、耶尔替菌等，亦可由乙型肝炎病毒或真菌引起。除关节炎外，可有其他临床征象如腹泻、结膜炎、尿道炎、皮疹、较高的 HLA-B27 阳性率，典型的病毒性肝炎症状、体征和化验室改变。

（六）化脓性关节炎

化脓性关节炎以金黄色葡萄球菌败血症最常见，初起时有发热，多个关节痛，以后局限于个别关节，出现明显的关节红、肿、热、压痛和功能受限，有时关节积液。临床上常有明显的感染证据，血液和骨髓培养多呈阳性。其他细菌、病毒、螺旋体（Lyme 病）、真菌等也可诱发感染性关节炎。

（七）亚急性感染性心内膜炎

亚急性感染性心内膜炎一般有进行性贫血、瘀斑、脾肿大、杵状指、栓塞等典型表现。血培养阳性可确诊。

（八）病毒性心肌炎

本病常在病毒性上呼吸道感染后出现，有时伴有关节痛，易与风湿性心肌炎混淆。鉴别两者可通过下列各点：病毒性咽炎以鼻塞、流涕、流泪等卡他症状表现为主，而链球菌感染上呼吸道感染，以咽痛、发热为主。病毒分离或病毒血清学检查（后者较可行）有辅助诊断价值，如病毒中和试验，抗体效价在 3 ~ 4 周内升高 4 倍以上有病原学诊断意义。病毒性心肌炎的临床表现特点为有较明显胸痛及顽固的心律失常，心电图改变较风湿性心肌炎明显。

（九）链球菌感染后状态

本病是否为一个独立疾病尚有争论。临床上可在上呼吸道炎或扁桃体炎后出现 ESR 增高、低热、关节痛，有时还可有心悸，ECG 有 ST-T 改变。但青霉素和小剂量激素治疗后症状很快消失，也不再复发。

（十）血液系统疾病

白血病早期，先有发热、疲乏、心悸、关节痛症状，以后才出现血象变化，故可造成临床上的误诊。其他如淋巴瘤等，也有过类似的报道。

九、治疗

风湿热的治疗目的应包括下列四方面：①清除链球菌感染病灶；②早期观察心脏炎症是否存在并加以处理；③控制充血性心力衰竭；④缓解关节及其他症状。由于临床病型的多样化，病情的严重程度有较大的差异，故在治疗上应实行个体化处理。

（一）一般治疗

应注意保暖，避免受寒及潮湿。如有心脏受累应卧床休息，避免体力活动及精神刺激。待体温、血沉正常，心动过速控制或其他明显的心电图变化改善后继续卧床休息 3～4 周，然后逐步恢复活动。急性关节炎患者，早期亦应卧床休息，至血沉、体温正常然后开始活动。

（二）抗生素的应用

应用抗生素的目的是消除链球菌感染，治疗咽部炎症及扁桃体炎。迄今为止，青霉素仍然是最有效的链球菌杀菌剂。常用剂量为 80 万～160 万 U/d，分 2 次肌内注射，疗程为 10～14 天，或 400 万～480 万 U 每 132 次静脉点滴 3～4 周。以后用苄星青霉素（长效青霉素）120 万 U/月，肌内注射。此次措施多数能控制咽喉部感染。但亦少数患者，上呼吸道链球菌感染反复发作，以致成为慢性或迁延型风湿热，对此可采取下列措施：缩短长效青霉素的注射间隔为 1～3 周一次，至上呼吸道感染较稳定地控制后，维持 3～4 周甚至半年到一年的预防性治疗。加用口服抗生素，如红霉素、林可霉素、罗红霉素或头孢类药物。

（三）抗风湿治疗

关于选择水杨酸制剂或激素作为抗风湿首选药物的问题，在历史上曾有过长时间争论，经过 20 世纪 60 年代美国、英国和加拿大三国进行多中心的长达 15 年的研究，美国 8 家医院（1960—1965 年）的联合研究，结果显示两者疗效相当，对以后心脏瓣膜病的形成无显著的统计学差异。近年的观点是，风湿性关节炎的首选药物为非甾体类抗炎药。常用阿司匹林，开始剂量成人 3～4 g/d，小儿 80～100 mg/（kg·d），分 3～4 次口服。对心脏炎症一般采用糖皮质激素治疗。常用泼尼松，开始剂量成人 30～40 mg/d，小儿 1.0～1.5 mg/（kg·d），分 3～4 次口服。病情控制后减量至 10～15 mg/d 维持治疗。为防止停用激素后出现反跳现象，可于激素停止使用前 2 周或更长一些时间加用阿司匹林，待激素停用 2～3 周后才停用阿司匹林。病情严重如合并心包炎或心肌炎并急性心力衰竭者可静脉滴注地塞米松 5～10 mg/d 或氢化可的松 200 mg/d，至病情改善后，改口服激素治疗。对一时未能确定有无心脏炎症的病例，可根据杂音、心率、心律情况作出抉择。一般来说，心尖区或主动脉瓣区有Ⅱ级收缩期杂音或新近出现舒张期杂音，或有持续性窦性心动过速，或心律失常无其他原因解释者，应按心脏炎症处理，采用激素治疗。单纯关节炎的疗程为 6～8 周，心脏炎症的疗程最少 12 周。如病情迁延者，应根据临床表现及实验室检查结果，延长其疗程。

（四）舞蹈病的治疗

舞蹈病患者应在上述治疗基础上加用镇静剂如安定、巴比妥类或氯丙嗪等，应尽量避免强光、噪音刺激。

（五）亚临床型风湿热的处理

既往无风湿性心脏炎症病史者，只需定期观察追踪及坚持青霉素预防，无须特殊处理；如有过心脏炎症或现患风湿性心脏病者，可根据化验室检查（如 ESR、糖蛋白、CIC、抗心肌抗体、ASP 和 PCA 试验等）、超声心动图、心电图和体征等几方面的变化而制订具体治疗措施。如化验室检查基本正常，仅个别项目异常，心电图、超声心动图改变不明显者，应继续观察，无须抗风湿治疗。如化验室检查变化明显，心电图、超声心动图改变不明显者，可注射长效青霉素 120 万 U，进行 2 周抗风湿治疗（一般用阿司匹林）。如 2 周后化验室结果回复正常，不能诊断风湿热，因为该病化验室改变不可能如此迅速恢复正常；如 2 周化验室改变极微，再继续治疗 2 周后复查有关项目；如仍不转阴，同时又有可疑症状或体征时，应高度怀疑风湿热，需进行治疗，必要时住院观察和处理。化验室检查变化明显，心电图、超声心动图又有明显变化而无其他原因可解释者，虽然症状不明显，仍应住院观察，作出正确诊断或进行短疗程治疗。

（六）其他疗法

风湿热是与链球菌感染有关的免疫性疾病，如经上述治疗仍反复发作或经久不愈，可试用下列措施：①易地治疗：以去除链球菌感染和其他诱发风湿热发作的外界因素。②改变机体高度过敏状态：可试用免疫调节或提高机体免疫力的药物和食物如花粉、蜂王浆之类。

十、预防

预防的关键是控制和预防上呼吸道链球菌感染，提高机体免疫力。

（一）注意环境卫生

居室宜通风良好、防潮、保暖，尤其对人口比较集中的场所如幼儿园、小学尤须注意，以避免链球菌的传播。

（二）风湿热发作的预防

1. 初发的预防（一级预防）

凡 5 岁以上的青少年及中年人，有发热、咽喉炎等症状拟诊上呼吸道链球菌感染者，立即给予青霉素或其他有效抗生素治疗。目前公认以单一剂量长效青霉素肌内注射为最简便和有效的方法。应用剂量：体重在 27kg 或以下者，可用 60 万 U，体重在 27 kg 以上者，可用 120 万 U；如用口服青霉素，儿童为 250 mg，成人为 500 mg，每日 2 ～ 3 次，连服 10 日。如青霉素过敏，可改服红霉素、林可霉素或头孢类药物。一般最常用红霉素 20 ～ 40 mg/kg，分 2 ～ 4 次口服，总量不超过 1 g/d，连服 10 日。

2. 再发的预防（二级预防）

凡有过风湿热史和现风湿性心脏病者，若再有 A 组溶血性链球菌感染，20% ～ 50% 会复发风湿热或风湿性心脏炎症。尤其在最初 5 年，一旦复发，原有心脏病可恶化，严重者可致死亡。目前青霉素仍被公认为最有效的抗链球菌药物，故最好每 3 周定期肌内注射长效青霉素 120 万 U，以维持足够的血液浓度。

每 4 周注射一次，有时会发生预防的失败，再发率为 0% ～ 2.8%；每 3 周注射一次，再发率约 0.25%。故 4 周的注射间隔仅用于病情稳定，生活在非高危人群中的患者，如用口服青霉素，剂量为 250 mg，每日 2 次。

青霉素过敏或其他原因不愿注射者，可口服红霉素 0.25 g，每日 2 次；或磺胺嘧啶（SD），体重在 27 kg 或以下者，每日 0.5 g 一次顿服，体重在 27 kg 以上者，每日 1g 一次顿服，但要密切注意血象，防止白细胞减少症发生。预防期限应根据患者年龄、链球菌的易感程度、风湿热的发作次数、有无瓣膜病遗留而定。凡年幼患者，有高度易感因素、风湿热多次复发、有过心脏炎症和遗留瓣膜病者，其预防用药时间应尽量延长，最少 10 年，至 40 岁，甚至是终身预防。对有过心脏炎症，但无瓣膜病遗留者，预防期限最少 10 年，儿童患者至成人为止。但对单纯关节炎或风湿热后经长期追踪无再复发或无瓣膜病遗留者，预防时间可稍缩短。儿童患者最少预防至 21 岁。成人患者最少不短于 5 年。

（三）局部病灶的处理

对慢性扁桃体炎或咽喉炎应积极处理。如按上述药物治疗仍无效，可利用药物喷喉、理疗等方法。慢性化脓性扁桃体炎内科治疗无效成为一个局部藏菌的病灶，可以考虑手术摘除，但应术前详细检查证明无风湿活动，术前应进行青霉素预防性注射。

十一、预后

本病的预后决定于初次发病后有无复发。复发次数愈多，瓣膜病变的机会愈高，受累的程度愈重。单纯关节炎的预后比心脏炎症良好。亦有初发为关节炎及（或）舞蹈病，但复发时可能侵犯心脏。

第二节 感染性心内膜炎

一、病因

感染性心内膜炎传统上根据未接受抗生素治疗的自然病程分为急性及亚急性两类。急性心内膜炎起病凶猛、发展快，是败血症的局部表现，病程数日或数周，幸能治愈，往往遗留严重的血流动力学障碍，常由金黄色葡萄球菌、肺炎球菌、淋球菌、化脓性链球菌引起。亚急性心内膜炎起病缓慢，病程数周至数月，多数能治愈，常发生于心瓣膜病或先天性异常的心脏，常与草绿色链球菌或肠球菌有关。抗生素的应用已经改变了感染性心内膜炎的自然病程，使得这种分类法失去准确性，尽管广义上仍然适合。目前，临床上是根据感染性心内膜炎的病原菌分类，如葡萄球菌性心内膜炎和链球菌性心内膜炎。

尽管所有微生物都可以引起心内膜炎，但是，显然葡萄球菌和链球菌是主要的致病菌。链球菌常常不仅引起单纯的菌血症，而且常由于菌血症的产生，使得细菌易于黏附在心内膜上。而其他常见致病菌如革兰氏阴性杆菌，是不能黏附在心内膜上的。从感染性心内膜炎分离出的最常见链球菌的一些特性是有较强的将蔗糖转化为葡聚糖的能力，支持了"细菌黏附"的概念。

在讨论感染性心内膜炎的病原菌以前，有必要略述一下菌血症的性质。感染性心内膜炎时，菌血症是持续存在的，每毫升血所含的致病菌数量很低（1～30个／毫升）。细菌密集度与发热期间热度高低程度无关。因此，如果第一次培养为阳性，可能以后所有的样本都为阳性。相反，如果前几次样本为阴性，再继续培养也不一定得到阳性结果。这有两种可能性：第一，周期性培养阳性可能发生在右心心内膜炎；第二，最近抗生素治疗可能需要增加培养次数，尽管致病菌被证明在抗生素开始治疗的前两周仅有轻度减少。整个检查过程需要在几个小时内分别进行4～6次细菌培养。

这里需将皮肤污染所致的多个样本中只有一次培养阳性与多数感染性心内膜炎的所有培养中都能培养出致病菌相区别，临床上持续培养阴性，则可推测定论，而不应该反复无效地进行培养。

（一）致病菌

1. 链球菌

链球菌性感染性心内膜炎中，有60%～80%链球菌培养阳性。草绿色链球菌为主要的致病链球菌，占感染性心内膜炎的40%～45%，占亚急性心内膜炎的70%，它主要来源于上呼吸道或上消化道。尽管其大多数对青霉素敏感，但耐药菌株仍可产生。

肠球菌是感染性心内膜炎培养阳性的另一大组细菌，占感染性心内膜炎及亚急性心内膜炎的5%～10%，病菌属于Lancefield D族病菌。目前发现，其分为几个亚群，包括粪链球菌、坚韧链球菌及牛链球菌。其中，牛链球菌与其他两个亚群不同，而常与草绿色链球菌一样，对青霉素敏感，治疗不需联合氨基苷类抗生素。肠球菌亚群的鉴别对治疗并无指导意义。牛链球菌心内膜炎与结肠黏液性疾病，尤其腺癌溃疡性结肠炎和息肉病关系密切，有时在结肠症状出现前几个月或前几年，就产生牛链球菌性心内膜炎，这种情况有待于进一步研究。肠球菌来源于消化道、泌尿道和生殖道。肠球菌有时引起不典型急性感染性心内膜炎，呈亚急性进程，与草绿色链球菌性心内膜炎相似。链球菌感染性心内膜炎极少形成脓肿，但一旦产生，几乎都系肠球菌所致。非草绿色链球菌或肠球菌的其他链球菌，如化脓链球菌目前极少引起感染性心内膜炎，它可以侵袭以前正常的心脏，引起急性暴发性心内膜炎。

2. 葡萄球菌

金黄色葡萄球菌是目前急性心内膜炎唯一常见病原菌，占急性心内膜炎的一半以上，感染性心内膜炎的30%～35%。常在金黄色葡萄球菌菌血症发生时，侵犯正常的心脏，产生心脏内脓肿或转移性脓肿。

金黄色葡萄球菌心内膜炎的发生与人工瓣膜性心内膜炎及吸毒引起的右心感染性心内膜炎有关，也常与外科手术、人工移植或表皮破损有关，但也被证明在急性病毒感染时，能自发地侵入心脏，引起急性心内膜炎。凝固酶阴性葡萄球菌常与心脏修复术及其他血管内装置的感染有关，常引起亚急性心内膜炎，并且需要一个易患感染性心内膜炎的基础心脏病变。

3. 其他细菌

肺炎球菌及淋球菌感染性心内膜炎过去各占 10%，前者常呈急性暴发型，但目前极少见，可能与许多病例因肺炎接受抗生素治疗而无意中被治愈有关。淋球菌性心内膜炎目前也极少见，但值得一提的是，它与右心瓣膜病有关。

许多其他细菌被证明也能引起感染性心内膜炎，革兰氏阴性杆菌尽管常产生致命的败血症，但是极少引起感染性心内膜炎。有人认为引起感染性心内膜炎需要大量的细菌，这些大量杆菌在没有导致感染性心内膜炎发作时，就将患者致死。其他需要复杂营养的革兰氏阴性杆菌，如嗜血杆菌、布氏杆菌、放线杆菌、放线共生杆菌，偶尔引起感染性心内膜炎，培养时需要特殊的培养技术。过去由于培养条件的限制，这类杆菌培养阳性率极低，近年来由于相应的特殊培养技术的发展，其培养阳性率有所提高。这类杆菌约占感染性心内膜炎的 6% ~ 8%。

4. 真菌

念珠菌、曲霉菌及组织胞质菌属等是引起感染性心内膜炎的主要真菌。值得注意的是，不但白色念珠菌而且所有念珠菌都可以引起感染性心内膜炎。酵母菌或酵母样真菌采用一般血培养即可培养成功，而曲霉菌往往培养阴性。真菌性心内膜炎常产生大的真菌性栓子，这些栓子尤其是曲霉菌产生的栓子经外科切除后进行培养，往往是分离真菌的好途径。广谱抗生素、皮质激素、人工瓣膜、心血管系统创伤性诊断检查、细胞毒素制剂及吸毒，均提示有真菌性心内膜炎发生的可能。

5. 其他微生物

立克次体和衣原体引起的感染性心内膜炎病程相当长，从原始感染发展至感染性心内膜炎需要几个月甚至几年。一般的血培养方法不适合这些致病原，但是血清学检测抗衣原体抗原的抗体将有助于诊断，其第一期、第二期抗体都可检出，这有助于区别急性自限性疾病，后者只产生第二期抗体。血清学检查也将确定或排除布氏菌性感染性心内膜炎。

值得进一步探讨的是，有细胞壁屏障细菌引起的感染性心内膜炎，没有证据证明这些细菌能触发感染性心内膜炎，但是它们能否引起感染性心内膜炎复发仍在争论之中。最后，混合性感染在感染性心内膜炎中相当少见，仅占 1% ~ 2%。

（二）感染途径和菌血症

1. 菌血症的产生

细菌要引起感染性心内膜炎，必须进入血液循环。正常情况下，血中细菌被肝脾内的单核—吞噬细胞系统在很短的时间内从血液中清除。允许血液通过的毛细血管床的动静脉通道，可以延长菌血症时间，然而，体内存在的相应抗体将缩短菌血症时间。

自发菌血症已证明可发生在正常人，而且几乎肯定比诱发性菌血症更常见。有人认为患有急性牙根周围脓肿的患者有 11% 产生自发性菌血症，慢性化脓性扁桃体炎患者有 9% 发生菌血症。自发菌血症也可发生于患有肺炎球菌性或葡萄球菌性脓毒血症的患者。

疖、痈或牙周感染的简单处理常可诱发短暂菌血症。有细菌寄生物的黏膜创伤后同样也可诱发短暂菌血症，尤其是口咽部黏膜创伤后。刷牙、牙咬坚硬物品或牙齿清洁术被证实有 20% ~ 40% 可诱发菌血症。释放出的细菌可含任何或所有寄生菌，包括厌氧菌和放线菌。菌血症发生率随着牙周损伤的程度的增高而增高。口咽部的细菌也会在上呼吸道有关的操作，如气管镜、气管插管及拔牙手术等时被释放入血中。胃肠道、泌尿生殖道的手术、手工或器械操作都可产生菌血症。在这种情况下，被释放的链球菌有可能是除了细菌样厌氧菌外的肠球菌，或者是革兰氏阳性杆菌。阴道分娩和宫内避孕器的放入均可引起短暂的菌血症。

吸毒也常直接将致病菌种入血液。静脉注射不经过消毒，植入的致病菌有时是极少见的致病菌，如真菌。但是，即使在医疗中心谨慎控制血管内保留装置的应用、防止微生物侵入的情况下，延长塑料导管简单装置的应用，均可引起菌血症，导致感染性心内膜炎。

感染性心内膜炎的发生也与发生菌血症的频繁程度和循环中细菌的数量（后者与创伤、感染的严重度和寄居皮肤黏膜处细菌的数量）有关，还取决于细菌黏附于血小板微血栓和纤维蛋白的能力。草绿色链球菌从口腔进入血流的机会频繁，黏附性强，故为感染性心内膜炎的主要病因。大肠杆菌黏附性差，虽为常见菌血症，但极少致心内膜感染。

2. 细菌易着床的部位

尽管微生物在瓣膜的小间隙中栓塞被认为可以引发心内膜炎，但是大多数学者认为，心内膜炎的发病机制是细菌在内皮表面植入，靠此引发心内膜炎。试验证实血栓是在致病菌植入之前形成的，因此，无菌性血栓形成的损伤是菌血症时期的植被。无菌的栓子可来自修复的瓣膜和其他植入物，常并发于风湿热原发感染性损伤，继发于心肌梗死，偶尔继发于罕见的马方综合征的退行性损伤和自身免疫性损伤。如此，在感染性心内膜炎和急性风湿热两者中的二尖瓣心房面和主动脉瓣的心室面是主要的病变部位；二尖瓣和主动脉瓣是最常见的累及部位，而三尖瓣和肺动脉瓣却极少被累及。

感染性心内膜炎发生在血流高速流过的狭窄口，此处血流从高压处快速流向低压处。侧面压力的下降导致了内膜灌注量的下降，后者易导致感染性心内膜炎的发生。感染性心内膜炎的损伤常在紧靠狭窄的远端处发现及动脉导管感染时的肺动脉段或室间隔缺损时的右心发现。感染性心内膜炎极少发生在只有很小压力梯度时，如房间隔缺损时。偶尔由于含有细菌的血液冲击心内膜壁使受冲击的心内膜壁受累，或由于主动脉瓣反流、血液冲击二尖瓣前叶而在主动脉到二尖瓣区产生感染性赘生物。高血流动力循环状态可触发血栓。因此，原先无基础心脏病的患者经创伤性血流动力学检查后，可产生大的动静脉瘘，导致主动脉瓣血栓形成，继而引起感染性心内膜炎。对于引起正常心脏发生感染性心内膜炎的毒力强的致病菌如金黄色葡萄球菌的致病能力进行解释并不容易。败血症产生的严重应激反应可引起血栓形成性损伤，随之继发心内膜感染。据悉，在动物模型上，应激反应既能触发血栓形成，也能触发感染性心内膜炎。在对死于急性葡萄球菌性败血症患者的尸解中，发现其中有 2/3 的患感染性心内膜炎。

3. 基础心脏病变

细菌性心内膜炎的基础心脏病近年来有明显变化。其中风湿性心脏病比例显著下降，而心脏瓣膜术后，特发性瓣膜脱垂和老年退行性心瓣膜病也占一定比例。无器质性心脏病占极大比例，其原因可能与经血管的多种创伤性检查与治疗、多种内镜检查日渐增多，使感染机会明显增加有关。

某些先天性心脏病较易并发感染性心内膜炎。动脉导管未闭、室间隔缺损、主动脉瓣狭窄、法洛四联症是主要的易感染的基础先天性心脏病。常见的致病因素是由高而低的压力梯度及由此产生的血流动力学湍流。

40% 以上的患者既往无明确的心脏病史。这些患者分为二组：第一组，既往有基础心脏病，但症状不明显，直至出现感染性心内膜炎，才发现原来的基础病变，如轻度风湿性心脏病、轻度二尖瓣脱垂、先天性二瓣型主动脉瓣、钙化性主动脉瓣狭窄、二尖瓣钙化、肥厚型心肌病等。另一组是既往心脏正常，而发生感染性心内膜炎。后一组患者常呈急性进程，其致病菌毒力强，尤其是金黄色葡萄球菌。发生于正常心脏的感染性心内膜炎 50% 为金黄色葡萄球菌所致。

最后一种既往有心脏损伤常伴发感染性心内膜炎的患者，是放有心脏内人工物质如人工心脏瓣膜、心脏补垫、永久性起搏导管的患者。随着近几年心脏手术的增加，在西方国家，感染性心内膜炎患者中有 15% ~ 30% 为此类患者。

二、发病机制及病理

（一）发病机制

感染性心内膜炎各临床表现的发病机制取决于该病呈急性进程还是亚急性进程。急性心内膜炎临床表现像急性败血症，近年来极似急性金黄色葡萄球菌性败血症的临床表现。致病菌直接损伤心脏，直接导致转移性脓肿形成和弥漫性凝血，产生早期免疫学改变的肾炎。亚急性感染性心内膜炎，较长的病程使其病理改变进一步发展。有关的损伤和过程包括：①原发部位赘生物的形成；②赘生物引起的局部和全身性的"机械性"损伤；③长期存在的感染过程导致的免疫性损伤。

赘生物形状与大小的不断增长，是由于进一步的血小板沉积和纤维蛋白的形成。同时，尽管位于主要的血流中，但是赘生物相对无血管。赘生物不化脓，致病菌在赘生物产生的原发部位像培养皿里的菌落一样增殖。有时，赘生物明显增大，以致堵塞瓣膜流出口。局部感染的扩展，可使瓣环损害、瘘管形成、传导通路损坏、腱索断裂。赘生物中的坏死物质十分易碎，经常脱落成碎片，形成感染性栓子，进入体循环。必须记住，右心感染性心内膜炎的感染性栓子将进入肺血管床，堵塞肺血管。在亚急性心内膜炎，毒力低的致病菌失去对正常宿主防御的抵抗，一旦栓子在组织中存留，其中的致病菌迅速遭破坏。因此，感染性栓子常常引起无菌性梗死。但是，在急性心内膜炎时，转移性脓肿的形成则常见。

感染性心内膜炎的局部病变和体循环栓塞，可以解释患者心脏杂音的变化、心律失常的产生、心脏衰竭、营养状况的恶化及远处脓肿的形成。

最近对感染性心内膜炎发病第三过程，即免疫学损伤更加重视。由于机体不能对感染的原发部位发生化脓性或肉芽肿反应，机体代之产生了大量的体液性抗体。赘生物作为抗原，被抗体所围困，产生免疫复合物。这些免疫复合物在肾小球、视网膜、指尖软部等处的沉积导致肾小球肾炎、罗特斑、奥斯勒结及其他皮肤血管炎和瘀点的产生。

大量抗体的产生，导致球蛋白异常血症，球蛋白明显升高导致红细胞沉降率升高，类风湿因子试验假阳性、正细胞正色素贫血。因不能促发大量的炎性反应，使得中性粒细胞增多不明显。单核－吞噬细胞系统持续受刺激，可导致外周血液出现单核细胞增多症（组织细胞增多症）。

（二）病理

感染性心内膜炎的心内病理变化特征是赘生物的产生。赘生物是由纤维蛋白、血小板、白细胞及聚集的细菌组成的无固定形态的团块，可单发也可多发，一般位于房室瓣膜的心房面、半月瓣的心室面。赘生物极少呈化脓性改变，但当瓣膜基底部或瓣膜环脓肿形成时，可扩展到附近组织，损害周围组织（如传导组织）、心肌功能（如心肌脓肿），腱索或乳头肌断裂，或导致瘘管、动脉瘤形成。此外，直接栓塞、毒性产生和免疫复合物沉积均可导致心肌炎性改变，20% 以上可发现边界清楚的心肌脓肿。因堵塞冠状动脉而引起心肌梗死则极少见。

感染性心内膜炎的心外病理主要是由于栓塞或血管炎引起的皮肤、脾、肺、外周血管、眼、中枢神经系统、肾等脏器的损伤。最常见的皮肤损伤是皮肤红色瘀点、指甲下的点状出血。脾肿大的程度与疾病持续时间的长短有直接关联。栓塞性梗死相当常见，偶尔伴有脓肿形成，常因化脓而脾脏破裂，产生腹膜炎。

肺脏的改变仅限于右心心内膜炎患者，感染性栓子栓塞可引起肺炎、肺梗死和肺脓肿。外周血管系统的主要损伤是真菌性动脉瘤，损伤部位均在血管分叉处或血管走向明显改变处，主要累及脑血管，其次为腹部血管、四肢血管。累及眼球时，主要是在眼球前部及视网膜上产生瘀点，罗特斑可能是视网膜神经层被栓子栓塞所致。大脑受累时，可因血管炎性损伤或真菌性动脉瘤而引起脑梗死，也可因真菌性动脉瘤破裂而导致蛛网膜下隙出血及其他血管性病变，也可因脓毒性栓塞而产生单发或多发脓肿，但极少引起化脓性脑膜炎。累及肾脏时，主要表现为转移性脓肿、栓塞性梗死及肾小球肾炎，后者是由免疫反应间接损伤所致。

三、临床特点、诊断和自然病程

（一）临床表现

感染性心内膜炎是通过以下四个机制产生其临床表现的：①感染本身引起的全身及局部症状与体征；②心外转移性感染灶；③动脉栓塞；④免疫反应产生的异常免疫球蛋白和循环免疫复合物沉积在外周组织引起的损伤。各机制导致的临床表现的严重程度因人、因致病菌的毒性而异。毒力强的致病菌，如金黄色葡萄球菌、A 组链球菌、肺炎球菌常引起明显的全身毒性反应，瓣膜损伤严重及转移性化脓病灶，呈急性感染性心内膜炎表现。而毒力弱的致病菌如非肠球菌、非 A 组链球菌或需要复杂营养的革兰氏阴性杆菌则引起亚急性感染性心内膜炎，仅有轻度的全身毒性反应且极少有转移性化脓灶。

1. 亚急性心内膜炎

亚急性心内膜炎发作隐袭，以全身症状为主，常无心内膜炎的特征性表现，仅表现为发热、汗出、寒战、倦怠乏力、食欲减退、体重减轻等。发热等全身症状及易受感染的基础心脏病变可能是其诊断的唯一线索。而有些患者，发热及心外并发症引起的症状可能妨碍亚急性心内膜炎的诊断。

发热是感染性心内膜炎的特征之一，85% ~ 95% 的患者有不同程度的发热。应用剂量不足的抗生素患者及尿毒症、心脏衰竭、脑出血及老年患者等发热可不明显。亚急性心内膜炎患者 90% 有心脏杂音，主要为原有的心脏杂音。由于瓣膜感染性损害或其他心脏并发症引起的心脏杂音性质改变，则在亚急性心内膜炎相当少见。

感染性心内膜炎病程长者可出现杵状指（趾）。皮肤黏膜瘀点出现率为 1/3 ~ 2/3，分布于下肢及前胸的皮肤、黏膜及眼底，其中眼结膜最常见，尤以下眼睑明显。指甲下线状出血很常见，但须排除手工业劳动者的创伤性出血。脾肿大占 25% ~ 60%。

2. 急性感染性心内膜炎

急性感染性心内膜炎起病突然，迅速产生高热、寒战等严重毒性反应，感染可侵袭正常瓣膜或有基础病变的心脏瓣膜。疾病早期有杂音者占 30% ~ 50%，治疗中有杂音者占 60% ~ 80%。感染引起瓣膜迅速破裂，从而产生新的杂音或杂音性质改变、瓣膜功能衰退而发生心脏衰竭。

急性心内膜炎时皮肤黏膜表现较常见，尤其是金黄色葡萄球菌累及左心时更为明显。皮肤或黏膜瘀点占 65% ~ 75%，指甲下线状出血占 50% ~ 60%，Janeway 结节占 15% ~ 25%，Roth 点占 10% ~ 20%。

急性感染性心内膜炎常由脓性栓子引起转移性化脓灶，表现为化脓性关节炎或骨髓炎、胸膜炎、化脓性心包炎、肾皮质脓肿、脾脓肿和粟粒样脑脓肿，这一点与亚急性型有别。不管心脏检查有无阳性表现，同时出现消耗热、皮肤瘀点、脓毒性血管炎性皮肤损伤、颈项强直及脑脊液革兰染色未找到致病菌但多核白细胞中度升高者，均强烈提示急性金黄色葡萄球菌性心内膜炎的诊断。从脓毒性血管炎性皮肤损伤处取标本涂片，革兰染色发现革兰氏阳性双球菌而不是革兰氏阴性双球菌，将有助于葡萄球菌性心内膜炎的诊断及排除脑膜炎双球菌性败血症。葡萄球菌性心内膜炎患者中枢神经系统主要呈粟粒性脓肿和小灶性梗死，而不呈典型的脑膜炎表现及局部症状与体征。

3. 人工瓣膜心内膜炎

人工瓣膜总有受感染的危险存在。人工瓣膜心内膜炎分早期组与晚期组两组，早期组指感染发生在术后 2 个月内，常为医源性感染，是由于手术时人工瓣膜受污染或术后在院内受感染而致，如胸骨切开术时受感染或术后肺炎、尿道炎、静脉内导管导致的感染等；晚期组发生在术后 2 个月以上，常为院外获得性感染，可能由牙科处理、导尿、轻微皮肤感染或上呼吸道感染及能引起短暂菌血症的其他因素导致，致病菌与自身瓣膜心内膜炎相似。

人工瓣膜心内膜炎在手术时所观察或尸解病理检查结果与自身瓣膜心内膜炎明显不同。后者主要局限于瓣叶，偶尔累及瓣环周围；而前者常呈显著的侵袭性感染，感染始发于人工瓣膜缝合环与瓣膜环之间的交界处，最终导致瓣膜脓肿。当瓣膜环感染时，固定缝合线脱离坏死的瓣环，使得人工瓣膜部分脱离，发生瓣膜周漏。主动脉瓣瓣周漏比二尖瓣瓣周漏较为常见。二尖瓣，尤其是主动脉瓣出现瓣周漏时，瓣膜功能不全可以很严重，从而导致心脏衰竭。大约 40% 的人工瓣膜心内膜炎患者，感染扩展到瓣环处而产生心肌脓肿。61% 的患者感染直接扩展到心包腔，产生化脓性心包炎。瓣膜狭窄占 16%，主要与人工二尖瓣有关，由于赘生物高度增生，堵塞了瓣膜口或限制了瓣膜的开关。

猪瓣膜性心内膜炎与人工瓣膜性心内膜炎一样，感染除了影响该瓣叶外，常常很容易侵犯瓣膜周围组织。事实上，发生在手术后 1 年内的 60% 猪瓣膜感染性心内膜炎存在瓣膜周围的感染。当猪瓣膜感染发生在手术后 1 年以上，瓣膜周围组织感染较少见，单纯瓣叶感染更常见。

早期人工瓣膜心内膜炎的临床表现常被术后并发症或其他感染症状所掩盖。倦怠、食欲减退、体重减轻、全身衰弱、发热是早期人工瓣膜心内膜炎的症状，但这些症状更常由其他术后并发症所致。原因不明发热、人工瓣膜反流性杂音、瓣膜开关音减少或人工瓣膜狭窄的证据都是早期人工瓣膜心内膜炎的临床表现。过去早期人工瓣膜心内膜炎常在术后迅速发作，呈急性暴发型，但目前倾向于起病缓慢，常在术后第 2 个月最为明显。早期人工瓣膜心内膜炎的皮肤体征不常见，动脉栓塞占 15% ~ 30%。

晚期人工瓣膜心内膜炎的心外表现与自身瓣膜心内膜炎相似。链球菌及其他毒力低的致病菌引起的晚期人工瓣膜心内膜炎症状似典型的亚急性心内膜炎；而毒力强的致病菌如金黄色葡萄球菌、A 组链球菌引起的则症状似急性心内膜炎。

人工瓣膜心内膜炎的心脏表现反映了其感染高度侵犯性和赘生物高度增生性两个方面。修复的主动脉瓣常因瓣膜缝合环部分脱离、猪瓣膜瓣尖穿孔或赘生物阻塞球形或盘型瓣膜而产生反流，反流可不产生杂音或杂音极低而听不到。此时，左心房高压和心脏衰竭的症状是诊断的唯一线索。赘生物可阻塞人工二尖瓣，产生二尖瓣狭窄的症状与体征。感染向房室结区、希氏束区扩展，可破坏传导系统，导致各种程度的心脏传导阻滞。栓塞常发生，这是由于赘生物很易破碎或纤维蛋白丝脱离感染的人工瓣膜所致。纤维蛋白组织可从感染的主动脉瓣直接延伸到冠状动脉口，引起功能性冠状动脉口狭窄，或导致冠状动脉口栓塞，引起心肌梗死。

4. 真菌性心内膜炎

念珠菌和曲霉菌是真菌性心内膜炎常见的致病菌。曲霉菌性心内膜炎主要见于同种移植或人工瓣膜的接受者；而念珠菌性心内膜炎则见于吸毒者或心血管手术者。真菌性心内膜炎的特点为其赘生物巨大而易碎，常产生大血管栓塞。有人认为一旦发生股动脉、髂动脉或腹主动脉等大动脉栓塞时，应考虑有真菌性心内膜炎的可能。依靠血培养诊断真菌性心内膜炎可能会误诊，曲霉菌、侵犯深部组织的真菌及其他真菌引起的心内膜炎血培养极少阳性；而多次血培养念珠菌阳性并不能肯定是念珠菌全身播散性感染还是念珠菌性心内膜炎。因此，确定诊断应既要有真菌侵入感染的证据，又要有瓣膜或心内膜感染的表现或试验结果，即栓塞的真菌性赘生物、新的或其他原因不明的杂音、超声心动图证实有赘生物或心电图证实有新的房室传导紊乱。偶尔血培养阴性的真菌病原学诊断是在瓣膜切除后行病理检查而确定的。

5. 培养阴性感染性心内膜炎

感染性心内膜炎血培养阴性者占 5% ~ 15%。导致这些患者血培养阴性的原因有：①既往用抗生素，这是最主要的原因；②血培养操作错误；③为需要特殊生长条件的非常见致病菌所致的感染，如军团菌属、布氏杆菌类、类杆菌属、嗜血杆菌类及营养不同的链球菌等所致的感染。

血培养阴性的感染性心内膜炎的临床表现与血培养阳性者相似，除体循环栓塞、瓣膜功能减退外，心脏衰竭在血培养阴性者尤为常见。诊断血培养阴性的感染性心内膜炎，应首先排除以下五种可能：①急性风湿热伴有心肌炎；②非细菌性血栓性心内膜炎（即消耗性血栓性心内膜炎）；③肿瘤性疾病（肾上腺样瘤、类癌瘤）；④动脉粥样硬化性栓塞；⑤导致血液高黏度的血内蛋白异常。

6. 人工瓣膜和静脉药瘾的心内膜炎

（1）人工瓣膜心内膜炎：以发生于人工瓣膜置换术后 60d 为界分为早期和晚期人工瓣膜心内膜炎。早期者常为医源性感染，致病菌以葡萄球菌多见，表皮葡萄球菌为主。晚期者常为院外获得性感染，以链球菌常见，草绿色链球菌为主。除赘生物外，常致人工瓣膜部分破裂、瓣周漏、瓣环周围组织和心肌脓肿，最常累及主动脉瓣。早期者常为急性暴发性临床过程，晚期则以亚急性表现常见。术后发热、出现新杂音、脾大或周围栓塞征伴血培养同一种细菌阳性结果至少两次可诊断为本病。预后不佳，早期病死率 2 倍于晚期。

本病治愈难，应在自体瓣膜心内膜炎的用药基础上，延长疗程为 6 ~ 8 周，任一方案均应于开始 2 周加用庆大霉素。耐甲氧西林表皮葡萄球菌所致者，应用万古霉素 15mg/kg，每 12h 静脉滴注，加利福平 300mg，每 8h 口服，共 6 ~ 8 周，开始 2 周加庆大霉素。有手术指征者应早期手术。

（2）静脉药瘾者心内膜炎：致病菌最常来源于皮肤，由药物污染所致较少见。主要致病菌为金黄色葡萄球菌，大多累及正常心瓣膜，三尖瓣受累占半数以上。临床表现以急性者多见，常伴转移性感染灶。X 线见肺部多数小片状浸润阴影，由三尖瓣或肺动脉瓣赘生物所致脓毒性肺栓塞引起。三尖瓣受累的杂音可缺如。亚急性表现常见于有感染性心内膜炎史者。

年轻伴右心金黄色葡萄球菌感染者病死率 <5%。左侧心瓣膜（特别是主动脉瓣）受累、革兰氏阴性杆菌或真菌感染者预后不良。对甲氧西林不敏感的金黄色葡萄球菌所致右心感染，用萘夫西林或苯唑西林 2g，每 4h 静脉注射或静脉滴注加妥布霉素 1mg/kg，每 8h 静脉滴注，共 2 周。其余用药同自体瓣膜心内膜炎者。

（二）并发症

1. 心脏并发症

心脏并发症常发生于毒力强的致病菌所致的感染性心内膜炎。感染破坏瓣叶或瓣叶支撑组织，导致瓣叶外翻、瓣叶连接处及瓣膜附着处分离、腱索断裂，从而产生急性瓣膜反流。后者为最主要的心脏并发症，它最终导致心脏衰竭，是患者死亡的主要原因。急性主动脉瓣反流除非行换瓣术，否则很易致死。赘生物尤其是真菌性赘生物，可阻塞主动脉瓣或二尖瓣，或栓塞冠状动脉，产生相应的症状与体征。

感染可扩展到瓣膜外而累及瓣环和环周组织，当扩展到室间隔形成脓肿时，可出现新的持续性心电图传导异常，尤其在主动脉瓣受累时，感染由主动脉瓣扩展到室间隔，可出现 P-R 间期延长，束支传导阻滞；而感染由二尖瓣扩展到房室结或希氏束，可出现非阵发性结节性心动过速、文氏 Ⅱ 度房室传导阻滞。上述传导阻滞，尤其是新出现的持续性传导阻滞，是血管内起搏、瓣环脓肿外科清创和置换瓣膜的手术指征。

感染通过瓣膜环或心肌脓肿还可扩展到心包，也可通过冠状动脉栓塞引起透壁性心肌梗死，从而导致心包炎产生。

总之，心脏并发症，尤其是瓣膜关闭不全或抗生素治疗无效是感染性心内膜炎心脏手术的主要指征。

2. 肾脏并发症

肾脏并发症是由大的栓塞、镜下或肉眼可见的肾脓肿或膜性增生性肾小球肾炎引起的。弥漫性肾小球肾炎可导致氮质血症和明显的肾功能衰竭，但经抗生素治疗控制感染后，肾功能可恢复正常。蛋白尿和血尿可持续 1 年或更长时间。开始抗生素治疗甚至已控制感染时，肾功能衰竭仍可加重，但此后几周或几个月后常可恢复正常。伴有低心排血量的心脏衰竭可加重氮质血症。低心排血量引起的肾功能衰竭与感染性心内膜炎的手术病死率有关。对这类患者早期施行手术仍存在争议。

3. 真菌性动脉瘤

真菌性动脉瘤是由致病菌引起的侵蚀性动脉炎，是潜在的致命性并发症，按其发生率的高低依次侵入主动脉、脑动脉、腹内内脏动脉及四肢末梢动脉，除非发生漏出或破裂，否则常无症状，仅少数产生局部疼痛、杂音或搏动性肿块。既往血管手术部位，尤其是放有合成物质的血管，相当容易产生真菌性动脉瘤。持续脑外真菌性动脉瘤常为伴有或不伴有血管重建的动脉瘤切除术指征。

4. 神经系统并发症

感染性心内膜炎出现神经系统并发症者占 30% ~ 50%，其中脑栓塞最常见，尤其在急性感染同时累及两个瓣膜或二尖瓣受累时，中脑动脉及其分支最常受累，常见症状为头痛、头昏及神经精神症状，也可产生局部癫痫发作。脑栓塞可发生在抗生素治疗前，也可发生在抗生素治疗过程中或治疗后。抗生素治疗后出现脑栓塞，本身并不意味着抗生素治疗不当。有脑栓塞发作的患者其病死率高于无脑栓塞发作者。

超声心动图发现有瓣膜赘生物者发生体循环或脑栓塞率为 42%，比未发现赘生物者发生率高 17%。但是，目前对赘生物的存在是否为瓣膜置换术的手术指征仍有争议。急性心内膜炎导致脑脓肿形成时，可透过血脑屏障的广谱抗生素治疗常有效，极少需要手术排脓。

脑真菌性动脉瘤的发生率目前急性比亚急性晚期发生率高，常呈单发，局限于脑动脉第一分叉以外的末梢血管，当颅内或蛛网膜下腔突然出血或大的出血块引起明显的脑栓塞时，临床表现常很明显。在抗生素治疗中或治疗后出现严重局限性头痛、脑脊液红细胞明显增多，临床上或脑 CT 检查发现有出血现象时，必须及时行血管造影，后者有助于真菌性动脉瘤的诊断及治疗。对未破裂的脑动脉瘤，首先采用持续高剂量抗生素治疗，治疗与无此并发症的感染性心内膜炎相同，一般在抗生素治疗中可消失，因此，不需要对未破裂的动脉瘤立即手术。如果抗生素治疗结束 3 个月后，一个或多个远端局限性动脉瘤扩大或持续存在，则应手术切除。以前就有漏出现象的动脉瘤易于破裂，应及时切除。近端动脉瘤手术切除疗效比远端动脉瘤疗效差。

（三）辅助检查

1. 实验室检查

最重要的检查是血培养等病原学检查。大多数亚急性心内膜炎应在治疗以前进行微生物学诊断，通常在抗生素应用之前，24 ~ 48h 内送血培养 6 次，每次抽血 10mL，分送需氧及厌氧菌培养，必要时送真菌培养，阳性者做药物敏感性试验。院外已用抗生素，如病情不急，可停用抗生素数日，再送血培养。亚急性心内膜炎伴心脏衰竭者或急性感染性心内膜炎，则需在 30 ~ 60min 内抽取 4 ~ 6 次血培养。在做血培养时，对用过青霉素的患者，在培养基中加入青霉素酶；用过磺胺类药物者可加入对氨基丙酸。高热时采血并无特殊意义，动脉血培养及骨髓培养并不比静脉血培养阳性率高。一般血培养至少需要两周，有些细菌生长缓慢，3 周以上才能转变为阳性。

有的重要的病原诊断是通过瓣膜手术切除的组织或体循环栓子切除后进行培养或镜检获得。后者在真菌性心内膜炎中尤为重要，真菌性心内膜炎常导致大的周围动脉栓塞，血培养常阴性而无助于诊断。在某些情况下，鹦鹉热及布氏杆菌感染常通过特征性血清学检查而诊断。真菌性心内膜炎常取决于血中特殊沉淀素的检查。

2. 心电图检查

感染性心内膜炎每隔几天应复查一次心电图。传导异常的发生提示感染累及心肌并在传导组织附近有脓肿形成。传导异常呈 Ⅰ 度心脏传导阻滞，但有时呈左束支传导阻滞或完全性心脏传导阻滞，后者需要紧急手术。

3. 超声心动图检查

超声心动图检查在感染性心内膜炎的诊断及治疗中十分重要，主要在于检测赘生物，此外，还能检测心肌感染、估计瓣膜的损伤程度、心内膜炎引起的血流动力学改变及发现基础心脏疾病。

超声心动图一般不能检测出右心心内膜炎或人工瓣膜心内膜炎的赘生物，来自人工瓣膜的强反射掩盖了赘生物微弱的反射波，只在晚期赘生物较大时才能检测出，而在感染前 1 ~ 2 周赘生物很小时则极少被检测出。最近，赘生物的检测通过食管内超声心动图而显著提高，其阳性检测率为 90% 左右。

尽管赘生物的超声心动图表现具有特征性，但是，偶尔移动的血块、肿瘤、过多的瓣膜组织或异常移动的瓣膜组织可被误诊为赘生物。此外，由于赘生物在心内膜炎接受有效抗生素治疗过程中及治疗后很长一段时间内大小常无变化，因此，赘生物的测出并不是患者患有急性心内膜炎的必需指征。

4. 其他检查

最近，计算机 X 线断层扫描是一项对于超声检查未测出的心肌脓肿（如在主动脉瓣与左心房之间的主动脉周围脓肿）和心外脓肿（如脾脓肿）有用的技术。此外，磁共振图像也有助于检测脓肿。

（四）诊断与鉴别诊断

已有瓣膜病或先天性心脏病患者出现 1 周以上原因不明的发热或进行性贫血、脾肿大、血沉快、症状迅速加重、难治性充血性心脏衰竭、主要的周围动脉栓塞或多发性肺栓塞等，或老年人原因不明的发热、脑血管意外、慢性进行性肾炎、严重贫血等，不管心脏杂音是否明显，均应警惕有感染性心内膜炎的可能。

其诊断的主要依据是血培养。超声心动图也是一项极有助于诊断的检测手段，但是，赘生物阴性并不能排除诊断，尤其是在该病早期；而赘生物阳性并不意味有急性感染存在，既往有感染性心内膜炎但目前无感染活动的患者可赘生物阳性。当患者有提示心内膜炎不容忽视的临床表现，超声心动图检查赘生物阳性，虽血培养阴性，仍需进行治疗。

感染性心内膜炎需要区别的疾病有：①慢性感染性疾病，如结核、伤寒、布氏杆菌病等；②非感染性的慢性炎症，如胶原血管性疾病；③潜在的肿瘤；④非细菌性血栓性心内膜炎或心房黏液瘤；⑤活动性风湿性心肌炎；⑥心脏术后综合征等。

（五）自然病程

在应用抗生素治疗以前，感染性心内膜炎的病死率几乎是 100%。目前，感染的消除可达 90% 以上，死亡常为心脏衰竭、栓塞、肾功能衰竭等并发症所致，而非感染未控制所致。有并发症的幸存者相当少，这些并发症可持续存在或在急性感染被控制后恶化。自身瓣膜性心内膜炎生前确诊者病死率为 31% ~ 39%，心脏衰竭为最主要的死亡原因，这些患者早期手术可能有明显疗效。老年患者、金黄色葡萄球菌性心内膜炎、合并心脏衰竭预后不良，病死率高；草绿色链球菌性心内膜炎经诊断并在严重并发症出现以前接受治疗，则与其他各种心内膜炎比较，其病死率相当低，为 10% ~ 15%。特殊类型的心内膜炎，尤其是人工瓣膜性心内膜炎，其病死率非常高，早期（人工瓣膜性心内膜炎）病死率为 45%，晚期（人工瓣膜性心内膜炎）为 24%。早期手术治疗将降低病死率。

感染的复发常发生在抗生素停药的前 4 周，但也可在 3 个月后才复发。如果治疗后 6 个月不复发，基本上意味着永久的恢复。尽管无心脏衰竭、血栓等并发症或无主动脉瓣反流的心内膜炎其长期预后较好，但是有时也有意外的恶化现象。

四、治疗和预防

（一）治疗

感染性心内膜炎的治疗，应该考虑到致病菌及其对抗生素的敏感性、疾病病程长短和感染性心内膜炎的并发症问题。应根据个体情况给予相应的治疗。

1. 药物治疗

抗生素是治疗本病唯一重要的药物。由于赘生物中的细菌深居于纤维蛋白及血小板覆盖之下，吞噬细胞难以接近，因而要选用杀菌类抗生素，如青霉素、先锋霉素、万古霉素等。赘生物的根部缺乏毛细血管，抗生素的作用只能通过血浆的渗透，所以，抗生素的剂量要大，一般为体外杀菌浓度的 4 ~ 8 倍，如抗生素品种能静脉给药，尽量静脉给予，静脉推注的疗效比静脉滴注佳。

大多数亚急性心内膜炎患者，应在治疗以前进行微生物诊断，延迟 3 ~ 5d 治疗是可以接受的。而亚急性心内膜炎伴心脏衰竭或急性心内膜炎患者，则应在 30 ~ 60min 内抽取 4 ~ 6 次血培养后，立即给予经验性抗生素治疗。

已分离出病原菌时，应测定几种抗生素的药物最小抑菌浓度（MIC）和最小杀菌浓度（MBC），了解致病菌对药物的敏感程度作为选择抗生素的基础。用药第 2d 应测定血清杀菌滴度（SBT），即体外测定患者血清所含药物杀灭致病菌的活性，以杀灭 99.9% 接种细菌的血清最高稀释度表示；当峰血清药物浓度的 SBT ≥ 1 ：8 时，表明血清中的药物浓度足以有效血清最高稀释度表示；当峰血清药物浓度的 SBT ≥ 1 ：8 时，表明血清中的药物浓度足以有效杀菌；若 SBT 低，提示药物浓度低，需增大剂量。加用小剂量氨基苷类抗生素，旨在发挥协同杀菌作用。

方案 1：青霉素每日 2000 万 U，分 6 ~ 8 次静脉注射，并加链霉素每日 1g，分两次肌内注射。如观察 3d 后体温不下降、临床症状不改善，则将青霉素剂量增加至每日 32000 万 U，或加用庆大霉素每日 16 万 U，分两次肌内注射。如果疗效良好，应持续 6 周。若疗效不佳，则应根据临床表现和可能入侵的致病菌种类改用其他抗生素，如新青霉素类（苯唑西林钠，哌拉西林 6 ~ 12g/d）、头孢类（头孢噻吩、头孢噻啶、头孢唑啉等 6 ~ 12g/d）、卡那霉素、氨苄西林或羧苄西林，前两类药物对抗药的金黄色葡萄球菌及革兰氏阳性球菌感染疗效较满意；后 3 种则对革兰氏阴性杆菌感染疗效较好。必要时可选新青霉素或头孢类与后 3 种抗革兰阴性菌药物中任一种联合应用。

方案 2：采用乙氧萘胺青霉素每日 1.5 ~ 2.0g，分 6 次静脉注射及庆大霉素每日 16 万 U，分两次肌内注射；或万古霉素 30mg/（kg·d），分 4 次静脉注射及与庆大霉素联合治疗。上述方案对大多数亚急性、急性感染性心内膜炎有效，对 A 组及其他链球菌、肠球菌、葡萄球菌、肺炎球菌有效。对于人工瓣膜性心内膜炎，经验上采用万古霉素、氨苄西林（每日 12 ~ 15g，分 6 次静脉注射）及庆大霉素联合治疗，这将对上述细菌及表皮葡萄球菌、类白喉杆菌有效。

准确的抗生素治疗应根据血培养获得致病菌的药物敏感度进行适当调整其种类及剂量。例如，青霉素抑菌浓度不同可给不同的治疗剂量。青霉素对多数革兰氏阳性球菌的最低有效抑菌浓度常在 0.1 mg/mL 以下，而对革兰氏阳性杆菌的疗效则差，其最低有效抑菌浓度往往需要 5 ~ 10mg/mL。当最低有效抑菌浓度 <0.1mg/mL 时，每日可给青霉素 200 万 ~ 250 万 U。当最低有效抑菌浓度 >1mg/mL 时，则每日给青霉素 1000 万 ~ 2000 万 U 以上，并可加用链霉素或换其他抗生素。当有肾功能不全存在时，抗生素剂量应酌情减少。

（1）链球菌性心内膜炎：链球菌性心内膜炎靠鉴别链球菌是肠球菌类还是非肠球菌类来指导治疗是

不明智的。这是由于某些草绿色链球菌对青霉素产生耐药性，而有些肠球菌却对青霉素敏感的缘故。单独使用青霉素即可杀灭的链球菌与那些必须以青霉素加氨基苷类协同治疗的链球菌，其青霉素最低有效抑菌浓度分界线为 0.1 mg/L。当青霉素最低有效抑菌浓度 <0.1 mg/L 时，可采用水溶性青霉素 2000 万 U/d，分 6 次静脉注射，持续 6 周（方案 1）。由于大量静脉应用青霉素可产生静脉炎及神经毒性作用（肌痉挛、癫痫大发作及昏迷），为了避免这两方面毒副作用，第 1 ~ 2 周应用氨苄西林 8g，分 4 次静脉注射；第 3 ~ 4 周用羟氨苄西林每日 2g，分 4 次口服（方案 2）同样能达到方案 1 的疗效。方案 2 治疗肠球菌疗效比方案 1 佳。

当青霉素最低有效抑菌浓度 >0.1mg/L 时，则上述方案需加用氨基苷类药物，通常选择的是庆大霉素 1mg/（kg·d），分 3 次静脉注射 4 周。如果已确知联合治疗已达最低有效抑菌浓度效果，可考虑停用庆大霉素。

当患者对青霉素过敏时，则选用万古霉素 30mg/（kg·d），分 4 次静脉注射 4 ~ 6 周。或头孢类每日 6 ~ 12g，分 6 次静脉注射 4 ~ 6 周。必要时可联合庆大霉素治疗，剂量同上。

（2）金黄色葡萄球菌性心内膜炎：大多数金黄色葡萄球菌性心内膜炎是由甲氧西林（新青霉素Ⅰ）敏感菌株引起的，这些患者的主要治疗是第 1 ~ 2 周用部分合成青霉素（如苯唑西林、萘夫西林）6 ~ 12g/d，分 4 次静脉注射；第 3 ~ 4 周每日 4g，分 4 次口服。治疗金黄色葡萄球菌感染性心内膜炎不提倡联合庆大霉素，因为后者的肾毒性大。

如果感染性心内膜炎是由耐甲氧西林菌株引起的或患者对青霉素过敏，则可选用万古霉素每日 2g，分 2 次静脉注射 4 ~ 6 周，或头孢类每日 6 ~ 12g，分 6 次静脉注射 4 ~ 6 周。也可选用利福平与红霉素联合方案，前者每日 1.2g，分 2 次口服，后者每日 2g，分 4 次口服 4 周。

（3）凝固酶阴性葡萄球菌性心内膜炎：由于在感染性心内膜炎中，凝固酶阴性葡萄球菌的药敏试验最难测试，因此其治疗方案很难制定。利福平与红霉素联合治疗是首选方案，治疗时间达 6 周，也可进一步行药敏试验，根据试验结果更改方案。

（4）其他细菌性心内膜炎：假白喉杆菌可选用青霉素每日 2000 万 U，分 6 次静脉注射，同时配合庆大霉素 1mg/（kg·d），分 3 次静脉注射 4 ~ 6 周；或万古霉素每日 2g，分 2 次静脉注射 4 ~ 6 周。需复杂营养性革兰氏阴性球杆菌则采用氨苄西林每日 12 ~ 16g，分 6 次静脉注射 6 周，并配合链霉 7.5mg/（kg·d），分 2 次肌内注射 6 周。也可选用头孢类每日 6 ~ 12g，分 6 次静脉注射 6 周，或加用链霉素剂量同上。

（5）真菌或酵母菌性心内膜炎：对真菌性心内膜炎的抗菌治疗并不令人满意，早期手术是有效治疗的重要因素。药物治疗可选用两性霉素 B，首次 10mg 加于 5% 葡萄糖水 500mL 中静脉滴射，以后每日 1 次，每次增加 5 ~ 10mg，达 0.6 ~ 1mg/（kg·d）为维持量，总剂量为 3g。如果念珠菌为病原菌，则加用氟胞嘧啶 150mg/（kg·d），分 4 次口服，以达杀伤协同作用。此外，大蒜素注射液亦有一定作用，可用为辅助治疗，剂量为每日 60 ~ 120mg，加于 500 ~ 1 000mL 液中静脉滴注，每日 1 次，4 ~ 6 周。

抗生素的疗效观察主要根据临床表现，一般用药 3 ~ 5d 内常有临床上的改进，如体温下降、上升的白细胞有所回降及心率变慢等。必要时可抽血送血清杀菌滴价测定，即取患者血清 2 倍稀释，加入患者本人培养出来的细菌，如 1∶8 或更高滴价无细菌生长，则表示所用的抗生素有效及剂量已够大。抗生素应用 4 ~ 6 周，但时间愈长，特别是广谱抗生素，愈有增加二重感染的危险。

2. 手术治疗

某些感染性心内膜炎虽然强力抗生素治疗，但仍有很高的病死率。它包括由毒力强的或耐抗生素的致病菌引起的心内膜炎或产生严重心内或心外并发症的心内膜炎。在抗生素出现以前，感染性心内膜炎死亡者中 6% 是由心脏衰竭引起；而目前则有 60% 是由心脏衰竭导致的。

最初人们不愿意对活动性心内膜炎进行手术，是由于担心换瓣术后出现较高的残余心内膜炎。事实上，残余心内膜炎发生率仅为 5% 以下。然而，决定手术仍需全面权衡利弊，不仅要考虑心内膜炎的严重性，而且要考虑瓣膜置换术的危险性。后者包括手术病死率、累及人工瓣膜的残余心内膜炎及心内膜炎复发（由新的致病菌引起）及与其有关的病死率，瓣膜置换术后的再手术危险性、血栓栓塞的发生率及因抗凝导致的出血。总而言之，手术的危险性并不小。当权衡上述危险性时，心内膜炎有些方面是手术绝对适应证，有些则是相对适应证。

感染性心内膜炎出现瓣膜裂开、难以控制的左心衰竭、瓣膜环脓肿形成（常表现为传导异常），同时发生大的栓塞以及人造物质的存在，毒力强的致病菌尤其是金黄色葡萄球菌引起的，最近在超声心动图检查发现大的赘生物等，均是手术的指征。手术在感染性心内膜炎的治疗中起着重要的作用。手术可以抢救生命，尤其是在主动脉瓣心内膜炎其瓣膜破裂导致了突然的严重的不可逆心脏衰竭时。手术对于治疗那些由于瓣膜反流而出现严重心脏衰竭及感染扩散到心肌的患者，起了很重要的作用。这些患者如果延迟手术，则可危及生命，所以，手术应该越早越好。过去曾试图在手术前均给予适当疗程的抗生素，但是上述情况在接受药物治疗期间，心脏衰竭进一步加重，常可致疾病恶化；而且，术后感染的危险性即使在很短的抗生素治疗后也是极低的。人工瓣膜性心内膜炎倾向于早期手术，早期手术可明显减低其病死率。

（二）预防

有易患感染性心内膜炎危险性的患者在适当的时候需要接受抗生素预防性治疗。这些患者的基础心脏病变包括：先天性心脏病（无并发症的房间隔缺损、无人工垫直接缝合房间隔缺损修补术或动脉导管结扎术 6 个月以上者除外）、风湿性心瓣膜病、黏液样退行性瓣膜病或任何其他形式的主动脉或二尖瓣反流、二尖瓣脱垂综合征伴有二尖瓣反流、梗阻性肥厚型心肌病、获得性主动脉瓣狭窄、二尖瓣瓣环钙化、人工心脏瓣膜、房室分流，既往有感染性心内膜炎病史即使无结构异常心脏病，为了减少感染性心内膜炎的发病，内科大夫必须对上述患者提高警惕，这些患者必须接受有关知识的教育。此外，当这些患者合并有牙科疾患时，内科大夫应与牙科大夫密切合作。上述患者需接受针对草绿色链球菌进行抗生素预防的手术或器械操作有：①所有易引起出血的牙科器械操作过程，畸牙矫正及乳牙脱落除外；②扁桃体切除术或腺体切除术；③上呼吸道手术或活检；④支气管镜尤其是硬的支气管镜检查等。标准预防方案为：阿莫西林 2g，术前 1h 及术后 6h 各口服一次。不能口服者则以青霉素 200 万 U 术前 30 ~ 60min、100 万 U 术后 6h 静脉注射或肌内注射。有人工瓣膜的患者需要大量非口服抗生素，可给予氨苄西林 1 ~ 2g 及庆大霉素 15mg/kg，术前 30min 及术后 8h 肌内注射或静脉注射各一次，或术后 6h 改为阿莫西林 1g 口服。青霉素过敏者，用万古霉素 1g。术前 1h 缓慢静脉给予，给药时间在 1h 以上，术后不必再给药。已持续应用青霉素预防急性风湿热的患者，口腔可能存在耐青霉素链球菌，因此，进行上述手术或器械操作时，可给予红霉素 1g，术前 1h 口服，0.5g 术后 6h 口服，也可给予万古霉素或氨苄西林及庆大霉素预防。

有基础心脏病的患者必须接受针对肠球菌进行预防的情况有：尿道手术或尿道器械操作尤其是有感染存在时；前列腺器械操作、结肠镜或乙状结肠镜检查、食管扩张术或各种硬化疗法、结肠或膀胱手术、经阴道妇科检查、产科感染等，上述情况较易发生感染性心内膜炎。而无菌导尿、胃肠道内镜检查不伴活组织检查、经皮肝穿刺活检、不伴活检的直肠镜或乙状结肠镜检查、直肠或骨盆检查、钡灌肠等则极少引起感染性心内膜炎。此外，在无感染情况下，下列妇科操作极少引起感染性心内膜炎：子宫内避孕器的放入或取出、子宫颈扩张术及子宫刮除术、剖宫产手术、治疗性流产或输卵管结扎术。上述情况仅在有人工心脏瓣膜的患者才考虑给予抗生素预防感染。正常阴道分娩不需要抗生素预防。器械操作重复进行或患感染性心内膜炎可能性低的患者，可给予阿莫西林 3g，术前 1h 口服，1.5g 术后 6h 口服。较易引起感染性心内膜炎的手术或器械操作，则选用氨苄西林 2g 及庆大霉素 1.5mg/kg（ < 80mg），在术前 30 ~ 60min 及术后 8h 给予静脉注射或肌内注射。必要时抗生素可持续 16h 以上。

感染组织的切除或排脓，也需要抗生素预防。抗生素应选择针对耐青霉素酶金黄色葡萄球菌的，可选用万古霉素。

心脏手术应选择针对葡萄球菌和假白喉杆菌的抗生素预防。静脉给予甲氧西林或苯唑西林钠 2g 术前 30 ~ 60min，此后，每 6h 500mg，直至所有线被拆除后。同时可配合庆大霉素 8 万 U 肌内注射，每日 2 次。如果条件允许，准备行瓣膜置换术的患者，应在术前几周进行牙科检查，事先进行牙科处理。这可以减少晚期人工瓣膜性心内膜炎。

预防性抗生素治疗不用于诊断性心导管检查及冠状动脉造影，因为发生感染性心内膜炎的危险性极低。抗生素预防也不用于血管内插管或临时起搏器，但必须特别注意保持这些器械的无菌性，并避免不必要的长期应用。长期血管内起搏或血液透析在拔牙时或行不洁手术时应给予抗生素治疗。主动脉冠状动脉搭桥术不考虑抗生素预防。

微信扫码
◆临床科研
◆医学前沿
◆临床资讯
◆临床笔记

第一节　甲型病毒性肝炎

甲型病毒性肝炎是由甲型肝炎病毒（hepatitis A virus，HAV）引起的一种以肝脏损害为主的急性传染病。早在 8 世纪，我国就有流行性黄疸及传染性肝炎的记载。本病呈世界性分布，发病率高，传染性强，其发病率过去一度占各型病毒性肝炎首位，近年发病率下降。但各国流行情况不同，其流行情况与社会经济、卫生水平和文化素质等密切相关。以甲肝感染率高低分为高发区、中发区和低发区。甲肝的高发区包括东南亚、印度次大陆、非洲、南美洲和我国等地。

一、病原学

HAV 是小核糖核酸病毒（picornavirus）科的一员，归入嗜肝 RNA 病毒（heparnavirus）科。HAV 直径 27 ~ 32 nm，无包膜，球形，由 32 个壳粒组成 20 面体对称核衣壳，内含单股 RNA，由 7 500 个核苷酸组成。该病毒抵抗力较强，能耐受 60℃ 1 小时，10 ~ 12 小时部分灭活；100℃ 1min 全部灭活；紫外线（1.1 瓦，0.9 cm 深）1min，余氯 10 ~ 15 ppm 30min，3% 福尔马林 5min 均可灭活。

二、流行病学

（一）传染源

甲肝传染源是急性期患者和亚临床感染者。猩猩和狨猴虽可自然感染，但作为传染源的意义是有限的。潜伏期后期及黄疸出现前数日传染性最强，黄疸出现后 2 周粪便仍可能排毒，但传染性已经明显减弱。本病尚未发现持续带病毒者。

（二）传播途径

甲肝通过粪 – 口途径传播。带有病毒的粪便污染水源、蔬菜、食品、用具等均可引起流行。上海市对 1988 年甲肝流行时被毛蚶感染的狨猴进行研究的结果表明，毛蚶可将 HAV 浓缩 29 倍，HAV 可在毛蚶体内存活 3 个月之久。

（三）易感人群

成人多因早年隐性感染而获得免疫力，初接触 HAV 的儿童易感性强。我国甲型肝炎以学龄前儿童发病率高，青年次之，20 岁以后血清甲型肝炎病毒抗体（抗 HAV）阳性高达 90% 以上，近年来发达国家成人甲型肝炎发病率相对增高，我国京、津、沪等大城市由于卫生条件改善，发病年龄已经后移，30 岁以上成人病例占 31.2%。1988 年上海甲型肝炎爆发流行时 31 万余人发病，20 ~ 39 岁年龄组高达 89.5%。甲型肝炎病后免疫力持久。秋冬季发病率较高。

三、发病机制

甲型肝炎发病机制至今尚未充分阐明。首先，HAV 侵入肝细胞之前，是否先在消化道及肠上皮细胞内增殖；其次，HAV 侵入肝细胞之后，通过什么机制引起肝细胞病变，这些重要问题均无肯定的答案。既往认为甲型肝炎的发病机制是 HAV 对肝细胞有直接杀伤作用。近年研究表明，实验感染 HAV 的动物肝细胞及 HAV 体外培养时均不发生细胞病变；致敏淋巴细胞对 HAV 感染的靶细胞显示细胞毒性；患者外周血 CD8$^+$ 细胞亚群升高；患者肝组织内炎症反应明显，浸润较多的 CD8$^+$ 细胞、CD4$^+$ 细胞及 B 细胞；针对 I 类 MHC 抗原的特异性抗体能阻抑 CD8$^+$ 细胞对 HAV 感染靶细胞的杀伤作用；患者外周血淋巴细胞产生并释放 γ 干扰素（INF-γ）。根据这些研究结果，目前认为甲型肝炎的发病机制倾向于宿主免疫反应为主。发病早期，可能是由于 HAV 在肝细胞内大量增殖及 CD8$^+$ 细胞毒性 T 细胞杀伤作用共同导致肝细胞损害，内源性 INF-γ 诱导受感染肝细胞膜 I 类 MHC 抗原表达则促进 Tc 细胞的细胞毒性作用。病程后期，可能主要是免疫病理损害，即内源性 INF-γ 诱导 I 类 MHC 抗原表达，促使 Tc 细胞特异性杀伤受 HAV 感染的肝细胞，导致肝细胞坏死，同时 HAV 清除。

四、临床表现

甲型肝炎潜伏期为 2～7 周，平均 4 周，临床分为急性黄疸型、急性无黄疸型、亚临床型、急性淤胆型、急性重型。

（一）急性黄疸型

1. 黄疸前期

急性起病，多有畏寒发热，体温 38℃左右，全身乏力，食欲不振，厌油，恶心，呕吐，上腹部饱胀不适或轻泻，少数病例上呼吸道症状为主要表现，继之尿色加深，本期一般持续 5～7 日。

2. 黄疸期

热退黄疸显现，可见皮肤巩膜不同程度黄染，肝区隐痛，肝脏肿大，触之有充实感，有叩痛和压痛，尿色进一步加深。本期约持续 2～6 周。

3. 恢复期

黄疸逐渐消退，症状逐渐消失，肝脏逐渐回缩至正常，肝功能逐渐恢复。本期约持续 2～4 周。

（二）急性无黄疸型

起病较缓，除无黄疸外，其他临床表现与黄疸型相似，症状一般较轻。多在 3 个月内恢复。

（三）亚临床型

部分患者无明显临床症状，但肝功能有轻度异常。

（四）急性淤胆型

旧称毛细胆管性肝炎。现证明其病损在肝细胞泌胆机制而不在毛细胆管，故"毛细胆管性肝炎"一词已经废弃。本型实为急性黄疸型肝炎的一种特殊形式，特点是肝内胆汁淤积性黄疸持续较久，消化道症状、肝实质损害表现不明显，而黄疸很深，多有皮肤瘙痒及粪色变浅，预后良好。

（五）急性重型

此型病例少见，但病死率较高。其指急性黄疸型肝炎起病 ≤ 2 周出现极度乏力，消化道症状明显，迅速出现 II 度以上（按 IV 度划分）肝性脑病，凝血酶原活动度低于 40% 并排除其他原因，肝浊音界进行性缩小，黄疸急剧加深者应考虑重型肝炎的发生。

五、检查

（一）常规实验室检查

外周血白细胞总数正常或偏低，淋巴细胞相对增多，偶见异型淋巴细胞，一般不超过 10%，这可能是淋巴细胞受病毒抗原刺激后发生的母细胞转化现象。黄疸前期末尿胆原及尿胆红素开始呈阳性反应是早期诊断的重要依据，血清丙氨酸转氨酶（ALT）于黄疸前期早期开始升高，血清胆红素在黄疸前期末开始升高。血清 ALT 高峰在血清胆红素高峰之前，一般在黄疸消退后 1 周至数周恢复正常。急性黄疸型血清絮状反应和浊度试验多呈异常，血浆球蛋白也见轻度升高，但随病情恢复而逐渐正常。急性无黄疸型肝炎和亚临床型病例肝功能改变以单项 ALT 轻中度升高为特点。急性淤胆型病例血清胆红素显著升高而 ALT 仅轻度升高，二者形成明显反差，同时伴有血清碱性磷酸酶（ALP）及丙谷氨酰转肽酶（rGT）明显升高。

（二）特异性血清学检查

（1）特异性血清学检查是确诊甲型肝炎的主要指标。血清 IgM 型甲型肝炎病毒抗体（抗 –HAV–IgM）于发病数日即可检出，黄疸期达到高峰，一般持续 2～4 月，以后逐渐下降乃至消失。目前临床上主要用酶联免疫吸附法（ELISA）检查血清抗 –HAV–IgM，以作为早期诊断甲型肝炎的特异性指标。

（2）血清抗 –HAV–IgG 出现于病程恢复期，较持久，甚至终身阳性，是获得免疫力的标志，一般用于流行病学调查。

（3）利用克隆的 HAV–cDNA 片段制成探针，采用 cDNA–RNA 分子杂交技术可以检测出患者急性期粪便中和血清中的 HAV–RNA。聚合酶链反应（PCR）问世以来，为 HAV–RNA 的检测提供了更为灵敏的手段。需采用反转录 PCR（RT–PCR）法，先用反转录酶将 HAV–RNA 转为 cDNA，然后进行 PCR 检测。

（4）免疫电镜检查：HAV 颗粒。甲肝患者在潜伏期和急性期早期为粪便排病毒高峰期，故在前驱期和发病 1 周内采集粪便标本制成粪便提取液，即可检测甲肝病毒抗原，又可检测 HAV 颗粒。由于检查 HAV 颗粒可直接观察到甲肝病毒，故在研究工作中应用广泛。常用方法为将粪便提取液与甲肝抗体（免疫血清或患者恢复期血清）混合，经 37℃孵育 1 小时后置于 4℃的冰箱中过夜，超速离心后将沉淀溶解滴铜网，磷钨酸负染，置电镜下观察，可见到凝集成片的 27 nm 病毒颗粒。

六、诊断

本病主要依据流行病学资料、临床特点、常规实验室检查和特异性血清学诊断。流行病学资料应参考当地甲肝流行疫情，病前有无甲型肝炎患者密切接触史及个人、集体饮食卫生状况，急性黄疸型病例黄疸期诊断不难。在黄疸前期获得诊断称为早期诊断，此期表现似"感冒"或"急性胃肠炎"，如尿色变为深黄是疑及本病的重要线索。急性无黄疸型及亚临床型病例不易早期发现，诊断主要依赖肝功能检查。需凭特异性血清学检查方能做出病因学诊断。慢性肝炎一般不考虑甲型肝炎之诊断。

七、治疗

本病尚无特效治疗，治疗原则以适当休息、合理营养为主，药物治疗为辅。应避免饮酒及使用对肝脏有害的药物。

（一）一般治疗

急性期应强调卧床休息，至症状明显减退后逐步增加活动。饮食宜清淡，热量要足够。进食过少者，应每日补充葡萄糖及维生素 C。可酌情使用适当的护肝药物。

（二）淤胆型肝炎的治疗

1. 利胆、退黄药物

熊去氧胆酸（ursodeoxycholic acid，UDCA）是一种亲水的双羟胆汁酸，可改变循环胆汁酸的组成，具有细胞膜保护作用。用法：750 mg/d。

2. 对症治疗

皮肤瘙痒时可使用消胆胺，该药为一种树脂，在小肠内能与胆盐结合随粪便排出，使患者止痒。用法：早餐前、后，中、晚餐各一次，每次 4 g，用药 8 周无效者停用。

3. 激素

上述治疗无效时，可酌情使用糖皮质激素。常用泼尼松每日 30～60 mg，早上一次顿服，见效后缓慢减量停药。用药 10 天仍无明显疗效者应逐渐停用。

八、预后

本病预后良好，无慢性化倾向，发生肝衰竭者罕见，无演化成肝癌的危险。

九、预防

（一）管理传染源

早期发现传染源并予以隔离。隔离期自发病起共 3 周。患者隔离后对其居住、活动频繁地区尽早进行终末消毒。

（二）切断传播途径

提高个人和集体卫生水平，养成餐前便后洗手习惯，共用餐具应消毒，提倡分餐制；加强水源、饮食、粪便管理。

（三）保护易感人群

对有甲型肝炎密切接触史的易感者，可用免疫球蛋白（人血丙种球蛋白或人胎盘丙种球蛋白）进行预防注射，用量为 0.02 ~ 0.05 mL/kg，注射时间越早越好，不宜迟于 2 周。因我国成人血中大都含有抗 –HAV-IgG，故用我国正常成人血清中的免疫球蛋白对预防 HAV 感染有一定的效果。控制甲型肝炎流行的根本措施是广泛开展疫苗接种，目前减毒活疫苗已经研制成功并已经广泛使用。

第二节　乙型病毒性肝炎

乙型肝炎是由乙型肝炎病毒（HBV）引起的肝脏炎症性改变。在我国已成为危害人们身体健康的最重要的疾病之一。估计全国 HBV 感染人口约为 1.2 亿，其中活动性乙型肝炎患者约为 2 800 万。据估计，全球慢性乙型肝炎病毒（HBV）感染者多达 3.6 亿。慢性感染者中 50% ~ 75% 有活跃的病毒复制和肝脏炎症改变，部分慢性肝炎可进展为肝硬化、肝衰竭或原发性肝癌。慢性乙型肝炎病毒感染的自然病程漫长，可持续 30 ~ 50 年并且多在青壮年时期发病，对国计民生影响重大。

一、病原学

乙型肝炎病毒（HBV）属于嗜肝 DNA 病毒科的一员。完整的 HBV 颗粒也称为 Dane 颗粒，其基因组为环状部分双链 DNA，由约 3 200 个碱基对组成。HBV 具有较强的抵抗力，对热、低温、干燥、紫外线和一般浓度的化学消毒剂耐受；对 0.5% 过氧乙酸、3% 漂白粉敏感，100℃加热 10 分钟或高压蒸气消毒可灭活。

二、流行病学

乙型肝炎病毒感染呈世界性分布，估计全球约有 3.5 亿人口现行慢性感染，每年新增感染人数为 5 千万人左右，死亡约 1 百万人。HBV 感染高流行区的流行特征是感染多发生在婴幼儿，其 HBsAg 携带率接近人群的平均携带率，HBeAg 阳性率很高。亚洲为 HBV 高流行区。乙型肝炎病毒主要通过体液 – 血液传播，途径主要有母婴传播、密切生活接触、血液和性接触传播。

（一）传染源

乙型肝炎患者和携带者都可以成为传染源。急性乙型肝炎患者从起病前数周开始，持续于整个急性期。慢性无症状携带者数量大，无明显症状难于发现，是我国 HBV 传播最重要的传染源。

（二）传播途径

1. 母婴传播

由带有 HBV 的母亲传给胎儿和婴幼儿，是我国乙型肝炎病毒传播的最重要途径。可通过宫内、围生期垂直传播和出生后的水平传播。HBsAg 和 HBeAg 双阳性或仅有 HBsAg 阳性的母亲所生婴儿，如不接种乙肝疫苗，将分别有 90% ~ 95% 及 25% ~ 40% 成为 HBsAg 携带者。婴儿期感染 HBV 将长期或终生带毒。

2. 血液传播

输入被 HBV 污染的血液和血制品后，可引起输血后乙型肝炎。近年来，由于对献血员进行严格筛选，输血后乙型肝炎的发生率已明显降低。

3. 医源性传播

使用被 HBV 污染的医疗器械引起的传播，如手术和牙科器械、注射器等所致的 HBV 传播。

4. 日常生活接触传播

HBV 可以通过日常生活密切接触传播给家庭成员，主要通过隐蔽的胃肠道外传播途径而患者不自知。如在日常生活中共用剃须刀、牙刷等引起 HBV 的传播；或易感者有渗液的皮肤病灶，接触带有 HBV 的体液等，是家庭内水平传播的重要途径。

5. 性接触传播

HBV 可以经性接触传播。因此，婚前应作 HBsAg 检查，对一方为 HBsAg 阳性，另一方为乙型肝炎易感者，在婚前应做乙肝疫苗的预防接种。

（三）人群易感性

人群对 HBV 普遍易感。重点预防对象包括新生儿、未行预防接种的 HBsAg 阳性者家庭成员、接触乙型肝炎患者的医护人员、化验员等。

三、发病机制

乙型肝炎发病机制尚未充分阐明。目前研究认为，疾病的发生是病毒与宿主免疫系统相互作用的结果。乙肝病毒感染是肝炎发生的始动因子，而病变主要是免疫应答的结果。受感染的肝细胞膜上由于存在病毒核心抗原表达，为宿主细胞毒性 T 细胞识别引起免疫应答，在清除病毒的同时导致感染 HBV 的肝细胞损伤。而机体对病毒的免疫耐受可能是乙型肝炎慢性化的关键因素之一。

四、临床表现

感染 HBV 后的表现是多样的。其包括无症状携带、急性肝炎、慢性肝炎、肝衰竭等。乙型肝炎的潜伏期为 45 ~ 160d，平均为 90d。

（一）急性乙型肝炎

起病急，总病程约 2 ~ 4 个月。典型病例可分为黄疸前期、黄疸期、恢复期。具体表现与分型见甲型肝炎一节。

（二）慢性乙型肝炎

慢性乙型肝炎指肝脏病变无改善或反复发作，病程超过 6 个月的乙型肝炎。急性肝炎病程超过 6 个月而仍在好转中者，难以诊断为慢性肝炎。临床常表现为反复疲乏、食欲减退、肝区钝痛等，体检发现肝脾肿大、肝掌、蜘蛛痣等。化验检查多数患者已有 HBsAg 阳性史多年，血清丙氨酸转氨酶（ALT）反复异常，血清球蛋白、胆红素增高等。慢性肝炎根据组织病变可分为轻、中、重度。

（三）重型肝炎

重型肝炎指由于大范围的肝细胞死亡或急剧的肝功能严重破坏而引起的临床综合征。根据发病的基础和缓急又分为急性重型肝炎、亚急性重型肝炎、慢性重型肝炎。急性重型肝炎是指以急性黄疸型肝炎起病，≤ 2 周出现极度乏力；消化道症状明显；迅速出现 II 度以上（按 IV 度划分）肝性脑病；凝血酶原活动度低于 40% 并排除其他原因者；肝浊音界进行性缩小；黄疸急剧加深，或黄疸很浅，甚至尚未出现黄疸，但有上述表现者均应考虑本病。亚急性重型肝炎以急性黄疸型肝炎起病，15d 至 24 周出现极度乏力，消化道症状明显；同时凝血酶原时间明显延长，凝血酶原活动度低于 40% 并排除其他原因者。慢性重型肝炎在慢性肝炎或肝硬化病史的基础上出现亚急性重型肝炎的表现。

五、实验室检查

（一）肝功能检查

1. 血清酶的检测

以血清丙氨酸转氨酶（ALT）为主，升高 2 倍以上时，结合病原学检测及临床表现有诊断价值。重型肝炎时肝细胞大量坏死，黄疸加深而 ALT 反而下降，提示预后不良。草酰乙酸转氨酶（AST）意义与 ALT 相同，但特异性稍差。血清碱性磷酸酶（AKP）的显著升高有利于肝外梗阻性黄疸的鉴别。

2. 血清蛋白

肝损害时血清蛋白水平下降，慢性肝损害时抗原性物质绕过肝滤过功能进入体循环，导致大量免疫球蛋白产生。白 / 球蛋白比值下降或倒置反映肝功能的显著下降。

3. 血清和尿胆色素检测

黄疸型肝炎时血清直接和间接胆红素均升高，急性肝炎早期尿中尿胆原增加。

4. 凝血酶原时间检测

肝损害时凝血酶原时间延长、凝血酶原活动度下降，与肝损害程度呈正比。

（二）病原学检测

1. 血清免疫学检测

常用 ELISA 法检测乙型肝炎病毒标志物。

2. 分子生物学检测

使用分子杂交技术或实时定量仪可定性或定量检测 HBV–DNA 水平。

六、诊断

根据流行病学史、临床表现、肝功能检查及病原学检测，乙型肝炎的诊断并不困难。必要时行肝脏组织病理活检，以明确诊断及了解病情程度。有以下任何一项阳性，可诊断为现症 HBV 感染：①血清 HBsAg 阳性；②血清 HBV–DNA 阳性；③血清抗 –HBc–IgM 阳性；④肝内 HBcAg 和（或）HBsAg 阳性，或 HBV–DNA 阳性。

（一）急性乙型肝炎的诊断

急性乙型肝炎的诊断必须与慢性乙型肝炎急性发作鉴别。诊断急性乙型肝炎可参考下列动态指标：① HBsAg 滴度由高到低，HBsAg 消失后抗 –HBs 阳转。②急性期抗 –HBc–IgM 滴度高，抗 –HBc–IgG 阴性或低水平。

（二）慢性乙型肝炎的诊断

临床符合慢性肝炎，并有一种以上现症 HBV 感染标志阳性。

（三）慢性 HBsAg 携带者的诊断

无任何临床症状和体征，肝功能正常，HBsAg 持续阳性 6 个月以上者。

七、治疗

乙型肝炎的治疗包括一般治疗、辅助治疗、对症治疗以及抗病毒治疗在内的综合治疗。对不同的病情选择不同的策略：

急性乙型肝炎具有自限性，以辅助治疗和对症治疗为主。轻度的病情较稳定的慢性乙型肝炎，给予相应的对症和辅助治疗并随访观察病情；对肝功能持续或反复异常、肝组织活检炎症活动较重的病例，应争取规范的抗病毒治疗，必要时加以辅助治疗。对于重型肝炎的病例，应以支持、对症治疗为主，积极防治并发症，度过危险期，病情稳定后视病情再做进一步治疗。

（一）一般治疗

急性肝炎早期和慢性肝炎急性发作期应强调卧床休息至症状明显减轻。慢性肝炎时患者多有程度不同的心理负担，应予以耐心解释，有条件者配合心理治疗。

（二）辅助治疗

辅助治疗主要包括护肝及降酶治疗。

1. 护肝药物

（1）缓解肝脏炎症的药物：目前应用最广泛的是甘草酸制剂，临床效果较为确切。其包括两种形式：口服的为甘草酸片，静脉应用的为甘利欣注射剂。

（2）其他一些非特异护肝药物：主要是一些参与肝脏生理活动的化合物。其包括维生素类（B族、C、E、K等），促进解毒功能的药物（肝泰乐等），能量制剂（辅酶A、ATP、肌苷等）等。护肝药物应根据情况选取1~2种，不易繁多，以免加重肝脏负担。

2. 降酶药物

降酶药物大多从我国中草药物中发展而来。

（1）联苯双酯是合成的五味子丙素的中间体，具有明显的降酶作用。剂量15 mg，每日三次，用药一个月无效者可加大剂量至30 mg/次。半数患者停药后在半年内ALT反跳，可再次给药。为防止反跳发生，应在ALT正常后继续服用2~3个月并逐渐减量，可每半个月检查一次肝功能，如无波动则减药5 mg，2~3个月停药。

（2）中药：中药五味子、垂盆草等均有显著的降酶作用，可酌情选用。

3. 退黄药物

（1）苯巴比妥酶诱导剂，可用于肝内胆汁淤积，也是长效的镇静剂，在肝脏功能损害较重的患者慎用，以免诱发肝性昏迷。剂量30~60 mg，每日3次。

（2）熊去氧胆酸双羟基胆汁酸，具有利胆、细胞膜保护作用。剂量750 mg/d，分两次口服，不可与消胆胺或氢氧化铝制剂同用。

（三）重型肝炎的治疗

重型肝炎的治疗主要以综合疗法为主，主要措施是加强护理，进行监护，密切观察病情。加强支持疗法，维持水和电解质平衡，补给新鲜血液或血制品、富含支链氨基酸的多种氨基酸，应用抑制炎症坏死及促肝细胞再生的药物。改善肝微循环，降低内毒素血症，预防和治疗各种并发症。

1. 支持治疗

患者应绝对卧床休息，最好能在监护病房密切观察病情。严格隔离消毒，防止医院内感染，加强口腔和皮肤的护理。

营养物质及热量的供应：饮食中蛋白量根据病情调整，有低蛋白血症、水肿明显而无肝性脑病患者，可给予高蛋白饮食，成人每日约100 g；当并发肝性脑病时，则严格限制蛋白质供应。应提供充足的糖类及维生素，脂肪不作限制，可静脉滴注葡萄糖液及支链氨基酸。

维持电解质及酸碱平衡：低钠血症补钠勿过度，低钾时视尿量予以口服和静脉补钾，注意纠正酸碱失衡。

2. 并发症的处理

（1）肝性脑病的防治：①除去诱因：尽可能防止肝毒性药物的使用，勿过量进食蛋白，预防感染与胃肠道出血，保持大便通畅。②减少毒素的吸收：口服乳果糖、食醋保留灌肠以酸化肠道环境；口服头孢唑啉，抑制肠道菌群繁殖。③维持氨基酸平衡：支链氨基酸对脑病的治疗可能有效。④防治脑水肿：应防止和处理一些加重脑水肿的因素，如减少刺激、防治低血糖、缺氧等。保持液体的平衡，防止低血钠及过多液体输入。及早使用脱水剂或（和）利尿剂。

（2）出血的防治：使用足量的止血药，维生素K_1 10 mg，每日3次，连用3日；输入新鲜血浆、血小板或凝血酶原复合物。使用胃黏膜保护剂或制酸剂，如雷尼替丁、奥美拉唑等，防治消化道出血。积极防治DIC。

（3）继发感染的防治：输入新鲜的血浆及丙种球蛋白，对防治感染非常重要。发生感染时应选用针对性强的药物，并且避免使用肝毒性药物。长时间使用抗生素应注意避免发生二重感染。

（4）急性肾功能不全的防治：积极防止诱发因素，避免引起血容量降低。如避免强烈利尿，及时纠正水和电解质平衡紊乱，积极预防出血和感染。少尿时积极纠正低血容量，可使用低分子右旋糖酐、血浆等。

3. 人工肝支持与肝脏移植

人工肝支持治疗已逐渐证明并不能降低重型肝炎的病死率，正在发展的生物人工肝可能会带来一些希望。肝脏移植是终末期肝病患者的最终选择。

（四）抗病毒治疗

抗病毒治疗是治疗慢性乙型肝炎、阻止病变活动的有效方法。目前抗乙肝病毒的药物主要有免疫调节剂和核苷类似物两大类。其中，核苷类似物中已广泛用于临床治疗的是拉米夫定。

1. 干扰素（interferon，IFN）

干扰素是一种具有广泛生物学活性的细胞因子，它在自然控制病毒的感染中起着重要作用。目前临床上抗乙肝、丙肝病毒治疗多用 IFN-α，特别是 80 年代初生产重组 IFN 以来，已用于大量患者的治疗，经验已渐趋成熟。适应证包括有 HBV 复制的活动性慢性乙型肝炎、丙型病毒性肝炎。

（1）剂量和疗程：经长期临床实践，慢性乙型肝炎应用 IFN-α 的治疗方案已渐趋规范化。IFN-α 5 百万单位（MU）每周 3 次，共用 24～38 周，是国内外目前通行的方案。前几年的疗程大多不足，延长疗程是近年的趋势。用大剂量虽疗效稍有提高，但有些患者不能耐受不良反应；用较小剂量如 3 MU，3 次／周×16 周，HBeAg 和血清 HBV-DNA 阴转者降至 30%；更小的剂量如 1 Mu，3 次／周×16 周，与未治疗组相比，HBeAg 和 HBV-DNA 阴转率分别为 17% 和 7%，无显著差异。

国内外用 IFN-α 治疗慢性乙型肝炎已有较多经验，对治疗方案及其疗效已有大体近似的认识，可遵循通行方案，在疗程中按个例的效应情况予以适当调整。密切观察治疗前 8 周的 HBeAg 和血清 HBV-DNA 定量，如稳定在 ±30% 范围内，完成疗程亦难奏效；如 HBeAg 和血清 HBV-DNA 下降，尤其是同时 ALT 上升，有较大可能获得疗效，应继续疗程；如 6 个月时 HBeAg 和血清 HBV-DNA 明显降低而尚未阴转，宜继续治疗至两者阴转。

（2）治疗评价：治疗结束时和随访 6 个月对治疗效果进行评价，治疗效应可分为完全应答（持续性应答）、部分应答和无应答。

疗效评价指标及检测方法：细分为以下几部分。①生化学指标：ALT，如伴有总胆红素等生化学指标异常者可进行相应指标的评价。②病毒核酸测定：HBV-DNA。可根据各医院实际情况选择经国家食品药品监督管理总局（CFDA）批准的试剂和检测方法，要求治疗前后在同一实验室采用同一检测方法，以达到较好的可比性。③病毒血清标志物指标（经 SFDA 批准的试剂检测）：HBsAg、抗 -HBs、HBeAg 和抗 -HBe、抗 HBc。④组织学指标：提倡有条件的医院按中华医学会传染病与寄生虫病学会和肝病学会修订的《2000 年病毒性肝炎防治方案》制订的标准并参照 Knodell 的 HAI 指数，对治疗前后的肝脏炎症活动度分级和纤维化分期进行评价。

疗效评价标准：①生化学应答：完全应答：2 次监测 ALT 均恢复正常（间隔 1 个月）；无应答：ALT 未恢复正常。值得注意的是评价生化学应答时应排除其他药物或疾病对 ALT 升高或下降的影响。②病毒学应答：完全应答按所采用的 HBV-DNA 检测方法说明书上提供的实验敏感性和检测范围确定，临床上一般认为采用国际公认的检测方法或敏感性相当的检测方法检测 HBV-DNA 定量 <105 拷贝／毫升或斑点杂交法阴性为完全应答；部分应答为未达完全应答标准但 HBV-DNA 载量下降大于 2 个数量级；无应答为未达上述标准。③血清免疫学应答：完全应答为 HBeAg/ 抗 HBe 血清转换；部分应答为 HBeAg 阴转但未出现抗 HBe；无应答为未达上述标准。评价血清免疫学应答时应考虑是否为不能产生 HBeAg 的 HBV 变异株，有条件的医院可进行 HBeAg 定量检测，观察治疗前后的动态变化。HBeAg 阴性的患者不进行血清免疫学应答评价。

综合疗效评价：①完全应答为疗程结束时，生化学、病毒学和血清免疫学所有指标均达到完全应答；②部分应答为疗程结束时，生化学、病毒学和血清免疫学指标介于完全应答和无应答之间；③无应答为疗程结束时，生化学、病毒学和血清免疫学指标均为无应答。HBeAg 阴性伴 HBV-DNA 活跃复制的慢性乙型肝炎患者不进行血清免疫学应答评价，但应进行生化学和病毒学指标的疗效评价。

清除 HBeAg 是 IFN-α 治疗的目标。近 10% 的患者，治疗结束后虽血清 HBV-DNA 持续消失，ALT 正常，而 HBeAg 仍可阳性。这些患者大多在第二年内 HBeAg 阴转。此类 HBeAg 延迟清除的患者与完全效应者同样有临床、生化和组织学的好转。大部分 HBeAg 早期或延迟消失的患者，都随之抗 HBe 血清转换。HBeAg 消失至抗 HBe 出现，常有 0.5～2 年的转换期，一般发生在治疗中，小部分在治疗结束后。约 10% 的患者观察 4 年以上 HBeAg、抗 HBe 和 HBV-DNA 仍继续阴性。这一 HBeAg 阴性状态较不稳定，有再活动的可能。

IFN-α 治疗后仅小于 10% 的患者 HBsAg 清除，一般发生在治疗中或治疗结束后的 3 个月内，亦可在 HBeAg 消失后数年出现 HBsAg 延迟清除。HBsAg 清除多发生在感染史较短的患者。HBsAg 消失后，75% ~ 90% 的患者可有抗 HBs 血清转换，但一般水平较低，罕有超过 1 000 IU/L 者。

作为对 IFN 的完全效应标准，血清 HBV-DNA 消失是以斑点杂交判定。HBeAg 消失后 6 ~ 12 个月，仍有约 85% 的患者可用 PCR 检出血清 HBV-DNA；HBsAg 消失后 1 年则仅 15%；5 年后随访多数还可在其肝组织中检出少量残存的病毒，个别甚至还可检出 HBV mRNA。

因而，无论 HBsAg 或 HBV-DNA 转阴，甚至两者都已转阴，须经数年观察才能肯定病毒清除。如此微量病毒的致病意义不明，如反映极低水平的病毒转录活性，可能有再活动的高危性。另一方面，约有 15%HBsAg（+）的 IFN-α 效应者血清 HBV-DNA（-），HBsAg 将在病毒血症（PCR）消失后的 12 ~ 24 个月内阴转。治疗过程中，ALT 升高常提示有较大可能获得疗效。在完全效应者中，90% 降至正常，其余亦接近正常。

完全效应者在治疗结束后一年肝组织检查，显示界面性炎症和小叶内浸润较治疗前明显好转，2 ~ 7 年中随访较前有更大进步。部分效应者也可有相当程度的改善。肝组织学恢复常是不完全，而且缓慢，即使 HBsAg 消失已多年，肝组织检查仍可残留汇管区炎症和纤维化。

（3）复发率：完全效应者随访 5 ~ 7 年大多数疗效持续稳定，但完全效应并不是病毒完全清除，约 10% ~ 20% 在一年内感染再活动。复发多数由于治疗不充分，如重复治疗，一般仍有良好效应；少数由于产生 IFN 抗体，换药后可能有效。一年后还可能有约 10% 延迟复发。完全效应者病情再活动须除外重叠其他病毒感染。

HBV 引起再活动（ALT 升高，HBV-DNA 再现）有两种情况：①抗 HBe 逆转为 HBeAg，占再活动的 80% 以上，可因 HBV 以低复制水平保留在肝内或外周血单个核细胞中，以后自发，或因免疫抑制剂或细胞毒性药物，或因其他病毒感染（如人免疫缺陷病毒 HIV、流感病毒）而激发野生型 HBV 再活动；②近 20% 因 HBV 变异，主要是前 C/A83 变异株，其特点是同时抗 HBe 和斑点杂交 HBV-DNA 转为阳性。

（4）无效者的再治疗：由于干扰素治疗应答者的复发率高，因此可采用多疗程重复治疗。有学者先用 2 个疗程 IFN-α 治疗，然后对其中无应答或有应答后复发的患者进行第 3 个疗程的治疗. 结果提示对 IFN 无应答或有应答后复发者进行重复治疗均不能产生长期的治疗反应，多数患者在各疗程中的反应情况相似，因此认为多疗程治疗仅限于对以往疗程有反应者。但也有学者认为，按通行方案治疗失败的患者，再按通行方案治疗也有相当数量的患者获得效应，提示对 IFN-α 无应答者再刺激有可能激发免疫应答。因而，再用 IFN-α 仍是无效应者的一种治疗选择。当然，亦可换用其他抗病毒药，如核苷类药物。

（5）疗效预测：因不可能在治疗前或治疗结束前测定 IFN-α 形成的抗 HBV 状态的确切疗效，IFN-α 治疗慢性乙型肝炎的最后结果只能是推测性的。

治疗前 ALT 高值、肝脏病变活动、血清 HBV-DNA 低水平的患者中，较多获得满意结果，可能上述特点反映了宿主对 HBV 较强的免疫应答。另一方面，婴幼儿期尤其是由母亲围生期传播者、感染长久症状又不明显者，治疗效果相对较差，可能由于这些患者存在一定的免疫耐受性。另外，女性患者的疗效明显优于男性，这可能与女性自然清除 HBV 能力较强有关，也可能是女性的性激素水平有助于发挥干扰素的抗病毒作用。

目前认为，治疗前病程小于 2 年者，用药疗效最好，病毒转阴率高，而无效者的平均病程则长达 10 年。从理论上讲，患者越早得到治疗其应答率越高。干扰素仅能清除外周的 HBV 而对整合的 HBV 无效，而这些整合的 DNA 仍可转录为 RNA，再由后者翻译为病毒蛋白。随着病程延长，肝细胞整合 HBV 的几率越大，越易产生免疫耐受，对药物的敏感性越低。

ALT 须在 100 IU/L 以上，且以持续增高者为好。近年的研究表明，ALT 主要反映病变的活动性，并不能确切反映肝组织炎症（免疫）的程度，故用作预期指标并不经常准确。有研究表明，在治疗期间的早期出现 ALT 下降至正常者，可能正在出现应答反应。

HBV-DNA 的血清水平越低，可能越易被 IFN-α 治疗所清除，超过 200 pg/mL 者效应较低。IFN-α

治疗慢性乙型肝炎的应答性虽有多个相关因素，各个因素都直接或间接反映患者的抗病毒免疫活性或其反面的免疫耐性，将上述多个因素归纳起来，实际只是一个可预期干扰素应答的指标——肝组织的炎症（免疫）活性。

（6）副反应：应用 IFN-α 后副作用较大，大多数副作用为剂量依赖性，停止治疗后可逆转。在第一次注射 IFN-α 后约 6～8 小时多数患者出现类流感症状，如寒战、发热、头痛、肌痛、关节痛等。通常这些类流感症状随着继续治疗而减轻、消退。在治疗过程中，常持续乏力、食欲欠佳，脱发也较常见。IFN 治疗常引起中性粒细胞或血小板数下降，在 IFN-α 治疗期间应定期检查肝功能、血常规，如出现严重副作用应调整剂量或停药。

2. 胸腺肽

胸腺肽（thymosin）在我国临床应用已 20 余年，但各种制剂制备方法和质量控制不统一，临床观察不规范，疗效难以肯定。目前化学合成的胸腺肽 α₁（Tα₁）的主要活性成分是由 28 个氨基酸组成的多肽。

Tα₁ 能明显抑制嗜肝 DNA 病毒的复制，在土拨鼠肝炎病毒（WHV）和鸭肝炎病毒（DHBV）模型中，Tα₁ 显示有抗病毒活性。Tα₁ 主要是通过诱导 T 细胞分化成熟、增强细胞因子的生成和增强 B 细胞的抗体应答而发挥抗病毒作用。早期研究报道，Tα₁ 用于治疗少数临床病例，能使患者病情改善，HBeAg 转阴率较对照组高。但最近的临床试验并未能获得类似早期试验的效应率。一组用 Tα₁ 治疗 HBeAg 阳性病例的多中心、双盲对照试验中，49 例治疗组 6 个月、12 个月的持久完全效应率分别为 14%（7/49 例），10%（5/49 例）；而 48 例对照组 6 个月、12 个月的持久完全效应率分别为 4%（2/48 例），8%（4/48 例），两组相比差异无显著性（P>0.05）。

目前，Tα₁ 的推荐剂量为 1.6 mg 或 900 μg/m²，2 次 / 周，皮下注射，持续 6 个月。治疗结束时 Tα₁ 的效应率很低，超出对照组不多。但在随访观察中完全效应的病例逐渐增加，提示 Tα₁ 无直接抑制病毒的作用，血清病毒水平下降是由于其免疫调节的结果。乙型肝炎单一使用 Tα₁ 治疗的效应率可能不高，大体比对照组高 15%。而与抗病毒药物（如干扰素、拉米夫定）联合治疗的临床试验目前正在进行中。临床试验表明患者对 Tα₁ 的耐受性良好，未发现严重的不良反应。

3. 拉米夫定（lamivudine）

治疗结束时和随访 6 个月对治疗效果进行评价，效应可分为完全应答（持续性应答）、部分应答和无应答。

（1）剂量：推荐 100 mg/d 作为成人较合适的治疗剂量。儿童的剂量：小于 12 岁者为 3 mg/（kg·d）；大于或等于 12 岁者与成人剂量相同。

（2）疗程：目前认为，拉米夫定的理想疗程是治疗前 HBeAg 阳性的 HBV 感染，需至少用药 1 年以上后，经 2～3 次复查（间隔 3～6 个月）均未出现 HBeAg 血清转换、HBV-DNA 阴性（PCR）方可停药；否则无限期继续治疗；出现病情发作时亦需无限期继续治疗。对于治疗前为 HBeAg 阴性的 HBV 感染，治疗效果差，停药后复发率高，目前暂无确定疗程，多主张继续治疗。

（3）治疗前影响 HBeAg 血清转换及治疗效果的因素：治疗前影响 HBeAg 血清转换的因素有两个，即血清 ALT 水平，血清 HBV-DNA 水平。血清 ALT 水平越高，血清 HBV-DNA 水平越低，可能其治疗效果会越好，HBeAg 血清转换率越高。应用拉米夫定一年，治疗前 ALT 小于正常上限 2 倍者，HBeAg 血清转换率为 5%；ALT 在 2～5 倍正常上限者，HBeAg 血清转换率为 34%；ALT 大于正常上限 5 倍者，HBeAg 血清转换率为 64%。LAM 治疗者的 HBeAg 血清转换率与患者年龄、性别、种族、是否用过干扰素、纤维化的严重程度及是否肝硬化等因素无关。这些特点与干扰素不尽相同。另外，HBeAg 阳性的慢性乙型肝炎治疗效果比 HBeAg 阴性的慢性乙型肝炎好。因此，预测拉米夫定治疗效果较好的因素有 ALT 高水平，HBV-DNA 低水平，HBeAg 阳性。

（4）适应证：拉米夫定治疗慢性乙型肝炎适应证与 IFN-α 相同，因其毒副作用小，故能用于不能耐受 IFN-α 的患者以及伴有自身免疫疾病而不能使用干扰素的患者。治疗前 HBeAg 阳性的患者，治疗 1 年时综合疗效达到完全应答者建议至少继续用药 6 个月，期间每 3 个月复查 1 次 ALT、HBV-DNA、HBeAg/ 抗 HBe，仍持续完全应答者可停药观察。治疗前 HBeAg 阳性的患者，治疗 1 年时综合疗效达到部分应答者，建议继续用药直至达到完全应答后再继续用药至少 6 个月，期间每 3 个月复查 1 次 ALT、HBV-DNA、HBeAg/ 抗 HBe，仍持续完全应答者可停药观察。治疗前 HBeAg 阳性患者治疗 1 年时综合疗效仍无应答可停药观察，或改用其他有效的抗病毒药治疗。对于有肝脏组织学检查等其他临床指征显示病情进展合并肝功能失代偿或肝硬化的患者，不宜轻易停药，并应加强对症保肝治疗。

HBeAg 阴性伴 HBV-DNA 活跃复制的慢性乙型肝炎患者，综合疗效完全应答者疗程至少 2 年；对于完成 1 年治疗仍无应答者可改用或加用其他有效治疗方案。

①HBeAg 阳性的慢性乙型肝炎：ALT 高、病毒水平低也是预期 LAM 疗效较好的标志。

②慢性乙型肝炎合并有糖尿病或甲状腺功能亢进症：慢性乙型肝炎、糖尿病或甲状腺功能亢进症等慢性疾病均较常见，因此慢性乙型肝炎合并糖尿病或合并甲状腺功能亢进症的病例在临床上并不罕见。近年来，对糖尿病和甲状腺功能亢进症疾病的研究表明，此两病均与自身免疫性因素相关，因此，干扰素治疗应属禁忌。这类患者的抗病毒治疗可用拉米夫定。

③HIV 和 HBV 混合感染：HIV 感染及免疫功能低下者其 HBV 处于高水平复制状态，且对 IFN 治疗极少产生免疫应答。免疫抑制患者对 IFN 应答少，可能由于免疫抑制药物的使用阻碍了 IFN 的抗病毒作用。因此，对这一群体可选用拉米夫定治疗。以日剂量 600 mg 治疗 HBV 和 HIV 混合感染，即使治疗前 HBV-DNA 血清水平高达 3000 pg/mL 以上，治疗 2 个月时分子杂交检测病毒 DNA 也多阴转。一组有进展性 AIDS 的 HBV 混合感染患者 40 例，不能耐受 IFN-α 治疗，以 600 mg 或 600 mg 继以 300 mg 的日剂量治疗 12 个月后 26/27 例（96.3%）血清 HBV 水平由 5 pg/mL 以上降至其下，70% 患者 PCR 检测病毒 DNA 阴转。

④预防肝移植的 HBV 再感染：HBV 感染相关的晚期肝硬化或终末期肝病的患者接受肝移植，HBV 再感染可高达 90% 以上。因此，肝移植的 HBV 再感染的预防已成为移植后的重要问题之一。IFN-α 治疗移植肝的 HBV 感染，效应很低而移植排斥率很高，应属禁忌。近年来，拉米夫定预防和治疗 HBV 再感染的研究较多。实践证明，拉米夫定预防和治疗肝移植后 HBV 再感染是安全有效的，即使使用强力免疫抑制剂也不影响拉米夫定的疗效。在移植前 4 周或在移植后开始拉米夫定治疗，HBV-DNA 可转阴，移植后可持续保持病毒阴性、肝组织学正常。在长期随访中有些患者病毒转阳，少数肝组织学显示肝炎复发，基因分析证实系 HBV-DNA 的 YMDD 变异所致，移植患者用拉米夫定后发生病毒变异似较一般慢性肝炎患者为多。过去用乙型肝炎免疫球蛋白（HBIG）预防肝移植的 HBV 再感染，但价格高昂，不能有效清除病毒，且仅少数有效，无效多因 S 基因变异。现用拉米夫定预防肝移植的 HBV 再感染，无效则因 P 基因变异引起。

近年研究主张，拉米夫定与高效价乙肝免疫球蛋白（HBIG）合用可抑制 HBV-DNA 复制，可较有效地预防肝移植后因肝炎复发所致的移植失败。临床试验比较单用 HBIG 与合用 HBIG 和拉米夫定于肝移植者的疗效。一组为单用 HBIG 10 000 IU，在肝移植后的患者，每日 1 次，共 7 次，随后每月 1 次至患者的 HBsAg 转阴为止。另一组为合并用药，肝移植前给予拉米夫定 150 mg，每日 1 次（0.2～9 个月，平均 1.7 个月），至肝移植后再加用 HBIG，用法同上，6 个月后停用 HBIG，只给予拉米夫定治疗。1 年和 2 年随访，单用 HBIG 者复发率分别为 9% 和 22%，合用者均为 0%；单用者 2 年生存率为 81%，合用者为 90%。

⑤活动性肝硬化：晚期肝硬化而炎症活动的患者，肝功能多迅速恶化而失代偿，LAM 能较快抑制病毒复制从而控制病变进展，已有的治疗报道未见有明显不良反应。

（5）联合用药的问题：试用拉米夫定与干扰素（IFN-α）联合应用，能否提高疗效，减少耐药性。比较单用拉米夫定 100 mg 每日 1 次（52 周）与拉米夫定 100 mg/d（共 24 周）合并 IFN-α-2b 10MU 每日 3 次（共 16 周），ALT 复常率分别为 44% 和 18%（P = 0.05）。HBeAg 阴转率分别为 33% 和 21%，抗 HBe 阳转率分别为 18% 和 12%，均无显著差异。但拉米夫定的副反应轻微，而合用者出现较多的副反应，丧失工作能力天数明显增加，生产力显著下降。因此，目前大多数学者并不主张拉米夫定与 IFN-α 联合应用。拉米夫定和另一种核苷类药物泛昔洛韦（FCV）联合应用可有协同作用，其抑制 HBV 反转录酶可能不在同一个作用点，部分地区的报道认为，拉米夫定加 FCV 联合应用组的抗病毒效果优于单用 IAM 组，但尚缺乏随机双盲的多中心临床实验结果。拉米夫定和胸腺肽（商品名：日达仙）联合应用与单用拉米夫定比较的多中心临床实验正在进行中。

（6）停药后反跳：患者在停药后血清 HBV-DNA 往往又回复至治疗前水平，ALT 亦可增高。拉米夫定不能清除复制源 cDNA，对已与宿主细胞基因整合的 DNA 亦无作用；且经原位杂交研究，治疗前、治疗后肝组织 HBV-DNA 含量并无改变，免疫组化染色肝细胞内 HBV-DNA 水平治疗组与安慰组相同，提示拉米夫定只能清除血循环中的 HBV-DNA，而对肝细胞内 HBV-DNA 无影响。故停药容易复发。6 个月疗程停药后有 16% 的患者病毒复制反跳，伴有肝病变活动，甚至出现黄疸，个别患者发生急性肝衰竭。

用拉米夫定对抗 HBe 未转换的患者须谨慎停药，在肝硬化的患者尤应警惕停药后急性加重。根据 289 例的资料，在停药后 63 例（21.1%）ALT 增高超过正常值上限 2 倍以上，22 例（7.6%）ALT ≥ 500 IU/L，8 例（2.8%）胆红素增高。在安慰剂 23 例中，仅 2 例（9%）ALT 大于正常值上限 2 倍以上。这个现象应引起重视。

目前对停药的时机仍在探索之中。有学者提出，应用拉米夫定至少一年后，在分别 2 ~ 3 次（相隔 1 个月以上，一般相隔需 3 ~ 6 个月）复诊时，均为 HBeAg 阴性、抗 -HBe 阳性及 HBV-DNA 转阴（PCR 法）后方可考虑停药。对未获得 HBeAg 血清转换的患者以及 HBeAg 阴性的病例应延长疗程。

（7）病毒变异与耐药性：目前，体内外实验均证明耐药性的产生与 P 基因变异有关，但为何 P 基因变异会导致 HBV 耐药仍不十分清楚。长期应用拉米夫定治疗，HBV 可产生病毒的变异和耐药性。耐药性定义为患者在持续治疗中血清 HBV-DNA 再现。病毒变异发生在长期治疗过程中，36 周前不会发生变异。世界各地用拉米夫定治疗 52 周，HBV 变异的平均发生率为 23%，我国慢性乙型肝炎患者中的发生率为 15%。在肝硬化晚期进行肝移植的患者，变异发生率可高达 26% ~ 32%，可能与因肝移植接受免疫抑制剂的治疗有关。其中半数 ALT 增高，肝组织学显示肝炎病变活动。移植前后开始预防性服药，耐药发生率稍低。拉米夫定耐药的病例中，可发生纤维淤胆性肝炎及合并急性肝衰竭而致死。

（8）预测拉米夫定耐药株产生的可能因素：一是治疗前血清中病毒水平。治疗基线时血清 HBV-DNA 滴度的中位数较高者发生耐药株变异的可能性增高。二是治疗前 HBV 基因组的情况。有报道认为，前 C 区变异株感染的患者发生耐药株变异的频率较野株感染者高。三是机体免疫状态的影响。经过回顾性调查研究的结果表明，免疫抑制的患者（如接受器官移植者，合并 HIV 感染者等）易于发生拉米夫定的耐药。

（9）防止耐药性产生的途径：避免单一用药，采用联合同时用药。发展新的核苷类似物，选用需多位点变异才能导致耐药的药物。近年来，已发现一些新的核苷类似物，对拉米夫定和泛昔洛韦双重耐药株仍然有效。

综上所述，拉米夫定治疗慢性乙型肝炎，对迅速抑制 HBV-DNA 复制、降低病毒负荷、促进 HBeAg 血清转换、改善肝组织炎症坏死病变、延缓肝纤维化进程、提高肝移植成活率均具有良好疗效，且安全性和耐受性良好。但该药也存在两大问题，即停药后的复发和长期用药后变异耐药株的产生。

4. 阿德福韦（adefovir dipivoxil）

（1）剂量：推荐 10 mg/d 作为成人较合适的治疗剂量。儿童的剂量目前无数据。

（2）适应证和疗程：阿德福韦主要的适应证是对拉米夫定耐药的慢性乙型肝炎病毒感染的病例。确切的疗程正在探索中。目前初步认为对于治疗前是 HBeAg 阳性的 HBV 感染，需至少用药 1 年以上。

（3）药理作用：阿德福韦双特戊酰氧甲酯是阿德福韦的一种口服前药，是腺苷单磷酸的磷酸盐核苷类似物，在体外有抗嗜肝病毒、反转录病毒的活性能力。阿德福韦在细胞内的活性成分是阿德福韦单磷酸盐，它可选择性抑制病毒多聚酶，其所需要的药物浓度比抑制人类 DNA 多聚酶 α、β、γ 所需要的药物浓度低得多。核苷类似物如拉米夫定或泛昔洛韦，在转化成有活性形式的三磷酸盐之前，需依赖于细胞型或细胞特异的核酸激酶，在细胞内先转化成单磷酸盐的形式。阿德福韦含有单磷酸盐基团，在广泛存在的宿主细胞酶的作用下，添加两个磷酸盐基团，很容易地转化成三磷酸盐形式。因此，阿德福韦可能较其他核苷类治疗药物抗 HBV 活性方面具有更广泛的细胞类型。另外，每天给药一次，阿德福韦二磷酸盐在细胞内的活性代谢的半衰期约为 36 小时。

阿德福韦在体外 HepG2 和 HB611 肝癌细胞株中有抗人乙肝病毒活性，在原代鸭肝细胞系中有抗鸭乙肝病毒活性，在细胞培养中，以 0.2 ~ 1.2μM 的药物浓度足以使病毒复制减少 50%。

在动物和人的体内和体外试验中均已证明，阿德福韦双特戊酰氧甲酯是一种乙型肝炎潜在治疗药物。在全球性的阿德福韦双特戊酰氧甲酯临床发展规划中，有关慢性乙型肝炎的几项研究均已证明，阿德福韦双特戊酰氧甲酯具有抑制 HBV 复制，使得 HBeAg 发生血清学转换和 ALT 正常。

根据阿德福韦双特戊酰氧甲酯全球性的临床研究数据，每天 10 mg 剂量用于治疗慢性乙型肝炎患者 12 周后，可以使血清 HBV-DNA 水平下降 1.4 ~ 4.0 log10。在治疗 48 周有 53% 患者在组织学上有改善，12% 患者发生血清学转换，HBV-DNA 水平平均下降 3.56 log10 拷贝 /mL，48% 患者 ALT 恢复正常。阿德福韦双特戊酰氧甲酯在慢性乙型肝炎的临床对照研究中，报告的最常见的副作用是乏力、头痛、胃肠道反应（恶心、腹泻），实验室检测值发生异常的较轻微，与其他治疗组发生的相近似。

5. 恩替卡韦（entecavir，ECV）

鸟嘌呤核苷类似物，由 ECV 的三磷酸盐抑制病毒聚合物，在 GepG2.2.15 细胞中能抑制 HBV 的复制；在土拨鼠模型中能抑制土拨鼠肝炎病毒（WHV）。ECV 阻断嗜肝 DNA 病毒复制的 3 个时期：引导、反转录和 DNA 依赖的 DNA 合成。ECV 通过对底物 dGTP 的竞争而抑制 P 基因，并能以很高的亲和力与 P 基因结合，故而有较强的抗病毒活性（EC50 = 3.71 nmol/L）。慢性感染 WHV 的土拨鼠口服 ECV0.1 mg/（kg·d），4 周内病毒聚合酶水平与治疗前比较降低了 1 000 倍，3 个月治疗后病毒阴性（PCR 法）。但停药后 WHV 病毒水平又回到治疗前水平。小样本的临床试验认为 ECV 小剂量 0.1 mg/d 即可，疗程需 24 周。治疗期间血清病毒水平可降到检测线以下，部分病例 HBeAg 转阴。未见重要不良反应，但有 10% 以上的病例 ALT 增高超过治疗前 3 倍。

（五）治疗性疫苗

目前对慢性乙型肝炎的抗病毒治疗效果尚不满意，现有的抗病毒药物（IFN-α 和 LAM）的持久效应还不高，还有不良反应和耐药性发生，而且费用也非大多数患者所能负担，因此治疗性疫苗的研制为慢性乙型肝炎治疗可能提供了一个新的研究方向。治疗性疫苗已在某些感染性疾病中得到应用，但用于慢性乙型肝炎治疗还处于探索性阶段。近年来，国内外学者研究的治疗性疫苗包括蛋白疫苗和 DNA 疫苗，这两种疫苗能在部分人或实验动物体内激发特异性体液免疫和细胞免疫反应，从而取得抗乙肝病毒效果。

蛋白疫苗主要包括 HBsAg 疫苗、HBsAg/ 前 S2 疫苗、HBsAg 免疫复合物及 CTL 多肽疫苗等。DNA 疫苗包括编码 HBsAg 的 DNA 疫苗、编码 HBsAg/ 前 S2（S1）的 DNA 疫苗；编码 HBcAg 或 HBeAg 的反转录病毒载体等。

1. HBsAg/ 前 S2 疫苗

该疫苗每 0.5 mL 剂量中含 20 μg HBsAg/ 前 S2 蛋白，以氢氧化铝为佐剂。在 HBsAg/ 前 S2 蛋白颗粒中至少存在 3 种特异性抗原决定簇，前 S2 的加入使它比 HBsAg 疫苗有了更多的应答者。有学者用该疫苗接种 32 例慢性乙型肝炎患者，每月 1 次，共 3 次，接种后约 44% 的患者血清 HBV-DNA 转阴或其滴度下降 50%，表明该疫苗抑制 HBV 复制的效率与其他抗病毒治疗药物相仿。另有学者的研究表明，在接种 HBsAg/ 前 S2 疫苗的慢性乙型肝炎中，抗原特异性外周血单个核细胞（PBMC）增殖反应明显高于对照组（P<0.05），有 41.2%（7/17）的患者发生强而持久的细胞免疫反应，29.4%（5/17）的患者血清 HBV-DNA 转阴或下降 50% 以上。该研究表明，慢性乙型肝炎患者接种后出现的细胞免疫反应与疫苗的抗病毒效应相关。该疫苗在用于慢性乙型肝炎的治疗中尚未发现免疫综合征相关疾病的症状，因而较为安全。

2. HBsAg 疫苗

给转基因小鼠注射 HBsAg 疫苗，有些是效应者，有些则是无应答者。应答者清除病毒的机制可能是通过非细胞免疫途径来实现，因转基因小鼠的血清 HBV-DNA 水平在接种疫苗后下降，而 ALT 水平却未见升高。另有实验表明，对 HBsAg 疫苗有应答的转基因小鼠其树突状细胞（DC）刺激 T 细胞增殖和抗 -HBs 产生的能力明显高于无应答者。一项初期临床研究对 46 例慢性乙型肝炎患者给予 HBsAg 疫苗，每月注射一次即 10 μg，共 3 次后，继续用 IFN-α 治疗，最终的效应率与作为对照的 43 例单用 IFN-α

的患者并无显著差异。我国各地都试用过 HBsAg 疫苗（单用或联合猪苓多糖等），并无肯定的结果。因此，试图用普通预防用 HBsAg 疫苗治疗慢性乙型肝炎患者，表明无效也无害。

3. HBsAg 免疫复合物疫苗

该疫苗联合应用乙型肝炎疫苗和乙型肝炎免疫球蛋（HBIG），每单位剂量中含 60 μg HBsAg 和 38 μgHBIG，以氢氧化铝为佐剂。早期的动物实验表明，以鸭乙肝病毒（DHBV）实验感染的一日龄雏鸭，发现对病毒抗原 DHBsAg 和 DHBcAg 免疫耐受，以含 Freund 完全免疫佐剂的病毒抗原注射不引起免疫应答。而用灭活金葡萄球菌作为固相基质，通过兔抗 –HBs 血清偶联特异性抗原（纯化 DHBsAg），构建一种抗原 – 抗体复合物作为免疫原，给免疫耐受鸭注射 3 次，17 只中有 12 只血清 DHBV–DNA 消失、DHBsAg 清除；16 只中有 8 只可检出低滴度的抗 –DHBs。国内闻玉梅教授等用 HBsAg 免疫复合物疫苗对 14 例慢性乙型肝炎患者进行肌内注射，每 3 周 1 次，共 3 次。治疗 6 个月后，有 9 例（64.3%）血清 HBV–DNA 转阴，6 例（42.9%）HBeAg 转阴。所有接受治疗者均未出现免疫综合征相关疾病的症状。该疫苗对慢性乙型肝炎的治疗作用机制尚未完全阐明，可能是通过抗体将抗原凝聚成较大分子，改变抗原提呈的方式，加强对 HBsAg 的摄取和加工处理而实现的。

八、预防

（一）管理传染源

正确指导患者及其家属进行消毒、隔离和预防。对 HBsAg 携带者和乙型肝炎患者，不能献血及从事饮食业、托幼机构的工作。对所有献血员，应常规做 HBsAg 检查。

（二）切断传播途径

严格掌握输血及血制品的适应证。防止医源性传播，提倡使用一次性注射器、检查和治疗用具。对血液透析病房、传染病房应加强消毒隔离工作，防止交叉感染。

（三）保护易感人群

乙肝疫苗的免疫接种是控制 HBV 感染及流行的最有效的预防措施。目前多使用重组 HBsAg 疫苗。

乙肝疫苗接种对象为和 HBV 感染的高危人群。

1. 新生儿预防接种

在出生时、出生后 1 个月和 6 个月各肌内注射 10 μg 重组乙肝疫苗。

2. HBsAg、HBeAg 阳性的母亲所生新生儿的预防

使用乙肝疫苗和乙肝免疫球蛋白（HBIG）联合免疫，具有较好的预防效果。在新生儿出生时即刻注射 HBIG 1 mL（200 IU/mL），一个月后再注射等量 HBIG。出生后 2 个月、3 个月及 6 个月各肌内注射重组乙肝疫苗 10 μg，保护率可达 95% 以上。

3. 成人高危人群的预防接种

肌内注射 10 μg 重组乙肝疫苗，按 0、1、6 个月接种 3 次。

4. 意外暴露者被动免疫

未行预防接种意外接触含有 HBV 的血液和体液，并有皮肤黏膜损伤者，可肌内注射 HBIG 2 mL。在接种 HBIG 后，应同时接种乙肝疫苗，并按上述程序全程接种。

第三节 丙型病毒性肝炎

丙型病毒性肝炎由丙型肝炎病毒（hepatitis C virus，HCV）引起。人们早在 1974 年就开始认识此病，当时称为非甲非乙型肝炎（NonA，Non B hepatitis，NANBH）。1989 年将此病毒命名为丙型肝炎病毒。目前，全世界已有 1.7 亿 HCV 感染者，我国有 3.2% 的人群感染。该病 80% 可转变为慢性持续性感染，部分患者可发展为肝硬化或进展为肝细胞性肝癌，其所导致的终末期肝病是重要死亡原因之一。

一、病原学

丙型肝炎病毒（HCV）在电镜下为直径约 36 ~ 62 nm 大小的球形颗粒，其序列结构与黄病毒相似，归于黄病毒科丙型肝炎病毒属。HCV 的基因组是一单股正链 RNA，全长大约由 9 500 个核苷酸组成。根据基因结构的差异，将 HCV 分为 6 型，50 多个亚型。我国存在多种 HCV 基因型，包括 1a、1b、2a、2b、3a 等，其中以 1b 和 2a 为主，占 70% ~ 80% 以上。HCV 的 RNA 在复制过程中有很高的变异率。其在感染的个体中发生基因序列变异，以形成相互关联而各不相同的品种为主，而 HCV 病毒在长期进化过程中日积月累的变异可使病毒基因序列形成明显的差别，即基因型。研究表明，HCV 基因型与疾病严重性相关，1b 型 HCV-RNA 载量高，肝病理变化较重，易导致肝硬化和肝癌；此外，HCV 基因型与 IFN-α 疗效相关。丙型肝炎病毒的高变异性使其逃逸宿主机体的免疫监视而导致感染持续存在。

二、流行病学

目前的研究表明，HCV 感染呈世界范围分布，在不同性别、不同年龄、不同种族的人群中均可发病，以血液传播为主，还可通过生活密切接触、性途径、母婴途径、经移植物途径等肠道外传播方式传播。

（一）传染源

丙型肝炎的主要传染源是慢性丙肝病毒感染者，亚临床感染者也具有重要的流行病学意义。急性患者在起病前 12d 即具传染性，并可长期持续或终生携带病毒。

（二）传播途径

丙型肝炎病毒的传播途径与乙型肝炎传播方式相似，以体液传播为主。

1. 经血传播

HCV 感染经血或血制品传播，输血后肝炎中丙肝占 60% ~ 80%。

2. 医源性传播

医疗器械、针头、针灸用品、拔牙等均可传播丙型肝炎病毒，这些均与污染血液相关。

3. 性接触传播

有研究报道无输血史的丙肝患者中，有性接触或家庭内接触肝炎史者颇为多见，还发现丙型肝炎发病与接触新的性伙伴明显相关，说明 HCV 存在性传播。

4. 母婴传播

HCV 也可经母婴垂直传播。

5. 日常生活接触传播

尽管经血传播是主要的传播途径，但仍有部分散发性丙型肝炎无输血或肠道外暴露史。日常生活密切接触也可能是散发性丙肝的传播途径之一。

三、发病机制

丙型肝炎的发病机制是一个复杂的问题，至今尚未完全阐明。目前的研究认为，丙型肝炎病毒感染后导致肝细胞损伤可能通过以下途径：一是 HCV 可能具有直接致肝细胞病变的作用；二是 HCV 通过免疫（体液和细胞免疫应答）介导肝细胞损伤。此外，HCV 的变异能力很强，甚至在同一患者不同时期所分离的毒株也有差异，这一点可能与 HCV 感染后易慢性化和感染持续有关。

四、临床表现

丙型肝炎的临床表现与乙型肝炎相似但较轻，黄疸的发生率亦较乙型肝炎为低，但易慢性化，发生率约为 50% ~ 70%。丙型肝炎的潜伏期为 2 ~ 26 周，平均为 50 天；输血后丙肝潜伏期缩短至 7 ~ 33 天，平均 19 天。

（一）急性丙型肝炎

急性丙型肝炎约占 HCV 感染的 20%。急性丙肝多数为无黄疸型肝炎，常因症状轻或无症状而未能诊断。大约 25% 的急性丙型肝炎出现黄疸及与其他型病毒性肝炎相同的非特异性症状。潜伏期平均为 7 周，检测血清中 HCV RNA 可作为早期感染的指标。大多数患者在随后的几周中血清转氨酶水平增高，部分患者伴有乏力、纳差、恶心等症状，甚至出现进展性黄疸，暴发性肝衰竭少见。

（二）慢性丙型肝炎

HCV 感染持续超过 6 个月而进展成为慢性丙型肝炎。大多数慢性丙型肝炎患者表现为 ALT 增高、反复波动。约三分之一患者 ALT 持续正常，但有其他肝功能损害和肝纤维化的表现。多数患者无明显症状或症状较轻，许多患者在感染 HCV 多年后才发现，部分患者在出现肝病相关并发症时才就诊发现。

国外根据临床演变类型和 ALT 的变化，把慢性 HCV 感染分成三种临床类型：①反复异常型，表现为 ALT 反复明显波动，波动幅度较大后有一段平稳期，是慢性肝炎最常见的过程。肝活检可见肝细胞变性、炎性细胞浸润与坏死，伴不同程度的肝纤维化。此类型慢性肝炎的转归易进入终末期肝病（相当于肝硬化失代偿期）。②慢性持续型：ALT 呈轻度升高，并表现为持续性，肝活检呈不同程度的慢性肝炎病理改变，少数患者也可进展为终末期肝病。③健康携带者：在急性丙肝 ALT 恢复正常后，肝功能一直正常，但抗 HCV 和 HCV-RNA 持续阳性。在慢性丙型肝炎中，约 60% 以上的患者 20 年以内进展缓慢，无慢性肝病特异症状及体征。约 20% ~ 30% 的慢性丙型肝炎患者在 20 ~ 30 年中进展成肝硬化。10% ~ 15% 的 HCV 感染患者仅为轻、中度慢性肝炎，不发展至肝硬化。

在慢性 HCV 感染后 20 年，肝细胞癌发生率约 1% ~ 5%；形成肝硬化后，则发生率为 4% ~ 10%。成人 HCV 感染过程可受一些因素影响。长期饮酒可使肝硬化、失代偿性肝硬化和肝细胞癌的可能性增加，另外 HCV Ⅰ 型可能较其他型肝病进展快且治疗困难。

（三）儿童 HCV 感染

儿童 HCV 感染一般认为主要由输血、血制品或母婴传播所致。在儿童期感染 HCV 且发展为持续感染的患者，因症状不明显较少进行治疗，肝脏损伤进展也较成人缓慢。

五、诊断

在 HCV 感染的实验室检查中，常规检测 HCV 抗体、HCV RNA 和 ALT、胆红素等指标，此外，还可进行血清免疫球蛋白检测、外周血淋巴细胞分群、HCV 分型、腹部影像学检查等，在进行治疗前和治疗期间，为了解肝脏病变情况，应常规行肝组织学检查。

（一）HCV 抗体检测

HCV 抗体检测是初步筛选 HCV 感染的常用方法。主要检测抗 -HCV 和抗 -HCV IgM，方法主要有酶联免疫吸附（ELISA）、酶免疫分析（EIA）和重组免疫斑点分析（RIBA）几种。

（二）HCV RNA 检测

血清中 HCV RNA 阳性是诊断 HCV 感染的"金标准"。HCV 抗体阳性而 HCV RNA 阴性者代表既往感染。此外，监测血清中 HCV RNA 可以评价治疗反应。

（三）HCV 基因分型

研究认为 HCV 基因型与 IFN 治疗反应有关，故有条件者可进行基因分型。

（四）其他生化检查

多数 HCV 感染患者有 ALT 水平升高，但单独 ALT 升高不能作为 HCV 感染的诊断指标，另有约三分之一的慢性丙型肝炎患者 ALT 持续正常，ALT 水平在 HCV 感染中与肝脏组织学活动和病情严重程度均无密切相关。

（五）肝组织活检

在证实 HCV 感染和判断疾病活动时，肝组织学检查是必要的，特别是开始抗病毒治疗前。肝组织学检查结合 ALT 水平可以明确肝脏疾病的活动性和严重程度，对治疗具有指导意义。

六、治疗

治疗原则：常规治疗与乙型肝炎相似，但丙型肝炎强调早期抗病毒治疗，无论急性或是慢性 HCV 感染，只要有病毒复制的证据存在，均应尽早行抗病毒治疗。

（一）一般治疗

急性期及慢性丙型肝炎急性发作时的处理与其他病毒性肝炎相同。此外，对于丙型肝炎应尽早进行抗肝纤维化治疗，抑制纤维组织增生而促进肝细胞再生，以利于肝组织的修复，防止纤维化的发生及发展。国外有报道秋水仙碱具有抗肝纤维化作用。其他常用的制剂有丹参滴丸、丹参片和丹参注射液、复方鳖甲软肝片等。

（二）抗病毒治疗

目前丙型肝炎的治疗主要是干扰素，联合利巴韦林可提高疗效。急性丙型肝炎应尽早采用 IFN-α 治疗，以防止慢性化。慢性丙型肝炎的治疗以干扰素为主，联合利巴韦林可提高治疗效果。其中，长效干扰素的研制和应用为慢性丙型肝炎的治疗带来了新的希望。

1. 治疗目标

主要目标：治愈，即清除病毒、阻止疾病（坏死 / 纤维化）进展、消除临床症状。

次要目标：延缓病情，预防或减少并发症发生，即减轻肝脏纤维化的进展、延缓肝硬化的发生、防止失代偿的发生、防止肝细胞癌的发生。

2. 疗效判定

临床上大多数根据生化反应（ALT 复常）、病毒反应（用 RT-PCR 法检测 HCV RNA）、组织学反应（肝穿显示是否有组织学改善）来判断慢性丙型肝炎的疗效。其中病毒学应答为最主要的评价指标。

治疗结束时应答：指在治疗结束时 ALT 复常及 HCV RNA 阴转。

持续应答：指治疗结束后随访 6 个月或 12 个月时 ALT 持续复常和 HCV-RNA 阴转。

无应答：指治疗结束时 ALT 仍异常、HCV-RNA 仍阳性者。

突发和复发：突发是指在治疗期间 ALT 复常后又上升，HCV-RNA 阴转后又阳性者；复发是指治疗结束时已获得应答的患者，在停药后再次出现 ALT 异常和 HCV-RNA 阳性者。

3. α 干扰素（IFN-α）

经多年应用经验，IFN-α 仍然是治疗丙型肝炎公认首选的药物。IFN-α 治疗丙型肝炎的机制与以下作用有关：直接抑制病毒复制，促进细胞增生，加快细胞毒性 T 细胞成熟，提高自然杀伤细胞活性。

（1）急性丙型肝炎：常规 IFN-α 3 MU/ 次，每周 3 次，疗程 6 ~ 12 个月；或使用长效干扰素（Peg IFN）180 μg/ 次，每周一次。虽然 IFN-α 在急性 HCV 感染中可有效清除 HCV，但急性 HCV 感染者仅 30% 出现非特异性症状或体征而就诊，因此能够明确诊断并进行治疗的患者较少。

（2）慢性丙型肝炎：常规 IFN-α 3 MU/ 次，皮下注射，3 次 / 周，疗程至少 12 ~ 18 个月。为提高疗效，治疗开始时 4 周，3 MU/ 次，1 次 /d。疗效评价：单独使用常规干扰素治疗慢性丙型肝炎的效果很差，生化或病毒学持续反应率不高。在标准方案结束时，病毒学反应率约有 30% ~ 40%，在停止治疗后有较高复发率（50% ~ 75%），病毒学持续反应率仅为 10% ~ 20%。

复发者和无反应者再治疗：对复发者或无反应者一般再给予较大剂量和更长时间（12 个月）的治疗，复发者再治疗的持续反应率一般为 40% ~ 60%。影响干扰素疗效的因素：许多宿主和病毒方面的因素可影响对干扰素的治疗反应，近来国内外已发现一些可能产生较好疗效的因素是：①肝活检肝组织炎症较轻，无肝硬化改变；②血清中 HCV RNA 水平较低者；

（3）HCV 基因非 1 型。

4. 干扰素和利巴韦林联合治疗

利巴韦林系鸟嘌呤核苷酸类似物，可抑制肌苷 5′ 单磷酸（IMP）脱氢酶活性，引起细胞内 GTP 减少。利巴韦林用于治疗慢丙肝，单独应用无确切的抗 HCV 作用，联合 TFN-α 治疗比单用 IFN-α 或利巴韦林 6 个月标准疗程有更好的持久疗效和较低的复发率。

推荐利巴韦林仅与 IFN-α 2b 合用，利巴韦林的剂量与患者体重有关，<75 kg 的患者用利巴韦林 1 000 mg/d，>75 kg 的患者利巴韦林剂量为 1 200 mg/d。

利巴韦林的主要副作用为溶血性贫血，血红蛋白水平降低常常发生于治疗后 1 ~ 2 周内，接受利巴韦林治疗的患者约有 10% 血红蛋白浓度低于 100 g/L，加入 IFN-α 治疗不会使此副作用加重。由于贫血可使心脏病加重，有严重或不稳定心脏病史患者不用利巴韦林和 IFN-α 联合治疗。

在联合治疗期间，除检测 IFN-α 单独治疗所进行的实验室检查之外，每 2 月进行一次血红蛋白水平检测，如血红蛋白水平低于 85 g/L，应减少利巴韦林剂量或停用。本品对缺血性心脏病、肾病及有脑血管病史者禁忌，此外本品可致畸，故妊娠者亦应禁忌。女性患者治疗开始时应证实妊娠实验阴性，告知患者在治疗期间及治疗后 6 个月内采取有效避孕措施并每月做妊娠试验一次。

5. 长效干扰素

派罗欣（Peg IFN，商品名）和佩乐能是长效干扰素（第二代干扰素），系 IFN-α 与聚乙烯二醇（polyethylene glycol）的结合物，现有 PegIFN-α 和 PegIFN-a2b 两种制剂。Peg IFN 半衰期较长，可在体内较长时间维持有效的血药浓度，每周只需注射 1 次，目前主要用于丙型肝炎的治疗。长效干扰素具有持续的抗病毒效果，它的出现是丙型肝炎治疗的重要进展。Peg IFN（180 μg/ 周）联合利巴韦林治疗慢性丙型肝炎已经成为慢性丙型肝炎的标准治疗方案。

（1）剂量与疗程：根据病毒的基因型决定疗程和利巴韦林剂量：基因 1 型：派罗欣 180 μg/ 周 + 利巴韦林 1 000 ~ 1 200 mg/d，疗程 48 周；基因非 1 型：派罗欣 180 μg/ 周 + 利巴韦林 800 mg/d，疗程 24 周。

根据早期病毒学反应（治疗 12 周病毒载量下降 2 倍 1og 值以上或阴性）决定是否继续治疗，以取得最佳药物经济学效益。

（2）疗效：Peg IFN 联合利巴韦林 1 000/1 200 mg/d 治疗 48 周，总的持久性病毒学应答率为 61%；PegIFN 联合利巴韦林 1 000/1 200 mg/d 治疗 48 周，HCV 基因型 1 型持久性病毒学应答率为 51%；Peg IFN 联合利巴韦林 800 mg/d 治疗 24 周，HCV 基因型非 1 型持久性病毒学应答率为 78%。

（3）药物副反应：PegIFN 副反应与常规 IFN 相似，在治疗中应严密观察。

七、预防

（一）筛查献血员

筛查献血员是当前预防 HCV 感染的主要措施。通过在献血员中筛查抗 HCV 阳性者使输血后丙肝有了明显的下降。此外血制品制备中采用灭活措施，对减少输血后丙肝也有重要意义。

（二）防止医源性感染

推广使用一次性注射器，对外科、妇产科、口腔科和内科所用器械以及内镜应采用高压灭菌或戊二醛等消毒，加强血透室管理，严格消毒制度。

（三）HCV 疫苗的研制

丙型肝炎最终控制将取决于疫苗的应用，但由于 HCV 的高变异性和亚型的繁多，目前疫苗的研制还在进行艰苦的探索中。

第四节　丁型病毒性肝炎

丁型肝炎病毒（HDV）是一种缺陷的 RNA 病毒，必须在有 HBV 感染时才能感染宿主。HDV 可以与 HBV 同时感染（coinfection），也可在 HBV 先前感染的基础上发生重叠感染（super-infection）。乙型肝炎合并丁型肝炎病毒感染常导致病情加重、慢性化，甚至发展为急性重型肝炎。

一、诊断

HDV 与 HBV 同时感染所致急性丁型肝炎，仅凭临床资料不能确定病因，凡无症状慢性 HBsAg 携带者突然出现急性肝炎样症状、重型肝炎样表现或迅速向慢性肝炎发展者，以及慢性乙型肝炎病情突然恶化而陷入肝衰竭者，均应想到 HDV 重叠感染。

HDV 与 HBV 同时感染和重叠感染临床表现的区别，参见表 7-1。

表 7-1　HDV 与 HBV 同时感染和重叠感染的区别

项目	同时感染	重叠感染
意义	HDV 与 HBV 同时或相隔较短时间感染宿主细胞	已经感染 HBV 者再感染 HDV
潜伏期	6～12 周	3～4 周
临床特点	急性肝炎，可在病程中先后两次发生黄疸及肝功能损害（两个分离的血清转氨酶高峰期）	"急性"肝炎和易发生重型肝炎
慢性化	很少形成慢性 HDV 携带者及慢性肝炎	颇易慢性化，形成慢性活动性肝炎和肝硬化者较多
血清学标志		
抗 –HDV–IgM	阳性，持续时间短	阳性，慢性感染时持续存在
抗 –HDV–IgG	反应较弱，亦可持久	阳性，水平高，持续时间长，尤其慢性化时

检测到 HDAg 或 HDV–RNA；或从血清中检测抗 –HDV，均为确诊依据。

HDV 感染诊断通常比较困难，常用 RIA 法检测抗 –HDV。检测抗 –HBc–IgM（急性乙型肝炎的血清学标志）可区分 HBV 和 HDV 的共同感染与 HDV 的急性感染。

二、治疗

治疗以护肝对症治疗为主。INF–α 是唯一被 FDA 批准用于治疗慢性丁型肝炎的药物，其可抑制 HDV–RNA 复制。用其治疗后，可使部分病例血清 HDV–RNA 转阴，所用剂量宜大，疗程宜长。但其疗效有限，研究显示 40%～70% 的患者 INF–α 900 万 U，每周 3 次，或者每日 500 万 U，疗程 1 年，才能使血清中的 HDV–RNA 消失，但是抑制 HDV 复制的作用很短暂，停止治疗后 60%～97% 的患者复发。

微信扫码
◆ 临床科研
◆ 医学前沿
◆ 临床资讯
◆ 临床笔记

第八章

泌尿系统感染

第一节 外阴炎

外阴炎主要指外阴的皮肤与黏膜的炎症。由于外阴部暴露于外，又与尿道、肛门、阴道邻近，与外界接触较多，因此外阴易发生炎症，其中以小阴唇为最多见。

一、真菌性外阴炎

真菌性外阴炎又称霉菌性外阴炎，是由类酵母菌所致的外阴部感染，最常见的病原体是白色念珠菌，多与真菌性阴道炎并存，称真菌性外阴阴道炎。

（一）临床表现

临床主要表现为外阴瘙痒，灼痛，性交痛，若并发尿道炎则有尿频、尿痛。外阴部红肿，甚至糜烂，严重者出现溃疡，表面可覆盖一层豆渣样白膜。

（二）诊断

诊断主要依据外阴瘙痒症状及局部体征表现，白带涂片或培养找到真菌菌丝及芽孢，即可确定诊断。

（三）治疗

用 2% ~ 4% 碳酸氢钠（苏打水）溶液冲洗或坐浴，以清洁外阴，然后用 2% 甲紫溶液涂布外阴。此法简便经济有效。

1. 制霉菌素软膏（10 万 U/g）

局部涂搽，每日 2 ~ 3 次。

2. 达克宁霜（硝酸咪康唑霜）

外阴及阴道深部涂抹。每晚 1 次，连用 2 周，月经期可以继续使用，不必停药。

3. 益康唑霜（10 mg/g）

涂外阴，每日 1 ~ 2 次。若有阴道炎按真菌性阴道炎治疗。

二、婴幼儿外阴阴道炎

由于婴儿生理特点，若护理不当，易造成外阴感染发生炎症。致病菌多为化脓性细菌，如葡萄球菌、链球菌、大肠杆菌等，少数可能感染真菌、滴虫甚至淋球菌等。

（一）临床表现

婴儿常因局部疼痛而啼哭，较大小孩可述说外阴疼痛、瘙痒、灼热、尿频、尿痛等症状。外阴、阴蒂、尿道口及阴道口黏膜充血。水肿、有脓性分泌物等。或婴儿内裤上有脓痂或稀水样污迹等。

若急性期被父母疏忽，其后可能造成小阴唇粘连，致排尿变细，常被误为外阴畸形就诊。检查时可觅粘连处薄而透亮，将外阴前庭、尿道口、阴道口遮盖，其上方或下方留有一小孔，尿液由此排出。

（二）诊断

诊断依上述症状及体征表现不难明确诊断，但应注意排除特殊感染，如滴虫、真菌、淋菌等，须取分泌物先涂片镜检，必要时培养确诊。

（三）治疗

若系特殊感染所致，须按相关真菌、滴虫或淋球菌等特殊感染治疗。

急性期局部清洗可用 1 ∶ 5 000 高锰酸钾溶液，或用 2% 硼酸溶液清洗，再涂以抗生素软膏，如金霉素眼膏、四环素软膏、40% 紫草油、倍美力软膏、欧维婷软膏等。并保持外阴清洁、干燥，穿封裆裤。

急性期后小阴唇粘连，可用小弯蚊式血管钳或小弯镰刀刀片做锐、钝性分离。分离开后局部涂以上述消毒软膏以防再次粘连。每日清洗、涂软膏，直至上皮恢复正常为止。

三、前庭大腺炎及脓肿

前庭大腺炎多发生于生育期年龄。病原体多为葡萄球菌、大肠杆菌、链球菌、肠球菌以及淋球菌等，若未及时彻底治疗，很易发展形成前庭大腺脓肿。

（一）临床表现

急性期前庭大腺区域疼痛、红肿，常伴发热，个别可有寒战，若已形成前庭大腺脓肿，则疼痛剧烈，坐卧不宁。检查时可发现大阴唇下 1/3 处红肿硬块，触痛明显，若形成脓肿，多呈鸡蛋甚至苹果般大小的红肿块，触痛甚为明显，有波动感，周围组织水肿，同侧腹股沟淋巴结可能肿大。

（二）诊断

依上述症状、体征特点，不难诊断。因剧痛、阴道窥器检查多已不可能，如无特殊必要，可暂不检查。但应在前庭大腺口、尿道口、尿道旁腺口各段取分泌物做涂片或培养找病原体，并做药敏试验，供治疗时选用有效抗生素。

（三）治疗

急性期应卧床休息，保持局部清洁，2% 硼酸溶液冷湿敷。全身应用有效抗生素，如青霉素、头孢类、喹诺酮类如环丙沙星、司帕沙星（巴沙片）等药物，最好是依细菌培养的药敏结果，选定最有效的抗生素使用，直至炎症消退，疼痛消失痊愈为止。

已形成脓肿，在局部麻醉下行脓肿切开引流术，切口宜选在小阴唇内侧，近前庭大腺开口处，做半弧形切口排脓，其下端应达脓腔的底部，使引流通畅。冲洗脓腔后，脓肿切口边缘可用可吸收性缝合线连续缝合止血，出血不明显也可不缝，一定不能缝合关闭脓腔，脓腔内填碘仿纱条，24 h 取出。术后 1 ∶ 5 000 高锰酸钾溶液坐浴，同时全身继续使用抗生素控制感染，直至炎症完全消退。

四、急性外阴溃疡

（一）临床表现

急性外阴溃疡一般发病急，溃疡迅速发展，溃疡数目大小不定，有的可互相融合形成一大溃疡，常有复发倾向，在其分泌物中可培养出与阴道杆菌相似的粗大杆菌。该病多发生于青、中年妇女，有时可有发热和伴全身其他症状，如口腔溃疡、眼虹膜炎等，若有即为眼 – 口腔 – 外生殖器综合征，即贝赫切特综合征（白塞综合征）。

（二）治疗

因阴道杆菌或粗大杆菌实际上是阴道的一种正常栖居的细菌，而非一般的化脓性细菌，对抗生素或磺胺类药物不敏感，因此治疗比较困难。其治疗原则是休息、保持局部干净、干燥、减少摩擦，多饮水、补充足量维生素 C 及维生素 B。急性期可应用肾上腺皮质激素，如泼尼松口服 20 ~ 40 mg/d，同时合用抗生素治疗可能合并的化脓性细菌感染，病情稳定后，泼尼松应逐渐减量。慢性期可用清热、解毒、止痛、止痒的中药，局部可用黄连青黛散涂抹在溃疡基底上，有一定疗效。

第二节　阴道炎

一、老年性阴道炎

（一）概述

老年性阴道炎（senile vaginitis）又名萎缩性阴道炎，是一种非特异性阴道炎，因卵巢功能衰退，体内雌激素水平低落或缺乏，阴道上皮细胞糖原减少，阴道内 pH 值呈碱性，杀灭病原菌能力降低。同时，由于阴道黏膜萎缩，上皮菲薄，血运不足，使阴道抵抗力降低，便于细菌侵入繁殖引起炎症病变。多发生于绝经期后的妇女，但是，双侧卵巢切除后、卵巢功能早衰、盆腔放疗后、长期闭经或长期哺乳妇女也可出现。

（二）诊断

1. 症状

白带增多，呈黄水样或血性或脓性。常伴有臭味。外阴有瘙痒或灼热感，有时盆腔坠胀不适，炎症波及前庭及尿道口周围黏膜时，可有尿频、尿急等症状。

2. 体征

妇科检查时见外阴萎缩，双小阴唇内侧面可有充血。阴道黏膜菲薄，皱襞消失，充血并有散在的小出血点，或可见表浅的溃疡。如果阴道炎症久治不愈，有可能引起阴道粘连，重者引起阴道闭锁，炎性分泌物不能排出，又会发生阴道积脓或宫腔积脓。同样，溃疡面如果与对侧粘连，也可以引起阴道粘连等。

3. 检查

（1）阴道分泌物常规检查：可以发现白带中有脓细胞的存在。

（2）宫颈刮片：对于血性的白带应当进行宫颈刮片的细胞学检查，以初步排除宫颈癌的存在。如果排除了宫颈癌的存在，依然有血性的白带，需要进行诊断性刮宫来排除子宫其他恶性疾病的存在。

4. 诊断要点

（1）阴道分泌物增多及外阴瘙痒、灼热感，阴道分泌物稀薄，呈淡黄色，严重者呈血样脓性白带。

（2）检查见阴道呈老年性改变，上皮萎缩，皱襞消失，上皮变平滑、菲薄。阴道黏膜充血，有小出血点，有时见浅表性溃疡。

（3）排除其他器质性疾病后根据患者的症状和体征来作出诊断。白带常规检查可以为诊断提供帮助。

5. 鉴别诊断

（1）念珠菌性阴道炎及滴虫性阴道炎：阴道分泌物做悬滴涂片镜检，可见滴虫、芽孢和假菌丝。

（2）子宫恶性肿瘤：可行阴道细胞学、宫颈活组织检查及子宫内膜活组织检查。

（三）治疗

1. 一般治疗

（1）治疗原则为增加阴道抵抗力及抑制细菌的生长，可以用 1% 乳酸溶液或 0.1% ~ 0.5% 醋酸溶液冲洗阴道，1 次 /d，增加阴道酸度，抑制细菌生长繁殖。

（2）阴道放置活的阴道乳酸杆菌，恢复其正常的生理状态，减少阴道炎症的发生。

2. 药物治疗

（1）己烯雌酚：每次 0.05 ~ 0.1mg，1 次 /d，口服，连续 7 日，以后改为隔日 1 次，再服 1 周。

（2）尼尔雌醇：每次 2.5 ~ 5mg，口服，每月 1 次，连续 2 ~ 3 个月。

（四）病情观察

注意阴道分泌物的变化。对于使用激素替代治疗的患者必须定期进行妇科复查，注意是否有异常的阴道流血、乳房肿块、子宫肌瘤、血栓性静脉炎等的出现，一旦发现必须及时终止激素药物的治疗。

二、婴幼儿外阴阴道炎

婴幼儿卵巢功能尚不健全、缺乏雌激素；外阴发育差、阴道黏膜菲薄、阴道上皮抵抗力低；阴道接近肛门极易受细菌感染而容易发生外阴阴道炎。

（一）病因

（1）婴幼儿解剖特点：婴幼儿外阴发育差，细菌容易入侵。

（2）婴幼儿的阴道环境与成人不同：新生儿出生数小时后，阴道内即可检测出细菌，由于受母亲及胎盘雌激素的影响，阴道上皮内富含糖原，阴道 pH 值低，为 4 ~ 4.5。此时，阴道内优势菌群为乳酸杆菌。出生后 2 ~ 3 周，雌激素水平下降，pH 值上升至 6 ~ 8，易受其他细菌感染。

（3）婴幼儿卫生习惯不良：外阴不洁、大便污染、外阴损伤或蛲虫感染均可引起炎症。

（4）阴道误放异物：婴幼儿好奇，在阴道内放置橡皮、纽扣、果核、发夹等异物，造成继发感染。

（二）临床表现

本病仅见于婴幼儿，外阴瘙痒常使患儿哭闹不安，以手抓外阴，阴道有脓性分泌物流出。

（三）辅助检查

检查可见外阴、阴蒂、尿道口及阴道口黏膜充血、水肿，分泌物检查可找到病原体。

（四）治疗

1. 一般治疗

保持外阴清洁、干燥，减少摩擦。不穿开裆裤，减少外阴受污染机会。大小便后，尤其大便后应清洁外阴，避免用刺激性强的肥皂或浴液，清洁后扑以婴儿粉或氧化锌粉，保持局部干燥。急性期以 1∶5 000 高锰酸钾溶液坐浴，每日 2 ~ 3 次，每次 10 ~ 15 分钟，坐浴后用布擦干阴部，涂以抗生素软膏，如红霉素或金霉素软膏，瘙痒明显者，也可涂以氢化可的松软膏。

2. 抗感染治疗

针对病原体选择相应口服抗生素治疗，或用吸管将抗生素溶液滴入阴道。

3. 对症处理

有蛲虫者，给予驱虫治疗。若阴道有异物，应及时取出。

4. 其他

小阴唇已形成粘连者但尚疏松不甚紧密者，可于消毒后用手指对称向下向外轻轻分离，一般都能分开。分离后的创面每日涂擦抗生素软膏或 40% 紫草油，防止再粘连，直至上皮长好为止，也可涂擦 0.1% 雌激素软膏 10 ~ 14 日，粘连较牢固者可用弯文式血管钳从小孔处伸入，随即垂直向后，将透亮区分开。创面每日涂 40% 紫草油或可的松软膏、凡士林软膏，以防再粘连，直至上皮正常时为止。比较顽固的病例，可在紫草油中或上述软膏中加己烯雌酚局部涂抹。

三、阴道嗜血杆菌性阴道炎

阴道嗜血杆菌性阴道炎由阴道嗜血杆菌所引起。研究发现，非特异性阴道炎经分泌物涂片镜检或细菌培养，有 90% 发现阴道嗜血杆菌。

（一）病因

由于嗜血杆菌感染引起阴道嗜血杆菌性阴道炎。

（二）临床表现与诊断

（1）临床上多发生于生育期妇女，常伴有月经异常及月经稀少等，急性期阴道壁轻度充血、水肿，白带呈灰色或灰绿色，有少许气泡。局部散发烂鱼样恶臭，许多患者于月经后或性交后恶臭加剧，患者常感觉轻微外阴瘙痒、阴道灼热、性交痛。

（2）临床上按特异性或非特异性阴道炎治疗无效时，应考虑此病。应注意以下几点：①白带均匀、乳状；②阴道 pH 值为 5 ~ 6；③阴道分泌物氨试验阳性；④镜下可见上皮细胞胞质内有颗粒。符合上述3点即可诊断。

（三）鉴别诊断

阴道嗜血杆菌性阴道炎应与滴虫性阴道炎等相鉴别。滴虫性阴道炎可见严重典型的黄绿色、脓性稀薄泡沫状阴道分泌物。外阴可有瘙痒、灼热感，有性交痛。有尿道感染时，可有尿频、尿痛甚至血尿。分泌物中可找到阴道毛滴虫。

（四）治疗

1. 全身用药

（1）阴道嗜血杆菌对磺胺类及四环素类药物敏感，可用常规量口服治疗。

（2）甲硝唑每次 200 mg，每日 3 次，口服。因厌氧菌可能与嗜血杆菌同为阴道炎的致病菌，可口服，但大剂量甲硝唑可能引起恶心、呕吐。

2. 局部用药

（1）将四环素 100 mg 或磺胺噻唑 0.5 g 制成栓剂，置入阴道深部，每晚 1 次，10 日为一疗程。

（2）应用四环素治疗后常继发真菌、变形杆菌或葡萄球菌感染，故每次治疗后应再用 1% 乳酸溶液冲洗阴道，并放置雌激素阴道栓，以恢复正常阴道生理环境。

第三节　子宫颈炎

一、急性宫颈炎

（一）概述

正常时宫颈内口紧闭，宫颈管腺体分泌碱性黏液形成黏液栓，内含有溶菌酶、乳铁蛋白，保持内生殖器的无菌状态。当各种因素侵害宫颈管的防御功能时，容易发生急性宫颈炎（acute cervicitis）。一般急性宫颈炎发生不多，但近年来，由于性传播疾病增多，急性宫颈炎已成为常见病。

（二）诊断

1. 症状

（1）阴道分泌物增多：分泌物多呈黏液脓性或混有血。

（2）外阴瘙痒：阴道分泌物刺激可引起外阴瘙痒。

（3）泌尿道症状：通常有下泌尿道症状，如尿急、尿频、尿痛，常见于淋球菌感染。

（4）阴道出血：阴道出血可表现为经间期出血、性交后出血等症状。

（5）其他症状：急性期可有轻度体温升高，伴有腰酸及下腹部坠痛。

2. 体征

妇科检查见宫颈充血、红肿，颈管黏膜水肿，宫颈黏膜外翻，宫颈触痛，脓性分泌物从宫颈管内流出，特别是淋菌性宫颈炎时，尿道、尿道旁腺、前庭大腺亦可同时感染或无症状，有症状者表现为宫颈分泌物增多，点滴状出血或尿路刺激症状，妇科检查宫颈口可见黏液脓性分泌物。

3. 检查

（1）分泌物涂片检查：对于急性宫颈炎，通常可采取宫颈管黏液脓性分泌物，行革兰氏染色涂片检查，每高倍镜视野下有 10 个以上的中性多核白细胞，即可诊断急性宫颈炎。

（2）病原体检查：近年来急性宫颈炎最常见病原体为淋病奈瑟菌和沙眼衣原体。淋病奈瑟菌的实验室检查方法有：①宫颈分泌物涂片革兰氏染色，在多形核白细胞中找到典型的肾形革兰氏阴性双球菌，则诊断成立，阳性率为 40% ~ 60%；②分泌物培养，为确诊淋病奈瑟菌性宫颈炎的重要手段，阳性率为80% ~ 90%；③聚合酶链反应（PCR），即使是只有少量的病原体，通过 PCR 检查也可以明确诊断；④酶联免疫吸附试验（ELISA），方法简单，诊断快速，是常用的检查方法。

（3）血象：急性期患者血液白细胞计数及中性粒细胞数增高。

4. 诊断要点

（1）有阴道（宫颈癌）黏膜脓性分泌物增多，伴接触性出血或泌尿系症状。

（2）宫颈充血、水肿、糜烂，有黏液脓性分泌物从宫颈管流出。宫颈红肿、触痛，且常有接触性出血。淋菌感染者还可见到尿道口、阴道口黏膜充血、水肿，以及多量的脓性分泌物。

（3）宫颈分泌物涂片中每高倍镜视野下有 10 个以上的中性多核白细胞。宫颈分泌物涂片、分泌物培养，PCR 和 ELISA 检查可明确病原体。

5. 鉴别诊断

（1）阴道分泌物异常：急性滴虫性、念珠菌性、感染性淋菌性等阴道炎，以及急性子宫内膜炎、宫旁组织炎、盆腔炎等阴道分泌物均呈脓性状，多秽臭，将分泌物做涂片或培养检查，可资鉴别。若见脓血白带，奇臭难闻，行宫颈活体组织检查，排除宫颈恶性肿瘤的可能。

（2）泌尿系统感染：急性膀胱炎、急性输尿管炎、输尿管结石并发感染、急性肾盂肾炎均有尿频、尿急、尿痛等症状。可通过尿样检查、造影检查、体检时有无肾区叩击痛等协助鉴别诊断。

（三）治疗

1. 一般治疗

急性感染期应禁止性生活，注意个人卫生，同时注意多休息，加强营养。

2. 药物治疗

（1）局部治疗：根据细菌培养及药敏试验的结果，采用细菌敏感的抗生素或磺胺粉剂，涂抹或撒在宫颈上控制感染。

（2）全身治疗：有全身症状者需肌内注射或口服抗生素。对无并发症的急性淋病奈瑟菌性宫颈炎主张大剂量单次给药。常用药物有头孢曲松钠、头孢克肟、头孢噻肟钠、大观霉素、氧氟沙星等。对于沙眼衣原体感染，可选用红霉素、阿奇霉素或环丙沙星治疗。对于病毒感染，可选用 5-Fu 软膏及干扰素治疗。

3. 手术治疗

原则上不进行局部手术治疗，因为在急性期若采用激光、电熨等物理治疗，可使炎症扩散，导致急性盆腔疾病。

二、慢性宫颈炎

（一）概述

慢性宫颈炎（chronic cervicitis）是妇科疾病中最常见的一种，多由急性宫颈炎未治疗或治疗不彻底转变而来。或由于各种原因所致的宫颈裂伤造成宫口变形，病原体侵入而引起感染。

（二）诊断

1. 症状

白带增多是慢性宫颈炎最常见的症状，白带呈乳白色黏液状，有时呈淡黄色脓性，可有血性白带或性交后出血。可继发外阴瘙痒，腰酸及下腹坠痛。此外还有尿频、尿急、尿痛等泌尿系感染症状。

2. 体征

（1）宫颈糜烂：宫颈外口处的宫颈阴道部分，外观呈颗粒状的红色糜烂。在炎症初期，糜烂面表面平坦，为单纯型糜烂。后由于腺上皮过度增生，并伴有间质增生，糜烂面凹凸不平呈颗粒状。如间质增生明显，表面凹凸不平更明显而呈乳突状糜烂。

（2）宫颈肥大：宫颈组织在长期慢性炎症的刺激下充血、水肿，宫颈呈不同程度的肥大，可比正常大 2～4 倍。宫颈表面可表现糜烂或光滑。宫颈纤维结缔组织的增生，使宫颈质地变硬。

（3）宫颈息肉：息肉根部多附着于宫颈外口，或在颈管内。一个或多个不等，直径一般在 1cm 以下，色红、舌形、质软而脆，易出血，蒂细长。

（4）宫颈腺体囊肿（又称纳博特囊肿）：宫颈表面突出多个青白色小囊泡，内含无色黏液。若囊肿感染，则外观呈白色或淡黄色小囊泡。这种囊肿一般约米粒大小，也可长大至 1cm 直径大小。

（5）宫颈内膜炎：检查时可见子宫颈口有脓性分泌物堵塞，有时可见子宫颈口发红充血。

（6）宫颈裂伤或宫颈外翻。

3. 检查

（1）取阴道分泌物找滴虫、念珠菌、衣原体、淋菌，进行细菌培养及药物敏感试验。

（2）宫颈糜烂与早期子宫颈癌从外观上难以鉴别，须常规做宫颈刮片检查，必要时在阴道镜下取活组织检查，以明确诊断。也可通过固有荧光诊断仪进行检测，如有阳性征象则做定位活组织检查。

4. 诊断要点

（1）阴道分泌物增多伴接触性出血及腰骶部疼痛。

（2）宫颈有不同程度糜烂、肥大。

（3）对阴道分泌物进行病原学检查、细菌培养及药物敏感试验，与宫颈癌鉴别需行宫颈刮片、阴道镜检查或宫颈活组织检查。

5. 鉴别诊断

（1）宫颈癌：肉眼不易与宫颈糜烂鉴别，但宫颈癌一般质地较硬、脆，极易出血，宫颈刮片或宫颈活组织检查可帮助诊断。

（2）陈旧性宫颈裂伤：阴道检查时，可因将裂伤的宫颈内膜牵引外翻而误认为慢性宫颈炎，如将窥阴器轻撑开后，外翻的组织即可复原。

（3）宫颈湿疣：宫颈表面乳头状凸起与宫颈息肉相似，内生型的表现为白带多而腥臭，通过宫颈活检能鉴别。

（4）阿米巴性宫颈炎：早期临床检查可见宫颈外口呈表浅糜烂。但本病常继发于肠道阿米巴性疾患后。镜检宫颈组织无特殊性改变，宫颈渗出物内可找到阿米巴滋养体。

（5）放线菌性宫颈炎：宫颈亦呈慢性炎症性反应，继发子宫颈疾病放射治疗后。宫颈涂片巴氏染色可发现放线菌感染病变特征。

（三）治疗

本病治疗以局部治疗为主，可采用物理治疗、药物治疗及手术治疗，而以物理治疗最常用。

1. 药物治疗

适用于糜烂面积较小，炎症浸润较浅者。药物治疗的目的是以消炎促使上皮生长为主。

（1）阴道冲洗：常用的冲洗药物有 1 : 5000 高锰酸钾溶液，1 : 1000 苯扎溴铵溶液，1% 醋酸溶液，0.5% ~ 1% 乳酸溶液，可选用其中任何一种每日冲洗阴道 1 ~ 2 次。

（2）硝酸银腐蚀：棉球蘸 10% ~ 20% 硝酸银液涂于糜烂面，直至出现灰白色痂膜为止，然后用生理盐水棉球或棉签轻轻涂抹去多余的硝酸银液，每周 1 次，2 ~ 4 次为 1 个疗程。

（3）铬酸腐蚀：棉球蘸 5% 重铬酸钾溶液，涂于子宫颈糜烂处，至出现灰白色痂膜为止，然后用75% 乙醇棉球轻轻吸去多余的重铬酸钾液。再于下次月经净后涂 1 次。

（4）氯己定（洗必泰）栓剂：1 次 /d，每次 1 枚。将药紧贴糜烂处，用带线棉球固定，次日晨患者自行取出棉球，10 次为 1 个疗程。

2. 物理疗法

适用于糜烂面积较大，炎症浸润较深的病例，是治疗宫颈糜烂较好的方法，一般 1 次即可治愈，2个月左右伤口可痊愈。

（1）宫颈电熨术：适用于已有子女的经产妇。将电熨斗直接接触宫颈糜烂处并略加压，电熨后创面涂以 1% 甲紫或呋喃西林粉，术后 2 ~ 3 日分泌物增多，7 ~ 10 日内阴道有少量阴道出血，术后 2 周结痂脱落。术后每月复查 1 次，如有宫口狭窄可用探针扩张。

（2）激光治疗：多采用二氧化碳激光器。术后 3 周痂皮脱落。

（3）冷冻治疗：适用于未产或尚无子女患者。术后 6 周后坏死组织脱落，8 周痊愈，术后很少出血，愈合后很少发生宫口狭窄。

3. 手术治疗

（1）适应证：保守治疗无效或宫颈肥大糜烂面深广且颈管受累者。

（2）手术方式：①锥切法，可选用电刀锥切或手术刀锥切；②子宫全切术；③宫颈撕裂修补术；④子宫颈切除术；⑤子宫颈息肉摘除术。

第九章

皮肤感染及发疹性感染

第一节　脓疱疮

脓疱疮（impetigo）亦称接触传染性脓疱疮（impetigo contagiosa）。中医称黄水疮、滴脓疮。脓疱疮多发生在夏秋季，常由化脓性球菌引起，在暴露部位出现原发皮疹，皮疹为水疱、丘疱疹，继发脓疱，易破溃覆以脓痂，传染性很强，是一种急性炎症性皮肤病，本病易于治愈，不留瘢痕，局部可遗留暂时性色素沉着。

一、病因和发病机制

本病的病原菌绝大多数为金黄色葡萄球菌，少数由链球菌引起，亦可由两种细菌混合感染，极少数由其他细菌如表皮葡萄球菌、枯草杆菌等所致。

二、临床表现

本病好发于 2 ~ 7 岁儿童，成人少见。皮损初发于暴露部位，如头面、手及小腿（图 9-1，图 9-2，图 9-3，图 9-4），由于致病菌不同，临床表现亦各有特点。

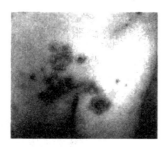

图 9-1　脓疱疮

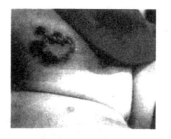

图 9-2　脓疱疮

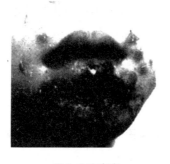

图 9-3 脓疱疮

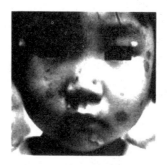

图 9-4 脓疱疮

由金黄色葡萄球菌引起的脓疱病，称大疱性脓疱疮（impetigo bullosa）。初为少数散发的鲜红色丘疹或水疱，米粒至黄豆大小，可迅速增大化脓，或开始即为脓疱。脓疱丰满紧张，数日后松弛，疱周有炎性红晕。由于体位关系，脓液沉积于疱底部，呈半月状坠积性脓疱。自觉发痒，容易破裂，疱破后露出鲜红色糜烂面，上覆或多或少的脓液，干燥后结成蜜黄色或灰黄色厚痂，邻近的损害倾向融合，使痂皮互相连接。有的中央部好转，边缘部有新的水疱或脓疱，形成指盖或更大的环状或连环状，称为环状脓疱病。

由溶血性链球菌或与金黄色葡萄球菌混合感染引起的脓疱疮，称寻常性脓疱疮，初起损害为红斑，迅速发生壁薄的水疱、脓疱，周围有明显的红晕，易破溃，结蜜黄色痂。脓疱约经 6 ~ 7 天可渐消退，但因搔抓及分泌物的流溢，不断地把细菌带到其他部位，以致新的损害接连发生，周围不断有新疹出现，与邻近皮损互相融合。往往绵延数周至数月，个别病例病期竟达数年。痊愈后不留瘢痕，有时继发湿疹样变，称为湿疹样脓疱病。

少数患者鼻腔、唇、口腔、舌部黏膜及躯干亦可被侵及。重者可有畏寒、发热等毒血症的表现。如病菌毒力较强，常并发淋巴管及淋巴结炎。亦可诱发急性肾炎，极少数体弱儿童可引起脓毒症，导致死亡。同时可伴毛囊炎、疖等脓皮病。

三、组织病理

呈角层下脓疱，疱内含有大量破碎中性粒细胞及纤维蛋白，并有少数淋巴细胞及变形的表皮细胞。在细胞外或中性粒细胞内可见球菌团，偶尔能见到大疱底部少数棘突松解细胞，这是由于中性粒细胞溶解蛋白作用的结果。棘层显示海绵形成，其间有中性粒细胞浸润。真皮上部有中度炎症反应，血管扩张、水肿及中性粒细胞和淋巴样细胞浸润。

四、实验室检查

白细胞总数常升高，血沉、黏蛋白增高，痊愈后恢复正常。由链球菌引起的脓疱疮患者抗 "O" 一般增高，蛋白电泳显示 α 及 γ 球蛋白增高。多数患者的白细胞吞噬指数偏低。脓液培养多为金黄色葡萄球菌，血浆凝固试验绝大多数阳性。噬菌体分型以 II 组 71 型最多。

五、诊断

按损害的临床特点，一般不难诊断。

六、鉴别诊断

需于下列疾病鉴别。

1. 水痘

多见于冬春季，全身症状明显，绿豆至黄豆大的发亮水疱中央可见脐凹，周围绕以较大红晕，化脓与结痂现象甚轻，常侵及口腔黏膜。

2. 脓疱性湿疹

无明显季节性，皮疹呈多形性弥漫性潮红，境界不清楚，无一定好发部位，与年龄无关。

3. 丘疹性荨麻疹

好发于躯干、四肢，在风团样红斑基础上出现丘疹或水疱，奇痒。成批出现，反复发作。

七、治疗

1. 局部疗法

以局部治疗为主，重症患者应用磺胺剂、抗生素制剂等。有较大脓疱，可用消毒针刺破疱壁，用干净棉球吸干脓液，然后涂上抗生素药物或脓疱疮泥膏。

2. 全身疗法

对伴有发热、淋巴结炎、皮损广泛、婴儿、体弱儿童或经外用药长期治疗无效者可给予磺胺或抗生素制剂，新生儿脓疱疮和重症患者除一般支持疗法外，应按严重感染处理。最好做脓液培养及药敏试验，以选择最有效的抗生素。

第二节　疖与疖病

疖（furuncle）为葡萄球菌所致的深部毛囊炎和毛囊周围的化脓性炎症，疖的炎症范围较深而大。多发及反复发作者称为疖病（funmculosis）。病原菌主要为金黄色葡萄球菌。

一、临床表现

疖好发于颜面、颈项部及臀部，皮损初发为位于毛囊的圆形炎症丘疹或小结节，伴有红、肿、热、痛的红色硬节，基底浸润明显。数日后结节中央坏死变软，顶部出现黄白色点状脓栓，脓栓脱落，排出血性脓液及坏死组织，炎症逐渐消退结疤而愈。重者可伴有畏寒、发热及全身不适等。附近淋巴结常肿大，甚至引起脓毒血症或败血症。面部疖不能挤压，因此处血管、淋巴管直接与颅内海绵窦相通，如挤捏，可引起海绵窦化脓性血栓性静脉炎或脑脓肿，可导致死亡。

二、诊断

疖的炎症浸润较深而大，局部红、肿、热、痛明显，中央有脓栓，易于诊断。

三、鉴别诊断

疖应与下列疾病鉴别。

1. 痈

表面有多个蜂窝状脓栓，局部红肿更为显著，疼痛剧烈，全身症状明显。

2. 痱疖

亦称假性疖病，系汗腺化脓感染，常与红痱同时存在。好发于小儿头皮等处，似疖肿，但无脓栓，浸润比较局限，且局部疼痛与周围炎症均不如疖明显。

四、治疗

1. 全身治疗

（1）注意皮肤清洁，增强机体抵抗力。积极治疗瘙痒性皮肤病及全身慢性疾病，如糖尿病等。

（2）酌情选用对致病菌敏感性高的抗生素，如新型青霉素Ⅱ，或头孢菌素、泰利必妥等。对顽固性患者可注射丙种球蛋白、自家菌苗或多价葡萄球菌菌苗。

（3）中医药治疗可选用五味消毒饮及黄连解毒汤等加减。

2. 局部治疗

早期未化脓者，可局部热敷或外涂3%碘酊、复方新霉素软膏，如已化脓，应切开排脓引流。

3. 物理疗法

可酌情选用紫外线、红外线、超短波、透热疗法等治疗。

第三节　痈

痈（carbuncle）为多个毛囊及毛囊周围急性化脓性炎症，亦可累及下面结缔组织，在脂肪组织中蔓延，脓液被皮下纤维组织间隔，而在皮肤上穿出多个脓头，因此痈的范围和症状均比疖严重。病原菌为金黄色葡萄球菌。常见于身体比较衰弱的患者。营养不良、糖尿病、肾炎或患严重的全身性皮肤病如剥脱性皮炎、天疱疮而长期使用大剂量的皮质类固醇者容易罹患本病。

一、临床要点

1. 好发年龄

多发生于成年男性。

2. 好发部位

好发于颈、背、肩、腹壁及唇部等处。

3. 皮损特征

初起为毛囊及其周围炎症性硬块，红、肿、痛、热，表面紧张发亮，以后逐渐扩大，直径可达 10 cm 或更大，严重者甚至可占据半个背部。5 ~ 7 d 后开始化脓，中央区皮肤坏死，形成多个脓头。脓液黏稠，脓栓脱落后留下多个带有脓性基底的多个溃疡，状如蜂窝，愈后留下一大片瘢痕。附近淋巴结肿大。

4. 唇痈

发生于唇者称唇痈，口唇极度肿胀，张口困难，容易发展为全身感染。

5. 血象

白细胞及中性粒细胞明显升高。

6. 全身症状

可有畏寒、高热、头痛、食欲缺乏等全身不适症状。严重者可因败血症而危及生命。

二、诊断及鉴别诊断

根据皮损有明显的炎症浸润，有多个脓灶开口，自觉疼痛，全身症状明显，不难诊断。

三、药物治疗

抗生素治疗，与疖同。早期给予足量的抗生素，根据细菌培养和药敏试验结果，选用敏感抗生素。一般首选半合成耐青霉素酶的新青霉素，如苯唑西林钠，口服、肌内注射或静脉给药，8 ~ 12 g/d，分 3 ~ 4 次给药，儿童 160 ~ 200 mg/（kg·d），分 3 ~ 4 次给药。或氯唑西林钠 6 ~ 8 g/d，分 3 ~ 4 次静脉给药，药物浓度为 2%，静脉注射速率 1 ~ 2 g/h，若青霉素过敏可用红霉素、甲红霉素（克拉霉素）、罗红霉素、交沙霉素、阿奇霉素。对反复多发患者可联合应用利福平治疗。

四、其他治疗

（1）早期与疖同。如范围较大，脓头虽穿破而仍引流不畅者需手术切开引流。手术在全麻下进行，在患部做 "+" 或 "++" 切口，切口长度应达到病损边缘，深达深筋膜，剪去坏死组织，创口内置高渗盐水纱布或庆大霉素纱条，外加包扎，以后定期更换敷料。病损面积大者，待肉芽组织生长后再行植皮。

（2）唇痈切忌切开引流。

微信扫码
◆ 临床科研
◆ 医学前沿
◆ 临床资讯
◆ 临床笔记

第十章　血管内及播散性感染

第一节　败血症

败血症是指各种病原菌（致病菌和条件致病菌）侵入血液循环生长繁殖并释放毒素和代谢产物引起严重毒血症的全身性感染综合征。病原菌首先侵入人体的皮肤和黏膜，在该处引起不同程度的局部炎症反应，称原发局部感染，轻者可自愈或治愈。仅少数情况病原菌侵入血流发生败血症。临床出现高热、寒战、全身无力等毒血症表现，重者可发生中毒性休克或迁徙性炎症，如有多处脓肿形成者称脓毒血症。

菌血症在国外文献中，常与败血症通用，意指菌血症常有毒血症。在国内文献中，菌血症指少量细菌侵入血液循环，血培养阳性，但迅即被人体免疫功能所清除，未引起毒血症的一过性菌血症。有些传染病的病程中也可有败血症期或型，但不包括在败血症之中，因已习用其传染病病名，如鼠疫、炭疽、流行性脑脊髓膜炎、伤寒与副伤寒和钩端螺旋体病等。条件致病菌致病力不强，在人体免疫防御功能降低的条件下才引起局部炎症，以至败血症，传染性不大，不易引起流行。引起败血症的条件致病中最重要的为金葡菌、人大肠埃希菌、克雷伯菌与铜绿假单胞菌等。

一、病原学

（一）败血症的常见病原菌种类

文献资料颇不相同，因影响因素较多，如报告年代、地区、医院条件、患者种类、疾病情况、细菌培养时间与次数、抗菌药物治疗等。医院感染的败血症较多，且复杂而严重，医院感染的资料对临床诊治的参考价值较大。

1. 革兰氏阳性球菌

在国内院内感染资料中约占 30% 以上。其中以金葡菌为主（约 20%），表葡菌次之（近 10%）。肺炎链球菌与溶血性链球菌败血症国内报告已很少，肠球菌属也较少。肺炎链球菌败血症，在纽约的社区感染中仍占优势；在香港的社区感染中也较多，患者多为小儿，成人者少。

2. 革兰氏阴性杆菌

约占 60%。其中大肠埃希菌最多（约 20%），其次为克雷伯菌（约 15%），铜绿假单胞菌较常见（约 9%）。其他有肠杆菌属、变形杆菌属、沙雷杆菌属与不发酵杆菌如不动杆菌属、摩拉杆菌属与黄杆菌属等。

3. 无芽孢厌氧菌

约占 5%，主要是类杆菌属与消化链球菌等。

4. 真菌

主要是念珠菌属，约占 3%。

（二）败血症常见病原菌的微生态学特点

1. 条件致病菌

它们存在于外界环境中与人体皮肤和黏膜上，包括呼吸道、胃肠道和泌尿生殖道的黏膜上。其生命力强，但致病力不强，在一般情况下不致病，仅在人体皮肤与黏膜受损或免疫功能不全时，才引起感染。

2. 多属人体正常菌群

有些细菌长期在人的皮肤与黏膜（呼吸道、胃肠道和泌尿生殖道黏膜）上存在，呈共生状态，对人体无害，而且可能对抗外来菌的定植。

3. 抵抗力强、耐药菌多

它们对外环境的抵抗力较强，对常用抗菌药的耐药菌较多。常见的金葡菌与铜绿假单胞菌的耐药性很强，甚至为多重耐药。

4. 可发生菌群失调或微生态失调

正常菌群受抑制而减少，某种菌过度生长而增多，成优势菌而致病。易发生复数菌感染与多部位感染。

（三）病原菌的毒素

各种病原菌可产生一定的代谢产物和毒素。毒素分为外毒素和内毒素。外毒素主要为革兰氏阳性菌所产生，成分为蛋白质和酶，大多不耐热，其毒力较强，能选择性地损害神经或内脏器官等。内毒素系在细菌破坏后从细胞壁内释出，主要由革兰氏阴性杆菌所产生。成分为脂多糖，大多耐热，其毒力较强，可引起广泛性血管或内脏损害和循环障碍。

二、发病机制和病理

（一）发病因素

病原菌侵入人体是否引起原发局部炎症，以及是否进入血液循环引起败血症，要受病原菌的毒力与数量，患者的免疫防御功能和医疗措施三方面因素及其相互关系的影响。

1. 病原菌方面

病原菌是否引起感染与细菌的种类、毒力、数量，以及侵入门户和人体的免疫防御反应都有关。金葡菌与大肠埃希菌等条件致病菌虽都能产生较强的毒素，但它们可在人体皮肤与黏膜上长期存在并不引起感染，而只有在皮肤黏膜屏障受损伤和人体免疫防御功能不全时才引起感染。这些条件致病菌先在皮肤或黏膜（包括呼吸道、胃肠道与泌尿生殖道）引起原发局部炎症，即原发感染灶，轻者多可自愈或治愈。但如其感染未得控制，细菌数量增多，毒力加大，则可侵入血流引起败血症。原发局部炎症与败血症的发生、发展、诊断和治疗都有密切关系。

2. 患者的防御免疫方面

（1）皮肤黏膜屏障的损伤：完整的皮肤和黏膜是防止细菌侵入的第一线天然屏障。皮肤与黏膜之下还有内部屏障作为第二道防线，包括单核－巨噬细胞系统和非特异的体液屏障作用。因此轻的皮肤黏膜损伤可以自愈，如损伤较重或反复损伤则可引起局部炎症反应。

（2）全身健康与免疫功能不良：可分生理因素和基础疾病两个方面。

生理因素：如新生儿与婴幼儿免疫功能发育不全、老年人免疫功能减退等。

基础疾病：包括慢性疾病与严重疾病或恶性疾病等。如：①肺、心、肝、脾、肾与骨髓的严重慢性疾患与功能不全；②营养不良、贫血与某些血液疾病等；③糖尿病等代谢性疾病；④结缔组织疾病，如系统性红斑狼疮等需长期应用免疫抑制剂；⑤恶性疾病，如白血病、恶性淋巴瘤和各种恶性肿瘤等。这些患者又常需长时间应用免疫抑制剂治疗。

3. 医疗措施方面

诊治疾病的措施也可能带来或引起感染。在医院环境中接触（直接与间接）病原菌的机会较多。有创性的医疗诊治技术可直接破坏机体的正常屏障，甚至直接将病原菌带入人体。应用免疫抑制剂与放射治疗，使机体免疫力下降，更易发生感染。此外，抗菌药物（抗生素与合成抗菌药）的应用不当或过度可引起菌群失调或微生态失调，使病情加重与复杂化。

（二）发病部位与过程

1. 原发局部炎症

侵入部位的炎症，即原发感染灶。表现为局部炎症反应，重者亦可有发热等全身毒血症反应。

2. 败血症

败血症病原菌侵入血液循环生长繁殖产生毒素引起败血症。

3. 迁徙性炎症

病原菌经血流播散到全身组织与器官引起继发性炎症病灶，成为脓毒血症。金葡菌常易引起迁徙性化脓性炎症，如肺脓肿与其他部位的脓肿。

（三）败血症的病理改变

随病原菌种类而不同。主要是原发局部炎症和有无迁徙性炎症的不同，以及共同的毒血症引起的中毒性炎症改变，如心、肺、肝、脾、肾等脏器可呈混浊肿胀，细胞变性与灶性坏死和炎症细胞浸润。脾脏常充血肿大，脾髓高度增生。

三、临床表现

各种条件致病菌败血症无一定的潜伏期，因从病原菌侵入到原发局部炎症，从后者到发生败血症的时期是不定的。

（一）各种败血症的基本表现

1. 原发局部炎症

各种病原菌的原发局部炎症与各菌在人体经常存在的部位有关，主要发生在皮肤与黏膜（呼吸道、胃肠道与泌尿生殖道）。多数败血症患者都有不同程度的原发局部炎症，表现为局部红、肿、热、痛和功能障碍。重者可有不同程度的毒血症表现，如发热、畏寒、乏力或有皮疹等。但应注意仍有相当比例的败血症患者，未能查出其侵入部位的原发病灶。

2. 败血症

指病原菌在血液中繁殖引起的严重毒血症。常有高热、寒战，多呈弛张热，亦有持续高热或不规则发热。寒战发作时间不规则，可有出汗，但出汗后中毒症状无缓解。全身软弱乏力，卧床不起，不思饮食。脉搏与呼吸均加速，可出现皮疹。病情日益加重。少数患者有恶心、呕吐等消化道症状。严重者可出现中毒性心肌炎或中毒性脑炎的表现。病情严重者可发生感染性休克，表现为脉搏快速细弱，甚至扪不清，血压下降，烦躁不安，面色苍白，四肢发冷、发绀，或有皮肤花斑样青紫，以至神志不清。部分病例可发生弥散性血管内凝血的现象。

3. 迁徙性炎症

随病原菌的种类与病情轻重而不同。

（二）各种细菌败血症的特点

1. 革兰氏阳性球菌败血症

（1）金葡菌败血症：①原发局部炎症，多为皮肤黏膜的化脓性炎症，如疖、痈、蜂窝织炎，或五官与口腔的炎症，或为原发性肺炎（多为小叶性，偶呈大叶性），表现为高热、咳嗽、脓性痰，可带血性，可有寒战。②部分患者有荨麻疹或猩红热样皮疹。少数可发生感染性休克。③迁徙性炎症或脓肿形成为其特点，常有血源性金葡菌肺炎（实为双侧多发性小脓肿形成），咳嗽多较轻，痰少，非脓性。肺部可有少量湿啰音，常伴有渗出性胸膜炎，甚至自发性气胸。此外尚可有心包炎、化脓性关节炎，以化脓性髋关节炎为最常见，表现为关节疼痛、活动受限，常可抽出脓液。皮肤表浅性小脓疱（或称脓点），散见于躯干，直径仅 1 mm 左右，一般只几个至十几个。软组织脓肿形成，见于四肢软组织较多，表现为红、肿、热、痛，有压痛，甚至波动感。

此外还可有骨髓炎、肝脓肿与化脓性脑膜炎。有多处脓肿形成者称脓毒血症。金葡菌败血症还可引起急性金葡菌心内膜炎，患者多先有心脏瓣膜损害，但也可发生于正常心瓣膜，如在静脉吸毒者中，可发生右侧心瓣膜感染。临床表现为治疗后发热不退，反复出现栓塞现象，包括皮肤或黏膜菌栓性瘀点，小便中查见红细胞等。如血培养反复阳性与进行性贫血更支持诊断。进一步做超声心动图检查心脏瓣膜的赘生物对诊断有较大帮助。

（2）表葡菌败血症：表葡菌指凝固酶阴性葡萄球菌（CNS），其致病力比金葡菌低，但在医院感染中表葡菌感染与表葡菌败血症的发病率相当高，表葡菌是目前血培养中的常见病原菌之一，有报告达 10.4%。

该菌是患者皮肤常见的正常菌群成员，在有严重基础疾患患者进行手术或静脉插管等措施则可引起该菌侵入发生败血症。加之表葡菌能产生大量黏质，有利于该菌黏附在塑料管上并包埋在黏质中和阻碍正常的宿主免疫应答，故可在下列情况下发生感染，如静脉导管、心瓣膜置换、脑脊液分流与骨关节移植后的感染。

（3）肺炎链球菌败血症：现在已少见，其原发局部感染多为肺部感染。还可并发肺炎链球菌脑膜炎。

（4）肠球菌败血症：近来发病率有增加，主要是医院感染，其原发炎症多为胃肠道感染、腹腔感染与泌尿道感染。该菌对多种抗生素耐药，甚至已有报道耐万古霉素的肠球菌引起的心内膜炎，成为临床治疗的难点。

2. 革兰氏阴性杆菌败血症

约占败血症的 60%。其病原菌种类很多，临床表现复杂。尤其为医院内感染的主要病原菌。其侵入途径广泛，包括胃肠道、胆管、泌尿生殖道以及呼吸道黏膜。虽其原发感染灶常较明显，但多无迁徙性炎症病灶。

（1）大肠埃希菌败血症：在国内很常见，约占 20%。其原发感染灶多为化脓性胆管炎、肝脓肿、肠炎、化脓性腹膜炎、急性肾盂肾炎、产道感染等。除原发感染的临床表现外，主要是严重的毒血症，如高热、寒战，感染性休克发生较多且出现较早，较易出现弥散性血管内凝血。

（2）肺炎克雷伯菌败血症：其发病率与大肠杆菌相近（约 15%）。此菌有荚膜，毒力强，能较快适应人体内环境而生存，对多种抗生素易产生耐药性。病情与大肠杆菌引起者相似，但多较重，可发生休克和多处迁徙性薄壁脓肿，发生于肺、小肠、结肠、肝、肾、腹膜和脑部等。周围血象白细胞高，可达（10～30）×10^9/L，病死率高，一般在 37%～50%。

（3）铜绿假单胞菌败血症：发病率近 9.5%。多发生于有严重基础疾患患者或接受广谱抗生素治疗与手术治疗者，因此多为医院内感染。该菌不仅产生内毒素还产生外毒素，它在外界环境生活力很强，抵抗力强，对多种抗生素耐药。其侵入途径多，皮肤伤口、呼吸道、胃肠道与泌尿生殖道都可发生原发感染。该菌还可产生蛋白质水解酶使皮肤发生出血坏死性病变，中心坏疽性皮疹，先成小疱，而后成为中心发黑的坏死性溃疡，少数可呈大疱型损害，局部可查出该菌。还可并发肺炎、心内膜炎与脑膜炎。病死率高达 63%～90%。

3. 厌氧菌败血症

占败血症的 8%～26% 不等，主要为人体内正常菌群引起的内源性感染。厌氧菌病原菌最常见的是脆弱类杆菌，其次为消化球菌、真杆菌和产黑色素类杆菌等。厌氧菌败血症可为多种厌氧菌的复数菌感染或与需氧菌混合感染。因在原发局部炎症中需氧菌感染消耗局部氧有助于厌氧菌的繁殖而致病。其入侵的原发感染为胃肠道与腹腔、女性生殖道、肺部与褥疮等。病情轻重不一，重者有畏寒、发热、寒战、大汗，可发生感染性休克和弥散性血管内凝血；也可发生中毒性肝脏损害出现黄疸。还可发生脓毒性血栓性静脉炎和血栓脱落形成的迁徙性化脓灶，其脓液有特殊腐臭甜味。

4. 真菌败血症

发病率近年来有明显增加，主要在医院内感染。多发生于：①有严重基础疾病的患者，特别是老年体弱者与小儿；②应用免疫抑制剂治疗者；③特别是应用广谱抗生素过度或不当引起呼吸道、胃肠道菌群失调，真菌过度生长者。

常见的真菌主要为假丝酵母菌（念珠菌），特别是白假丝酵母菌，其临床表现特点有以下几方面。

（1）有原发的呼吸道或消化道感染，治疗未愈或有加重者。

（2）发热的基础上出现阵发性高热疑有细菌性败血症者；或仅中度发热，全身毒血症表现不重，但精神萎靡，日益衰竭，且常被基础疾患表现所掩盖。

（3）全身内脏可有多发性小脓肿。确诊主要靠血培养，还可用 B 超以至 CT 检查肝脏，脾与肾有无多数小脓肿形成，以助诊断。

（三）特殊类型败血症

1. 烧伤后败血症

常为复数菌混合感染或先后感染。常见病原菌为金葡菌、大肠埃希菌、铜绿假单胞菌，以及其他条件致病菌或真菌。烧伤创面大，程度重者创面感染也较重，其发生的败血症也较多较重。临床表现弛张高热、寒战或不规则热。常有感染性休克，中毒性肠麻痹与胃扩张。迁徙性炎症与脓肿等并发症。

2. 老年人败血症

老年人全身免疫功能欠佳，常有某些慢性肺部疾患，较易发生败血症。常见病原菌有金葡菌、大肠埃希菌、铜绿假单胞菌与其他革兰氏阴性杆菌和假丝酵母菌属以及厌氧菌。呼吸道感染常为其原发炎症。其病情轻重与年龄大小和全身健康有关。临床特点为发热可高或不高，症状常不显著，多以精神萎靡不振，全身衰竭为主要表现。一般病情严重，预后不良。

3. 新生儿败血症

新生儿是指出生后 28 d 以内的婴儿。因其免疫功能不全，较易发生败血症。常见病原菌为大肠埃希菌、B 组溶血性链球菌、金葡菌、表葡菌、克雷伯菌与假丝酵母菌等。其原发炎症可以是分娩时吸入性肺部感染，脐带或皮肤黏膜感染，也可无明显的原发炎症。败血症早期症状不典型，发热可不高，甚至无发热。常有精神萎靡、不吸奶、呕吐、腹泻、烦躁不安。重者可发生惊厥。也可有迁徙性肺炎、骨髓炎与化脓性脑膜炎等。

4. 输液所致的败血症

可分为液体污染和留置导管有关的败血症两种。

（1）液体污染，常见的病原菌为克雷伯菌、阴沟肠杆菌与成团泛菌等，亦可为真菌如假丝酵母菌。如污染其他不致病的真菌，输入菌量不多，可不发生严重败血症，而仅表现一般发热等输液反应。

（2）留置导管有关的败血症：来源于插导管处的蜂窝织炎、感染性血栓性静脉炎或导管内或壁细菌定植，特别是表葡菌较易黏附在各类导管上，从而引起败血症。

四、实验室和特殊检查

（一）血常规

白细胞总数大多显著增高，一般为（10 ~ 30）×10^9/L。中性粒细胞多在80%以上，呈核左移。中性粒细胞中常有中毒性颗粒。大肠埃希菌与其他革兰氏阴性杆菌败血症的白细胞总数多升高，甚至超过$20×10^9$/L，仅有小部分患者入院时白细胞在正常范围或稍低，但其中性粒细胞也多增高。红细胞与血红蛋白在重症患者常减低。

中性粒细胞的四唑硝基蓝试验（nitro blue tetrazolium test，NBT）常呈阳性，细胞阳性率在20%以上（正常值在8%以下）。此试验在细菌感染时呈阳性，而病毒性感染与非感染性疾病者为阴性，有助于鉴别。当败血症或细菌感染被控制后，NBT 即转为阴性。

（二）细菌培养

1. 血培养与骨髓培养

血培养有病原菌生长是确诊败血症的主要依据。但只做一次血培养不一定能获得阳性结果，故最好连续取 2 ~ 3 次血培养。并注意每次血量不少于 10 mL（儿童不少于 5 mL）可增加培养阳性率。在高热寒战时做血培养的阳性率较高。如已用抗生素治疗者，其抽血培养时间最好避开血中抗生素的高峰浓度时间，以免影响血培养的阳性率。或在培养基中加适当的可以破坏抗菌药物的药物，如青霉素酶、硫酸镁、对氨苯甲酸等。骨髓培养的阳性率较血培养高，其阳性结果与血培养有相同意义。如血培养 2 次有相同病原菌生长则更可靠。

2. 脓液或渗出物的培养

原发炎症的脓液或渗出物培养出的病原还不能用以确诊败血症，但有助于判断败血症的病原菌。迁徙性炎症的脓液或渗出物培养出的病原菌则有助于确定败血症及其病原菌。

3. 抗菌药物敏感试验

将从患者的血或脓液中培养出的病原菌进行有关的抗生素与合成抗菌药的敏感试验，有助于选择有效的抗菌药物及其应用剂量的大小。药敏试验临床常规用纸片法，此法简便易行，对临床选用抗菌药物有参考价值，必要时可做试管双倍稀释法，可以测定各抗生素对该株细菌的最低抑菌浓度（MIC），其结果比纸片法更准确，但操作麻烦，不便常规应用。

（三）血清学试验

1. 金葡菌磷壁酸抗体测定

金葡菌磷壁酸抗体是该菌的特异性抗体，在金葡菌严重感染、败血症和有迁徙性脓肿者的阳性率与效价均较高，而表葡菌败血症则为阴性，故它有助于判断金葡菌败血症及其迁徙性脓肿。用对流电泳法测定结果不低于 1 ∶ 4 为阳性。ELISA 法较敏感，用血量少。对流电泳法检测操作简便，便于在医院推广应用。

2. 鲎溶解物试验（Limulus lysate test，LLT）

可检测血清内革兰氏阴性细菌的内毒素，有助于判断革兰氏阴性杆菌败血症。

（四）X 线摄片检查

有助于判断金葡菌肺炎、骨髓炎与化脓性关节炎等。

（五）B 型超声波检查

有助于了解腹腔及其内脏深部的脓肿或积液、胸腔积液与脑脓肿等。

（六）CT 检查

必要时可补充 B 型超声波检查的不足。

五、诊断和鉴别诊断

（一）诊断依据

1. 临床表现

凡有下列情况之一者均应考虑败血症的可能性。

（1）皮肤或黏膜有局部炎症存在时，出现症状加剧，伴有高热、寒战等全身中毒症状。

（2）急性高热，不规则寒战，病情较重，白细胞显著增高，而原因不明者。

（3）急性发热与休克，原因不明者。

（4）急性高热、寒战，出现局部化脓性炎症，又无局部皮肤创伤者一，如化脓性关节炎、骨髓炎、软组织脓肿或皮肤小脓瘤等疑为迁徙性病灶者。

2. 血常规

白细胞总数 20×10^9/L，与中性粒细胞显著增高，或白细胞总数不太高而中性粒细胞仍在 80% 以上者，应考虑严重细菌性感染包括败血症。

3. 细菌培养

血培养检出病原菌是确诊败血症的主要依据，骨髓培养结果也有相同意义，但还须结合临床表现以做决定。如血培养或骨髓培养有条件致病菌生长，尚须区别与排除污染的可能性。如两次血培养相同的细菌生长则较可靠。血培养阴性不能排除败血症，因血培养阳性率一般仅 30% 左右。如血培养阴性而从迁徙性炎症中培养出病原菌，可有助于推断该患者曾患有该菌败血症。如临床表现提示败血症的可能性，而常规血培养反复阴性者还须考虑是否有 L 型细菌或厌氧菌败血症，应同时做相应的培养。

（二）鉴别诊断

根据败血症的主要特点，须分别与有关疾病鉴别。

1. 高热伴寒战者应与下列疾病鉴别

（1）疟疾：间日疟为规则的间日发作，表现突起寒战、高热继以大汗以及明显的间歇缓解期，恶性疟的发热、寒战多不规则，但白细胞总数与中性粒细胞均不高，全身中毒症状较轻，确诊靠在血片或骨髓涂片查见疟原虫。

（2）急性肾盂肾炎：可有高热与寒战，但常有腰痛与肾区叩痛，尿中可查见白细胞与脓细胞。尿培养有病原菌生长，血培养为阴性。

（3）化脓性胆管炎：可有高热、寒战，但有胆绞痛史、黄疸、血清胆红素增高，胆管区有明显压痛与叩痛，血培养阴性。

（4）肺炎链球菌肺炎：急起高热，可有寒战，但有咳嗽、胸痛、铁锈色痰，肺部可有实变体征。X线胸片显示肺大片炎变。痰培养可有肺炎链球菌生长。血培养阴性。后三种疾病，如血培养有病原菌生长，则表明已经并发了败血症。

2. 高热伴细胞显著增高者应与下列疾病鉴别

（1）脑膜炎球菌脑膜炎：急性高热，头剧痛、呕吐、颈强直、凯尔尼格征阳性。皮肤可有瘀点与瘀斑。脑脊液呈化脓性，涂片染色镜检可见革兰氏阴性双球菌，血培养可能也有该菌生长，常流行于冬春季。

（2）流行性乙型脑炎：急起高热，意识障碍，轻度脑膜激惹征，脑脊液为非脓性，轻度白细胞增高，流行季节为夏秋。

（3）钩端螺旋体病：急起高热，腹股沟淋巴结肿大，压痛，腓肠肌疼痛与压痛，有一定地区性与季节性和疫水接触史。青霉素早期治疗的疗效好。

（4）流行性出血热：有地区性、季节性，先有发热，多不太高，数日后退热，但继以病情反而加重，出现低血压休克期，继以少尿期，甚至无尿与肾衰竭。如病情好转还可出现多尿期。早期呈酒醉貌，皮肤黏膜出血点，结膜水肿，蛋白尿。白细胞与中性粒细胞显著增高，可达（10～30）×10^9/L以上，甚至可呈类白血病反应。血培养阴性。

（5）成人斯提尔病：其临床表现的发热与白细胞增高，极似败血症。发热可持续数月之久，全身中毒症状较轻。可反复出现少数短暂性皮疹。血培养反复阴性。抗生素治疗无效。吲哚美辛类药物有一定退热效果。肾上腺皮质激素有效。

3. 高热与白细胞减低者应与下列疾病鉴别

（1）伤寒与副伤寒：起病较缓，发热多呈梯形上升，1周后呈持续高热，可有玫瑰疹，听力减低。白细胞显著减低。丙型副伤寒可有迁徙性炎症。肥达反应阳性，血培养或骨髓培养可有伤寒或副伤寒沙门菌生长。

（2）急性粟粒型结核：起病较缓，持续高热。可无明显咳嗽，血培养阴性。起病2周后X线胸片可显示粟粒型肺结核影像。

（3）恶性组织细胞增多症：持续发热，多呈弛张热或不规则热，经久不退，常出现贫血，消瘦。白细胞减少。血培养多次阴性，抗生素治疗无效。血涂片、骨髓涂片与淋巴结活检可查到恶性组织细胞而确诊。

六、治疗

（一）病因治疗

1. 抗菌药物的合理应用

这是败血症治疗的关键措施。要求及时有效地控制病原菌的繁殖，扭转败血症的发展，同时还须避免抗菌药物引起的菌群失调等不良反应。败血症的病原菌种类很多，病情复杂严重，其抗菌药物的合理应用须注意以下要点。

（1）抗菌药物的选用依据应考虑：①病原菌方面：病原菌种类、特点与药敏试验结果；②患者方面：原发局部炎症与迁徙性炎症，患者的生理特点，基础疾患，治疗的影响等，白细胞总数与分类和肝肾功能等；③抗菌药物方面：抗菌活性与其药动学特点，如吸收、分布与排泄特点，血药浓度高低，半减期长短，血清蛋白结合率高低与毒副作用等。

（2）抗菌药物的选用步骤：①经验性治疗，即在尚无病原菌培养结果时，则根据临床经验估计病原菌，结合患者情况，选药施治，观察疗效与不良反应，酌情调整；②凭检验结果治疗：即获得细菌培养结果与药敏后，结合病情检验结果，酌情选用或调整抗菌药物治疗，以后还须继续观察疗效与不良反应，应注意检测细菌的变化决定是否再调整。

（3）抗菌药物的联合应用：抗菌药物联合应用的目的是希望提高疗效，但也可引起菌群失调。特别是广谱高效的抗菌药物联合应用引起的菌群失调更为常见，反而使病情复杂化，增加治疗的困难。从实践的经验来看，对于败血症或其他严重感染，如果根据前述的选择办法，特别是根据病原菌的药敏结果，选用敏感的抗菌药物单一应用，已可达到强有力的治疗，并能治愈败血症。因此，最好避免不必要的抗菌药物联合应用。

（4）常用抗菌药物的选用参考：包括一般成人的每日剂量，分为3次，静脉滴注，1次/8 h。可根据病原菌选用抗菌药物。

革兰氏阳性球菌败血症：①金葡菌与表葡菌败血症：苯唑西林9 g，头孢噻肟6 g，头孢唑啉6～9 g或阿米卡星1.2g；②耐甲氧西林金葡菌与表葡菌败血症：去甲万古霉素1.2 g或替考拉宁0.4～0.8 g；③肺炎链球菌与溶血性链球菌败血症：青霉素720万～960万U或头孢唑啉6 g；④肠球菌败血症：青霉素960万U，氨苄西林9 g，头孢唑啉9 g或去甲万古霉素1.2 g。

革兰氏阴性杆菌败血症：大肠埃希菌、克雷伯菌或肠杆菌属等败血症，哌拉西林9 g，头孢噻肟6 g，头孢唑肟6 g或头孢曲松2 g。

铜绿假单胞菌败血症：哌拉西林9 g，头孢哌酮6～9 g，头孢拉定6 g，环丙沙星0.75 g，亚胺培南/西司他丁3 g或拉氧头孢3 g。

厌氧菌败血症：甲硝唑1.5 g，哌拉西林9 g，克林霉素1.2～1.8 g，或青霉素960万U（但对脆弱类杆菌无效）。

假丝酵母菌（念珠菌）败血症：氟胞嘧啶6 g或氟康唑0.4 g。

2. 原发局部炎症的处理

这是败血症的侵入来源。如为脓肿者应予切开引流。有的还是原发的疾病，均应做适当的治疗。

3. 基础疾病的治疗

败血症可在某些基础疾病患者发生，如糖尿病、肝硬化、慢性肾炎、严重贫血、营养不良、结缔组织疾病、白血病或恶性肿瘤等。对这些基础疾病仍应继续治疗，如须用肾上腺皮质激素者，其剂量应酌减。

（二）对症治疗

1. 卧床休息

加强营养，补充足量维生素。加强护理，注意口腔卫生，以免发生念珠菌口腔炎。病情严重者应定时翻身，防治继发性肺炎和褥疮等。

2. 高热者给以物理降温

烦躁不安者给以地西泮（Diazepam，安定）等镇静剂，以减轻症状和减轻痛苦。

3. 维护生理功能

（1）输液：补充必要的水分、热量与电解质，以维持水、电解质和酸碱平衡以及外周循环和代谢废物的排泄。输液同时提供了静脉给药的通道。

（2）维护重要脏器的功能：应特别注意呼吸、心血管、肝、肾和中枢神经系统的功能。如保持呼吸道通畅与吸氧，必要时给强心剂以维持外周循环和肾血流，适量的葡萄糖以保护肝脏功能。

4. 调整机体反应性

（1）有高热等严重毒血症症状者特别是并发感染性休克时，在给以有效抗生素的基础上可应用氢化可的松100～200 mg静脉滴注，根据病情缓解情况可重复使用，一般疗程为3～5 d。

（2）贫血、消瘦与全身衰竭者可酌给输鲜血100～200 mL。

（3）对白细胞减少患者发生的败血症，可同时采用粒细胞集落刺激因子或巨噬细胞集落刺激因子，可改善血象从而缓解临床病情和降低病死率。

5. 并发症的防治

（1）感染性休克。

（2）迁徙性化脓性炎症或脓肿：应及时进行有效引流，如软组织脓肿、化脓性髋关节炎的切开引流，化脓性胸膜炎的积液或积脓需反复的抽液或安置闭式引流等。迁徙性炎症或脓肿不能引流或引流不畅者，如金葡菌肺炎、肝脓肿、心包炎、化脓性脑膜炎等则应加强抗菌药物治疗，即加大剂量和延长疗程。

七、预后

败血症系病原菌在血液循环中繁殖播散，很难自愈。虽经各种抗菌药物的治疗其病死率仍相当高（平均30%～40%）。如为院内感染败血症，患者已有严重基础疾病，则病死率更高。各种病原菌的病死率也不相同，金葡菌败血症的病死率为10%～20%，革兰氏阴性杆菌者40%左右，铜绿假单胞菌者最高，可达80%以上，真菌60%以上。患者的基础疾患愈重者，病死率也愈高。

应该指出，近年来，抗菌药物发展很快，广谱、耐酶、高效、低毒的抗菌药物不断增加，其他诊断治疗条件也不断改善，如能及时合理选用抗菌药物与正确地治疗基础疾病，认真仔细地治疗与观察，各种败血症的病死率有可能降低。

八、预防

注意劳动保护、防止外伤。如有创伤应及时消毒包扎。原发局部炎症的及时抗菌治疗，严禁挤压，防止细菌扩散。医院内的各种诊疗技术操作应认真执行严格消毒与无菌技术。加强医院内的消毒隔离制度，预防交叉感染。合理应用抗菌药物和肾上腺皮质激素，以免引起菌群失调和降低患者免疫力。

第二节　布氏杆菌病

布氏杆菌病又称波浪热，是由布氏杆菌引起的人畜共患的全身性传染病。以长期发热、多汗、关节疼痛及肝脾肿大为临床特征，易转变为慢性，复发率高。

一、病原学

本菌属初次分离培养时多呈微小球杆状，经传代培养渐呈杆状，革兰染色阴性。菌体无鞭毛，不形成芽孢。细菌死亡或裂解时释出的内毒素，是重要的致病物质。布氏杆菌属分为6个种，即羊种、牛种、猪种、绵羊附睾种、沙林鼠种和犬种。临床上以羊、牛、猪3个种意义最大，这3个种又分为16个生物型，其中羊布氏杆菌致病性最强，对人畜危害最大。布氏杆菌在自然环境中存活力强，在病畜皮毛、乳汁及乳制品、死畜内脏中能生存4个月左右。耐低温，在0℃下可生存数月。对光、热和常用的消毒剂敏感，加热60℃或日光照射10～20 min可杀灭，3%含氯石灰（漂白粉）澄清液数分钟也可杀死。

二、流行病学

（一）传染源
目前已知有60多种家畜、野生动物是布氏杆菌的宿主，与人类关系密切的传染源主要是患病的绵羊和山羊，其次是牛、猪及犬。病畜的分泌物、排泄物、流产物及乳类含有大量病菌。患者一般不成为传染源。

（二）传播途径
1. 皮肤黏膜

如直接接触病畜的排泄物、分泌物，或在屠宰、加工皮毛等过程中未加防护，经皮肤伤口或眼结膜而受染。

2. 消化道

进食被病原菌污染的水、食物或病畜的生奶、未熟的肉或内脏而受染。

3. 呼吸道

病原菌污染环境，形成气溶胶吸入受染。

4. 其他

如性传播、母婴垂直传播、苍蝇携带等方式传播。

（三）人群易感性

人类普遍易感。感染后可获得一定免疫力. 不同种布氏杆菌有交叉免疫，再次发病者只有 2% ~ 7%。

（四）流行特征

本病遍布全球，以欧洲疫情最重。国内发病以内蒙古、西北等牧区为主，大城市可见散发病例。本病全年均可发病，以春末夏初家畜繁殖季节为多。患病与职业有密切关系，兽医、畜牧者、屠宰工人、皮毛工人等发病率明显高于一般人群。发病年龄以青壮年为主，男多于女。

三、发病机制

布氏杆菌经皮肤或黏膜侵入人体被吞噬细胞吞噬，部分牛种菌可被杀死，而羊种菌不能被杀死。被吞噬但未被杀死的细菌随淋巴液进入局部淋巴结，若人体免疫功能强，细菌数量少、毒力低，局部淋巴结内的布氏杆菌可被杀灭，不出现临床症状而成为隐性感染者；如免疫功能低下，细菌数量多、毒力强，繁殖到一定数量后的布氏杆菌可冲破淋巴屏障侵入血流，并释放内毒素，引起菌血症和毒血症状。病原菌随血流播散至全身各部位，主要在肝、脾、骨髓、淋巴结等处寄生、繁殖，形成多发性病灶，其中部分被消灭，部分又释放入血，在血流中生长、繁殖，临床呈明显的败血症。感染病灶内的细菌生长、繁殖，可多次进入血流引起临床症状加重，导致复发，使发热呈波浪型，故该病又称波浪热。

本病病变广泛，可侵犯全身多个器官和组织，以肝、脾、淋巴结、骨髓等单核－吞噬细胞系统、骨关节系统、神经系统等常见，还可侵犯血管、内分泌、生殖系统。可损伤间质细胞、实质细胞，其中以单核－吞噬细胞系统的病变最为显著。急性期可见组织细胞变性坏死，炎性细胞渗出；单核/吞噬细胞炎症引起细胞弥漫性增生，形成结节；慢性期由于细菌特异性抗原刺激机体，引起变态反应，导致肉芽肿病变，病灶里可见由上皮细胞、巨噬细胞、淋巴细胞和浆细胞组成的肉芽肿。部分患者肉芽组织发生纤维硬化性变，最后造成组织器官硬化，临床出现后遗症。

四、临床表现

本病临床表现复杂多变，轻重不一，可呈多器官病变或局限于某一局部。潜伏期一般 1 ~ 3 周。

（一）急性期

多数（70% ~ 80%）缓慢起病，可有全身不适、食欲不振、头痛、肌痛、烦躁或抑郁等前驱症状。典型表现有以下几个方面。

1. 发热

以不规则热型多见，典型病例呈波浪热，已不多见。初起体温逐日升高，达高峰后缓慢下降，其发热期平均为 2 ~ 3 周，间歇 3 ~ 5 天至 2 周后发热再起，如此循环起伏呈波浪型。发热前多有寒战或畏寒，高热时可无明显不适，体温下降后自觉症状反而加重。这种发热与其他症状相矛盾的现象，有一定辅助诊断意义。

2. 多汗

多汗是本病的突出症状之一，多于夜间或凌晨热退时大汗淋漓，甚至不发热时亦有多汗，有酸臭味。大汗后软弱无力，甚至发生虚脱。

3. 骨关节和肌肉疼痛

关节疼痛多发生于大关节如膝、腰、髋等关节，单个或数个关节同时受累，局部红肿，不对称，急性期可呈游走性，与发热并行。全身长骨如胫骨、肱骨等处常有剧痛，呈锥刺样，患者常辗转呻吟。两侧臀部及大腿肌肉常呈痉挛性疼痛。

4. 泌尿生殖系统症状

男性患者可发生睾丸炎或附睾炎导致睾丸肿痛，多为单侧，也可发生精索炎、前列腺炎等。女性患者可发生卵巢炎、输卵管炎或子宫内膜炎，偶可导致流产。少数患者可有肾炎、膀胱炎。

5. 神经系统症状

由于神经根或神经干受累可导致坐骨神经痛、腰骶神经痛、肋间神经痛、三叉神经痛等。少数患可发生脑膜炎、脊髓炎，表现为剧烈头痛和脑膜刺激征。

6. 肝脾及淋巴结肿大

约半数患者可有肝、脾肿大。淋巴结肿大多与感染方式有关，常见于颈、颌下、腋窝和腹股沟等处，一般无明显压痛，可自行消散，偶见化脓和破溃。

（二）慢性期

慢性期指病程超过 1 年者。由急性期发展而来，也可缺乏急性病史由无症状感染者或轻症患者逐渐转变为慢性。症状多不明显，主要表现为长期低热或无热、乏力、多汗、头痛、有固定或反复发作的关节和肌肉疼痛，常伴有失眠、注意力不集中等精神症状。

五、实验室及其他检查

（一）血象

白细胞计数正常或轻度减少，淋巴或单核细胞相对或绝对增多。红细胞沉降率在各期均增快。可有血小板减少。

（二）病原菌培养

可取血液或骨髓做培养，骨髓培养阳性率高于血液培养。其他如乳汁、滑囊液、尿液均可做培养，但阳性率相对低。此菌生长缓慢，需 10 日以上方可获阳性结果。

（三）血清学检查

1. 血清凝集试验（Wright 试验）

多在病程第二周呈阳性反应，效价达 1 ：100（++）以上有诊断意义。急性期患者 80% 呈阳性反应。双份血清抗体效价呈 4 倍以上升高意义更大。

2. 酶联免疫吸附试验（ELISA 法）

可检查各类 Ig 抗体，敏感性强。

3. PCR 技术

应用 PCR 技术检测布氏杆菌 DNA，有助于早期诊断。

六、诊断要点

根据流行病学资料，包括在流行地区、职业、有病畜接触史、饮用未消毒的牛奶、羊奶等；有临床症状和体征，在急性期有发热、多汗、关节疼痛、神经痛和肝、脾，淋巴结肿大，慢性期有骨关节损害、精神神经症状；病原菌培养阳性或 PCR 阳性即可确诊。血清学检查阳性时，可结合流行病学资料和临床症状作出诊断。

七、鉴别诊断

急性期需与风湿热、伤寒、痢疾、败血症、结核病等鉴别。慢性期主要与骨、关节损害疾病，如风湿性关节炎、结核性关节炎、多发性骨髓瘤、神经官能症等鉴别。

八、治疗要点

（一）急性期

1. 一般治疗和对症治疗

患者卧床休息，补充 B 族维生素和维生素 C，多饮水，进易消化食物。高热患者用物理降温，剧烈头痛、关节痛者用镇痛剂，有明显中毒症状和睾丸炎者可短期内用肾上腺糖皮质激素。

2. 病原治疗

因布氏杆菌在细胞内繁殖，药物难以到达，故疗效慢，易复发。因此，应选择能进入细胞内的抗菌药物。采用多疗程、联合用药，可以减少复发，防止耐药菌株的产生，提高疗效。WHO 推荐多西环素 200 mg/d 和利福平 600 ~ 900 mg/d 联用，疗程 6 周。另外多西环素 200 mg/d 6 周与链霉素 1 g/d 肌内注射

2 周联合应用效果亦佳。复方磺胺甲噁唑（SMZ-TMP）能渗透到细胞内，对急性期高热患者能迅速退热，可与链霉素同用。对布氏杆菌脑膜炎患者，可以应用第三代头孢菌素如头孢噻肟等与利福平联用。

（二）慢性期

1. 病原治疗

急性发作型、慢性发作型、慢性活动型、具有局部病灶或细菌培养阳性的慢性患者，均需病原治疗。同急性期治疗方法。

2. 菌苗治疗

适用于慢性患者，可使敏感性增高的机体脱敏，减轻变态反应。应用布氏杆菌菌体菌苗，应从小剂量开始，进行皮下、肌内或静脉脱敏疗法，能使致敏 T 细胞少量多次释放细胞因子，避免激烈的组织损伤而又消耗致敏 T 细胞。

3. 对症治疗

可以应用理疗等。

九、预防

包括隔离患者、治疗病畜；加强畜产品的卫生监督，做好个人防护和职业人群防护；对有可能感染本病的易感者进行布氏杆菌冻干活菌苗预防接种。家畜亦可进行菌苗免疫。

第三节　流行性出血热

流行性出血热（hemorrhagic fever with renal syndromes，HFRS）是由病毒引起，鼠类传播的自然疫源性疾病。本病的主要病理变化是全身小血管和毛细血管广泛性损伤，临床以发热、低血压、出血和肾脏损害等为特点。

一、病原学

流行性出血热病毒属布尼亚病毒科，汉坦病毒属，现统称汉坦病毒。本病毒为有膜 RNA 病毒，形态有圆形、卵圆形和长形三种，病毒核心为基因组 RNA 和核壳，外层为脂质双层包膜，表面是糖蛋白，直径 70 ~ 210 nm。

病毒的核酸为单股负链 RNA，分为 L、M、S 三个片段。HFRS 病毒具有四种蛋白组成，即 N、G1、G2 和 L。N 为核蛋白，由 S 片段编码，其主要功能是包裹病毒 RNA 的三个片段，该蛋白免疫原性强，可诱导机体产生非中和抗体，在免疫保护中起一定作用。G1 和 G2 均为糖蛋白，由 M 片段编码，上面有中和抗原位点和血凝活位点，糖蛋白可能是产生中和抗体、血凝抑制抗体、细胞融合和细胞免疫等的主要功能部位。L 片段编码 L 蛋白，为 RNA 多聚酶，在病毒复制中起重要作用。

病毒型别采用血清学方法（主要是空斑减少中和试验）以及 RT-PCR 技术和酶切分析方法，可将汉坦病毒分为不同型别，即汉坦病毒（Ⅰ型，又称野鼠型）、汉城病毒（Ⅱ型，又称家鼠型）、普马拉病毒（Ⅲ型，又称棕背鼠型）、希望山病毒（Ⅳ型，又称草原田鼠型）、Belgrade-Dobrava 病毒（Ⅴ型）、泰国病毒（Ⅵ型）、Thottapatayam 病毒（Ⅶ型）、汉坦病毒肺综合征或肺综合征汉坦病毒（Ⅷ型）。从我国不同疫区、不同动物及患者分离出的 HFRS 病毒，分属于 Ⅰ 型和 Ⅱ 型，两型病毒的抗原性有交叉。

本病毒对酸（pH=3）和丙酮、氯仿、乙醚等脂溶剂敏感。一般消毒剂如来苏尔、新洁尔灭等也能灭活病毒。病毒对热的抵抗力较弱，56 ~ 60℃ 1h 可灭活病毒。紫外线照射（50 nm、30 min）也可灭活病毒。

二、流行病学

（一）流行分布

本病流行较广，主要分布于欧亚两大洲，包括中国、朝鲜、日本、苏联、芬兰、丹麦、瑞典、挪威、荷兰、波兰、捷克、斯洛伐克、匈牙利、罗马尼亚、保加利亚、前南斯拉夫、希腊、瑞士、比利时、英国和法国等。我国于20世纪30年代初开始流行于黑龙江下游两岸，以后逐渐向南、向西蔓延，近年来几乎遍及全国各地。

（二）传染源

鼠类是主要传染源。黑线姬鼠是亚洲地区的主要传染源。在国内，农村的主要传染源是黑线姬鼠和褐家鼠。东北林区的主要传染源是大林姬鼠。城市的主要传染源是褐家鼠，动物实验室的主要传染源是大白鼠。此外，黄胸鼠、小家鼠、巢鼠、普通田鼠等亦可为本病的传染源。近年来已在猫、狗、猪、兔等动物体内检出本病毒或抗原。

（三）传播途径

本病的传播途径迄今还未完全阐明，可能有以下两种。

1. 虫媒传播

日本学者在20世纪40年代观察到寄生在黑线姬鼠身上的革螨有叮咬吸血能力，将革螨制成悬液，注射人体，可产生典型的流行性出血热临床表现，故提出革螨是传播本病的媒介之一。近年来已从革螨体内分离到本病毒，并证实病毒可在螨体内经卵传代，成为储存宿主之一。革螨通过叮咬吸血可在鼠间传播，也是鼠-人之间传播本病的途径之一。

2. 动物源传播

近年来国外研究证实通过带毒的鼠排泄物可传播本病。

（1）呼吸道传播：黑线姬鼠感染后第10天，其唾液、尿和粪便开始有病毒排出，尿排毒时间可长达1年以上。带毒的排泄物可污染尘埃，人经呼吸道吸入后可引起发病。

（2）消化道传播：摄入被鼠排泄物污染的食物或水引起发病者已有报道，也有进同一食物而引起人大批发病的事例。病毒可通过破损的口腔黏膜进入体内引起发病。

（3）接触传播：由感染鼠的排泄物或患者血标本污染破损皮肤、黏膜而感染引起发病的报道已引起重视，但此种感染机会毕竟较少，不能作为主要传播途径。此外，还发现在患病孕妇的流产死婴的肝、肾、肺等脏器内以及疫区黑线姬鼠、褐家鼠等的胎鼠中，也均分离到本病毒。说明本病毒可经胎盘垂直传播，鼠间病毒垂直传播对保持自然疫原地有一定意义，但在人间其流行病学的意义较小。

（四）易感性

人类对本病毒普遍易感。本病多见于青壮年，儿童发病者极少见。近年研究，观察到野鼠型和家鼠型流行性出血热病毒感染后仅少数人发病，多数人呈隐性感染状态，家鼠型隐性感染率比野鼠型较高。发病后血清特异性IgG抗体在2周可达高峰，持续时间较长，个别可达30年以上。病后可获持久免疫力，二次患病者罕见。

（五）流行特征和疫区分型

本病流行有一定的地区性，但可扩展而产生新疫区。病例多呈散发性，也有局部地区暴发，多发生在集体居住的工棚及野营帐篷中。国内疫区有河湖低洼地、林间湿草地和水网稻田等处，以前者为最多。感染与人群的活动、职业等有一定关系。我国流行季节有双峰和单峰两种类型。双峰型系指春夏季（5～6月份）有一小峰，秋冬季（10～12月份）有一流行高峰。单峰型只有秋冬一个高峰。野鼠型以秋冬季为多，家鼠型以春季为多。除季节性流行外，一年四季均可散发。野鼠型和家鼠型流行性出血热均有流行周期性，即数年出现一次流行高峰。流行高峰与主要宿主动物带毒率指数增高有关。

三、发病机制

本病的发病机制很复杂，有些环节尚未完全搞清。目前一般认为病毒直接作用是发病的始动环节，而免疫病理损伤也起重要作用。

（一）病毒作用

人血管内皮细胞对流行性出血热病毒（epidemic hemorrhagic fever virus，EHFV）有易感性。观察到受EHFV感染细胞可出现细胞结构和功能变化。病毒在血管内皮细胞内繁殖，可引起细胞肿胀、基膜裸露、疏松和中断、连续装置分离等变化。还观察到感染EHFV的内皮细胞可出现细胞回缩、细胞间隙形成和通透性增加。受感染的内皮细胞合成和释放前列环素在疾病早期明显增加，后者可促进血管扩张，血管通透性增加和血浆外渗。从肝、胃黏膜和肾的活检，肝细胞、胃黏膜上皮细胞均有严重的变性、坏死、出血和超微结构的变化，肾小球、肾小管有不同程度的损害，并在这些活检标本中检出 EHFV。EHFV 可通过血脑屏障，引起中枢神经病变，并在神经细胞内检出到 EHFV。

（二）机体免疫反应

病毒还作为启动因子激发机体产生免疫反应。EHFV 患者早期血清 IgE 和组胺明显增高，肥大细胞有脱颗粒现象，血液中存在 IgE-IC，表明 I 型变态反应参与发病。研究者观察到患者的小血管和毛细血管壁、肾小球和肾小管基膜有特异性免疫复合物沉积，血浆和血液有形成分向血管外渗出，补体旁路途径和经典途径相继激活，免疫复合物介导的血管活性物质释放，损害血管内皮细胞，引起低血压性休克和肾脏损害。血小板表面沉积特异性免疫复合物，引起血小板大量聚集、破坏，致使血小板急剧下降和功能障碍，是引起广泛出血的主要原因之一，表明 III 型变态反应参与发病。

此外，患者血清中白细胞介素、白细胞介素受体、肿瘤坏死因子、前列腺素 E_2、内皮素等明显增加，提示细胞因子、炎症介质等大量释放，参与内皮细胞的损害，加重血管损伤。

ADE 现象即抗体依赖性感染增强现象。近年来发现本病毒有 ADE 现象。其机制为即病毒抗原同体内已存在的特异性抗体结合，通过抗体的 Fc 段，与靶细胞上 Fc 受体结合，有利于病毒进入细胞而增殖，病毒增殖可达正常血清对照组 50 ~ 200 倍。用本病毒单克隆抗体被动输入动物体内，再接种汉坦病毒后可促使动物早死，早死动物脑内病毒比对照组高 10 倍。

四、病理改变

本病的基本病理变化是全身小血管（包括小动脉，小静脉和毛细血管）广泛性损害，血管壁内皮细胞肿胀、变性，重者管壁可发生纤维蛋白样坏死和破裂等，内脏毛细血管高度扩张、瘀血，管腔内可见血栓形成，引起各组织、器官的充血、出血、变性，甚至坏死，肾、脑垂体前叶、肾上腺皮质、心、皮肤等病变尤为显著。炎性细胞虽也存在，但不明显，一般以淋巴细胞、单核细胞和浆细胞为主。

五、临床表现

潜伏期 8 ~ 39 d，一般为 2 周。临床表现错综复杂，变化多端。典型病例临床上可分为发热期、低血压期、少尿期、多尿期及恢复期等五期，常有交叉重叠。

（一）发热期

起病急剧，有畏寒、发热、头痛、腰痛、眼眶痛、腰痛等。发病后体温急剧上升，一般在 39 ~ 40℃，热型以弛张型为多，少数呈稽留型或不规则型，颜面及眼眶区有明显充血，似酒醉貌。上胸部潮红、球结膜水肿、充血，有出血点或出血斑，软腭、腋下可见散在针头大小的出血点，有时呈条索状或抓痕样。有肾损害表现，如尿蛋白阳性，镜检可发现管型等，本期一般持续 5 ~ 6 d。

（二）低血压期

一般于病程第 4 ~ 6 天出现，也可出现于发热期。轻者血压略有波动，持续时间短。重者血压骤然下降，甚至不能测出。休克时（除晚期者外）患者的皮肤一般潮红、温暖、多汗、口渴、呕吐加重，尿量减少。可有烦躁不安、谵语、摸空等，重者有狂躁、精神错乱等。本期一般持续 1 ~ 3 d。

（三）少尿期

多出现于病程第 5 ~ 7 天。此期胃肠道症状、神经系统症状和出血显著。血压大多升高，脉压增大。尿量明显减少。24 h 少于 400 mL，甚至发生尿闭（24 h 尿量少于 50 mL），少数患者无明显少尿而存在氮质血症，称为无少尿型肾功能不全，病情严重者可出现尿毒症、酸中毒、高钾血症等。由于尿少或尿闭，加上血浆等液体的大量回吸收，可出现高血容量综合征。并引起心力衰竭、肺水肿等。本期一般持续 1 ~ 4 d。

（四）多尿期

多出现于病程第 10 ~ 12 天。由于循环血量增加，肾小球滤过功能改善，肾小管上皮细胞逐渐修复，但再吸收功能仍差；加上少尿期在体内潴留的尿素等代谢产物的排泄，构成渗透性利尿的物质基础，故出现多尿和夜尿症。每日可排出 3 000 ~ 6 000 mL 低比重的尿液，甚至可达 10 000 mL 以上。全身症状明显好转。由于尿液大量排出，可出现失水和电解质紊乱，特别是低钾血症。本期一般持续数天至数周。

（五）恢复期

一般在病程的第 4 周开始恢复，尿量逐渐回复正常，夜尿症消失，尿浓缩功能恢复。一般情况好转，除软弱外，无明显自觉症状。以上各期并非每一患者都有，轻型或非典型患者可缺少低血压期或少尿期。国内有野鼠型和家鼠型流行性出血热两种，野鼠型临床表现较典型，经过较重，出现休克、出血、肾脏损害较多见，病死率高。家鼠型临床表现多不典型，经过较轻，出现休克、出血、肾脏损害较少，病程经过较短，多数患者发热期后直接进入多尿期或恢复期，病死率低。按病情轻重本病可分为轻型、中型、重型、危重型四型。

（六）流行性出血热的特殊临床表现

某些患者在病程中尤其在发病早期，出血热特有的症状尚未充分表现出来之前，常以某一器官系统的症状或特征为突出表现，易造成误诊。常见的特殊临床表现如下：①胃肠炎型；②伤寒型；③肝炎型；④肾炎型；⑤急腹症型；⑥脑炎型；⑦肺型；⑧晕厥型；⑨紫癜型；⑩腔道出血型。

六、并发症

重型及危重型出血热多有严重并发症。

（一）高血容量综合征

此征多发于休克过后和少尿期。主要由于输注液体过量、过快或外渗体液回吸收过快等因素引起。极易发展为急性心力衰竭和急性肺水肿，需紧急处理。

（二）急性充血性心力衰竭肺水肿与成人呼吸窘迫综合征（ARDS）

两者多发生于低血压休克后期和少尿期高血容量综合征期。ARDS 在本病重症中发生率为 30% 左右。ARDS 可单独发生，亦可与急性心衰竭肺水肿同时或先后发生，两者很难区分。病死率较高。

（三）腔道大出血

此症多发生于休克期、少尿期和多尿早期的重症患者。可出现便血、呕血、鼻出血、咯血、尿血或阴道出血、颅腔出血、腹腔内与腹后膜出血等，以便血最为常见，其次为鼻出血与尿血，以颅内出血和肺出血最为危重，可很快致死。

（四）继发感染

多见于少尿后期与多尿早期的重症患者。以呼吸道、消化道、泌尿道和全身性继发感染多见。病原菌多为大肠杆菌、金葡菌及白色念珠菌。

（五）其他

有窦性心动过速、窦性心动过缓、心房纤颤、心包炎、心包积液等。

七、诊断与鉴别诊断

根据流行病学资料，临床表现和实验室检查结果可做出诊断。

（一）流行病学

包括流行地区、流行季节，与鼠类直接和间接接触史，进入疫区或 2 个月以内有疫区居住史。

（二）临床表现

典型病例诊断并不困难，但出血热患者临床表现错综复杂，误诊率较高，对不典型病例，需借助实验室检查。

（三）实验室检查

1. 血、尿常规检查

外周血白细胞总数早期正常或偏低，2 ~ 3 d 后上升，一般（15 ~ 20）×10⁹/L，少数患者有类白血病反应；分类中淋巴细胞增多，有异常淋巴细胞（大于 15% 有利于诊断）；血小板数目减少，自发病第

2 天开始，至休克期或少尿期达最低值（可达 $5.0 \times 10^9/L$），多尿早期开始回升。尿蛋白质于短期急剧增加，伴红、白细胞及管型，若见膜状物及病毒包涵体可明确诊断。

2. 血液生化检查

BUN 与 Cr 增高，其程度与肾衰程度相一致。约半数患者出现肝脏损害，表现为 ALT 与 AST 升高，可有轻度黄疸。

3. 检测特异性抗体

IgM 抗体在发病后第 2 ~ 3 天即可检出，急性期阳性率可达 95% 以上，因此检测此抗体具有早期诊断价值。根据情况可选用间接免疫荧光法（IFA）和酶联免疫吸附测定（ELISA）。后者又可分为 IgM 捕捉法和间接法，其中以 IgM 捕捉法的敏感性和特异性为最好。特异性 IgG 抗体需检测双份血清（间隔至少 1 周），恢复期血清抗体滴度比急性期升高 4 倍以上有意义。

4. 检测特异性抗原

（1）直接免疫荧光：可检测细胞中颗粒抗原，在血液白细胞内抗原阳性率达 80% 以上；尿液沉渣细胞内抗原阳性率达 70%。

（2）免疫组织化学法：以汉坦病毒特异单克隆抗体与多克隆抗体检测组织细胞中的病毒抗原并进行抗原定位。

5. 检测病毒基因

（1）核酸分子杂交多用于检测血液白细胞中的病毒 RNA。

（2）原位分子杂交多用于组织内病毒 RNA 的检测。

（3）反转录 PCR 可用于检测血、尿标本中病毒 RNA。

6. 病毒分离

患者急性期血液、尸检组织或感染动物的肺、肾等组织均可用于病毒分离，组织需研磨成悬液。常用 Vero-E6 细胞分离培养。也可接种易感动物来分离病毒，常用者为小白鼠乳鼠，通过腹腔或脑内接种，接种后逐日观察动物有无发病或死亡，并定期取动物脑、肺等组织，冷冻切片或将组织研磨成悬液后分别用免疫荧光法或 ELISA 检查是否有病毒抗原。以上方法中，临床最常用的是 ELISA 法，检测特异性抗体 IgM，其次是 IFA。

（四）鉴别诊断

本病早期应与上呼吸道感染、流行性感冒、败血症、伤寒、钩端螺旋体病相鉴别。有皮肤出血斑者应与血小板减少性紫癜鉴别，蛋白尿应与急性肾盂肾炎、急性肾小球肾炎相鉴别。腹痛应与急性阑尾炎、急性胆囊炎相鉴别。消化道出血应与溃疡病出血相鉴别，咯血应与支气管扩张、肺结核咯血相鉴别。

八、治疗

对 HFRS 应坚持"三早一就"（早发现、早休息、早治疗、就地治疗）。目前尚无特效疗法，主要是采取以"液体疗法"为基础的综合治疗措施。

（一）发热期的治疗

1. 一般治疗

患者应卧床休息，就地治疗。给高热量、高维生素半流质饮食。补充足够液体。

2. 肾上腺皮质激素治疗

激素具有抗炎和保护血管壁的作用，并能稳定溶酶体膜、降低体温中枢对内源性致热原的敏感性等。不主张常规应用，但对重型及危重型患者可酌情使用。用法：氧化可的松 100 ~ 200 mg 加入葡萄糖溶液静脉滴注，每日 1 次。也可用地塞米松，疗程 3 ~ 4 d。

3. 抗病毒与免疫疗法

（1）利巴韦林（利巴韦林）：为一广谱抗病毒药物，对 RNA 和 DNA 病毒均有作用，而对本病毒最为敏感。用法：1 000 mg 溶于葡萄糖溶液中静脉滴注，每日 1 次或 600 mg 1 次 /12 h，疗程 5 ~ 7 天。

（2）干扰素：100 万 ~ 300 万 U 肌内注射，每日 1 次，疗程 3 ~ 5 d。

（3）免疫增强药：可用胸腺素或左旋咪唑及转移因子。

4. 中医中药治疗

（1）丹参：改善微循环障碍。用法：丹参注射液 30 mL 置葡萄糖溶液中静脉滴注，每日 1 ~ 2 次，疗程 3 ~ 4 d。

（2）黄芪：有增强细胞免疫功能的作用。用法：黄芪注射液 20 ~ 30 mL 溶于葡萄糖溶液中静脉滴注，每日 1 次，疗程 2 ~ 4 d。

（二）低血压期的治疗

可用低分子右旋糖酐、平衡盐液、清蛋白等扩容。低分子右旋糖酐每日给予 500 ~ 1 000 mL，可扩充血容量、提高血浆渗透压、抗血浆外渗、减少红细胞与血小板间的聚集、疏通微循环、改善组织灌注和渗透性利尿等作用。一般不宜输全血，可输注血浆 300 ~ 400 mL/d 或人血清蛋白 10 ~ 20 g/d，调整血浆胶体渗透压，稳定血压，减轻组织水肿。在补足血容量的基础上，选择适宜的血管活性药物如多巴胺或间羟胺＋多巴胺，心功能不全者可用毒毛花苷 K 或毛花苷 C（毛花苷丙）0.2 ~ 0.4 mg 加于葡萄糖溶液 40 mL 稀释后静脉缓慢推注。

（三）少尿期的治疗

按急性肾衰竭处理。

1. 一般治疗

少尿期患者常伴有高血容量综合征和细胞脱水现象。通常给高热量、高维生素半流质饮食，限制入液量，可根据患者排出量决定摄入量；即前 1 日尿量、大便与呕吐量加 500 mL。并以口服为主。

2. 急性肾衰竭治疗

呋塞米（速尿）和依他尼酸钠（利尿酸钠）作用于肾曲管抑制钠和水的再吸收，而发挥较强的利尿作用。速尿不良反应小，可较大剂量应用。用法为 20 ~ 200 mg/次，静脉推注。依他尼酸钠剂量为 25 mg/次，肌内注射或静脉推注。口服导泻法（20% 甘露醇 250 mL，顿服，也可 100 mL，3/d 或 2/d，口服，疗效不著时可加服 50% 硫酸镁 40 mL，大黄 30 g，芒硝 15 g，将前者泡水后冲服后者，也可与甘露醇合用），方法简便，消化道严重出血者忌用。导泻无效者可用透析疗法。此期应注意针对高血钾的处理。

透析疗法应用指征：①少尿 5d 或无尿 2 d；②水钠潴留明显或体重增加每日达 2 kg，或有心衰肺水肿先兆；③ BUN 与 Cr 高于正常 3 倍以上，或 Cr 每日增加不低于 100 μmol/L。或 BUN 每日增加 9 mmol/L；④血钾不低于 6.0mmol/L 或每日增加 1 mmol/L 或心电图提示高钾血症；⑤代谢性酸中毒；⑥出现肾性脑病或其他严重并发症。出现上述情况之一者即可进行透析。

（1）腹膜透析：操作时应严格执行消毒隔离制度，防止继发感染，并保持管道通畅。透析期间蛋白质丢失较多，应适当补充清蛋白、血浆等，以防止发生低蛋白血症。

（2）血液透析：比腹膜透析作用快，效果好，短期内可透出尿素氮，可迅速改善尿毒症。缺点是肝素化时易引起出血。透析时应注意透析液的渗透压，如低于血液渗透压，可使透析液流向血液，易引起肺水肿和心力衰竭；透析脱水过快或休克刚纠正、血容量不足的患者，易引起休克，应及时停止脱水，并给予输液或输血。

3. 出血的治疗

出血治疗可给维生素 C、维生素 K 及卡巴克洛（安络血）等，并应做凝血因子检查确定有无 DIC、继发性纤溶等而给予相应治疗。必要时输新鲜血（新鲜血浆、血小板尤宜）以补充各种凝血因子。消化道出血者的治疗同溃疡出血，如反复大量出血内科治疗无效时，可考虑手术治疗。

4. 继发感染的治疗

继发感染以肺炎、肾盂肾炎及败血症为多见。应用抗感染药物可根据病情和致病菌种类及其药敏而定。有急性肾衰竭的患者应选用对肾脏无毒性或低毒性的抗菌药物，剂量应适当调整。

（四）多尿期的治疗

多尿主要引起失水和电解质紊乱，如低钾血症等。应补充足量的液体和钾盐，以口服为主，静脉为辅，过多静脉补液易使多尿期延长。

（五）恢复期的治疗

恢复期应加强营养，补充高蛋白、高热量、高维生素饮食。

九、预后

本病的病死率一般在 5% ~ 10%，重型患者的病死率仍较高。主要死亡原因是休克、尿毒症、肺水肿、出血（主要是脑出血和肺出血等）。近年来，由于治疗措施的改进，因休克、尿毒症、肺水肿等而死亡的病例逐渐减少，而死于出血的病例相对增多。

十、预防

（一）灭鼠和防鼠

灭鼠是防止本病流行的关键，在流行地区要大力组织群众，在规定的时间内同时进行灭鼠。灭鼠时机应选择在本病流行高峰（5 ~ 6 月份和 10 ~ 12 月份）前进行。春季应着重灭家鼠，初冬应着重灭野鼠。在灭鼠为主的前提下，同时做好防鼠工作。床铺不靠墙，睡高铺，屋外挖防鼠沟，防止鼠进入屋内和院内。新建和改建住宅时，要安装防鼠设施。

（二）灭螨、防螨

要保持屋内清洁、通风和干燥，经常用敌敌畏等有机磷杀虫剂喷洒灭螨。

（三）加强食品卫生

做好食品卫生、食具消毒、食物保藏等工作，要防止鼠类排泄物污染食品和食具。剩饭菜必须加热或蒸煮后方可食用。

（四）做好消毒工作

对发热患者的血、尿和宿主动物尸体及其排泄物等，均应进行消毒处理，防止污染环境。

（五）注意个人防护

在疫区不直接用手接触鼠类及其排泄物，不坐卧草堆，劳动时防止皮肤破伤，破伤后要消毒包扎。在野外工作时，要穿袜子，扎紧裤腿、袖口，以防螨类叮咬。

（六）疫苗

目前国内外已初步研制出三类 HFRS 疫苗，即纯化鼠脑灭活疫苗（分别由朝鲜、韩国及我国研制）、细胞培养灭活疫苗（包括工型疫苗和 II 型疫苗，均由我国研制）和基因工程疫苗（由美国研制）。最近我国研制的二类疫苗已在不同疫区进行大量人群接种，预防效果正在观察监测之中。

微信扫码
◆临床科研
◆医学前沿
◆临床资讯
◆临床笔记

参考文献

［1］马亦林，李兰娟. 传染病学［J］. 第 5 版. 上海：上海科学技术出版社，2011，836-839.

［2］李兰娟. 传染病学［J］. 第 8 版. 北京：人民卫生出版社，2013，1-16.

［3］张玲霞，周先志. 现代传染病学［J］. 北京：人民军医出版社，2010，820-844.

［4］王永华，王一鸣，苏俊，等. 实用耳鼻咽喉科学［M］. 杭州：浙江大学出版社，2012.

［5］朱青芝，杨梅. 传染病护理学［M］. 西安：第四军医大学出版社，2012.

［6］卢洪州，张永信，张志勇. 临床感染疾病治疗学［M］. 上海：上海交通大学出版社，2011.

［7］陈新谦，金有豫，汤光，等. 新编药物学［M］. 第 7 版. 北京：人民卫生出版社，2013.

［8］孙贵范. 预防医学［M］. 第 2 版. 北京：人民军医出版社，2014.

［9］吴志华. 现代皮肤性病学［M］. 第 1 版. 北京：人民军医出版社，2011.

［10］顾伟程，陈刚，马振友，等. 传染性皮肤病学［M］. 第 1 版. 北京：中医古籍出版社，2014.

［11］朱学骏，顾有守，沈丽五，等. 实用皮肤病性治疗学［M］. 第 3 版. 北京：北京大学医学出版社，2012.

［12］傅华. 预防医学［M］. 第 6 版. 北京：人民卫生出版社，2014.

［13］顾军，王砚宁. 临床常见皮肤性病诊疗手册［M］. 北京：学苑出版社，2012.

［14］吴艳玲，丛黎明. 手足口病新进展［M］. 北京：人民军医出版社，2015.

［15］王爱琴，张娜，王刚，刘伟，等. 临床皮肤性病学［M］. 北京：科学技术文献出版社，2014.

［16］蔡柏蔷，李龙芸. 协和呼吸病学［M］. 第 2 版. 北京：中国协和医科大学出版社，2011.

［17］曾志励，刘媛航. 传染病护理学［M］. 北京：中国协和医科大学出版社，2011.

［18］华桂春，缪文玲. 传染病护理学［M］. 南京：江苏科学技术出版社，2011.

［19］邓守恒，陈萍，王一平，等. 临床内科诊疗指南［M］. 武汉：湖北科学技术出版社，2011.

［20］梁健，林寿宁. 中西医结合内科学［M］. 桂林：广西师范大学出版社，2011.

［21］蒋业贵，毛青. 感染病临床诊断与治疗方案［M］. 北京：科学技术文献出版社，2010.

［22］徐泽宇. 杨梅. 传染病护理学［M］. 西安：第四军医大学出版社，2010.

［23］井霖源. 内科学［M］. 西安：西安交通大学出版社，2012.